哈洛新知
Hello Knowledge

## 知识就是力量

U0278800

# 牛津科普系列

# 抗生素

[美]玛丽·伊丽莎白·威尔逊/著

游雪甫 杨信怡 李聪然/译

华中科技大学出版社
http://press.hust.edu.cn
中国·武汉

湖北省版权局著作权合同登记　图字：17-2023-058 号

**图书在版编目（CIP）数据**

抗生素 /（美）玛丽·伊丽莎白·威尔逊（Mary Elizabeth Wilson）著；游雪甫，杨信怡，李聪然译 . —武汉：华中科技大学出版社，2023. 8
（牛津科普系列）
ISBN 978-7-5680-9827-4

Ⅰ . ①抗… Ⅱ . ①玛… ②游… ③杨… ④李… Ⅲ . ①抗菌素－普及读物 Ⅳ . ① R978.1-49

中国国家版本馆 CIP 数据核字（2023）第 143656 号

**抗生素**
Kangshengsu

[美] 玛丽·伊丽莎白·威尔逊　著

游雪甫　杨信怡　李聪然　译

策划编辑：杨玉斌

责任编辑：陈　露　　　　　　　　　装帧设计：陈　露
责任校对：谢　源　　　　　　　　　责任监印：朱　玢

出版发行：华中科技大学出版社（中国·武汉）　　　电话：（027）81321913
　　　　　武汉市东湖新技术开发区华工科技园　　　邮编：430223

录　　排：华中科技大学惠友文印中心
印　　刷：湖北金港彩印有限公司
开　　本：880 mm×1230 mm　1/32
印　　张：14.25
字　　数：317 千字
版　　次：2023 年 8 月第 1 版第 1 次印刷
定　　价：118.00 元

此书献给

同我分享人生财富的米丽娅姆

# 翻译团队

本书翻译团队来自中国医学科学院北京协和医学院医药生物技术研究所,翻译人员分列如下:

游雪甫

研究员,长聘教授,博士生导师,药理研究室主任、抗感染药物研究北京市重点实验室主任,主要从事抗感染药物药理学研究。

杨信怡

研究员,博士生导师,药理研究室副主任、药用微生物相关菌(毒)种保藏分中心副主任,主要从事抗感染、抗肺纤维化药物药理学研究。

李聪然

医学博士,研究员,博士生导师,主要从事抗感染药物药理学、细菌耐药机制研究。

王秀坤

医学博士,副研究员,硕士生导师,主要从事抗感染药物药理学研究。

李国庆

医学博士,副研究员,硕士生导师,主要从事抗感染药物药理学、细菌生理学研究。

卢　曦

理学博士,副研究员,硕士生导师,主要从事抗感染药物、疫苗研究。

庞　晶

理学博士,副研究员,硕士生导师,主要从事抗感染药物药效学、药代动力学研究。

李　雪

医学博士,助理研究员,主要从事抗感染药物、疫苗研究。

卢　芸

医学博士,助理研究员,主要从事微生物生化、蛋白质组学研究。

谢春阳

博士研究生,主要从事抗感染药物药理学研究。

| | | | | | |
|---|---|---|---|---|---|
| 前　言 | 游雪甫 | 谢春阳 | 杨信怡 | 李聪然 | 卢　曦 |
| 致　谢 | 游雪甫 | 谢春阳 | 杨信怡 | 李聪然 | 卢　曦 |
| 第1章 | 杨信怡 | 李　雪 | 李聪然 | 卢　曦 | 游雪甫 |
| 第2章 | 李国庆 | 李聪然 | 杨信怡 | 游雪甫 | |
| 第3章 | 卢　曦 | 卢　芸 | 李国庆 | 杨信怡 | 游雪甫 |
| 第4章 | 王秀坤 | 庞　晶 | 杨信怡 | 李　雪 | 游雪甫 |
| 第5章 | 李聪然 | 李国庆 | 杨信怡 | 李　雪 | 游雪甫 |
| 第6章 | 卢　芸 | 卢　曦 | 李国庆 | 杨信怡 | 游雪甫 |
| 第7章 | 庞　晶 | 王秀坤 | 卢　曦 | 杨信怡 | 游雪甫 |
| 第8章 | 李　雪 | 杨信怡 | 卢　曦 | 游雪甫 | |

# 总序

欲厦之高，必牢其基础。一个国家，如果全民科学素质不高，不可能成为一个科技强国。提高我国全民科学素质，是实现中华民族伟大复兴的中国梦的客观需要。长期以来，我一直倡导培养年轻人的科学人文精神，就是提倡既要注重年轻人正确的价值观和思想的塑造，又要培养年轻人对自然的探索精神，使他们成为既懂人文、富于人文精神，又懂科技、具有科技能力和科学精神的人，从而做到"物格而后知至，知至而后意诚，意诚而后心正，心正而后身修，身修而后家齐，家齐而后国治，国治而后天下平"。

科学普及是提高全民科学素质的一个重要方式。习近平总书记提出："科技创新、科学普及是实现创新发展的两翼，要把科学普及放在与科技创新同等重要的位置。"这一讲话历史性地将科学普及提高到了国家科技强国战略的高度，充分地显示了科普工作的重要地位和意义。华中科技大学出版社组织翻译出版"牛津科普系列"，引进国外优秀的科普作品，这是一件非常有意义的工作。所以，当他们邀请我为这套书作序时，我欣然同意。

人类社会目前正面临许多的困难和危机，这其中许多问题和危机的解决，有赖于人类的共同努力，尤其是科学技术的发展。而科学技术的发展不仅仅是科研人员的事情，也与公众密切相关。大量的事实表明，如果公众对科学探索、技术创新了解不深入，甚至有误解，最终会影响科学自身的发展。科普是连接科学和公众的桥梁。"牛津科普系列"着眼于全球现实问题，多方位、多角度地聚焦全人类的生存与发展，探讨现代社会公众普遍关注的社会公共议题、前沿问题、切身问题，选题新颖，时代感强，内容先进，相信读者一定会喜欢。

科普是一种创造性的活动，也是一门艺术。科技发展日新月异，科技名词不断涌现，新一轮科技革命和产业变革方兴未艾，如何用通俗易懂的语言、生动形象的比喻，引人入胜地向公众讲述枯燥抽象的原理和专业深奥的知识，从而激发读者对科学的兴趣和探索，理解科技知识，掌握科学方法，领会科学思想，培养科学精神，需要创造性的思维、艺术性的表达。"牛津科普系列"主要采用"一问一答"的编写方式，分专题先介绍有关的基本概念、基本知识，然后解答公众所关心的问题，内容通俗易懂、简明扼要。正所谓"善学者必善问"，"一问一答"可以较好地触动读者的好奇心，引起他们求知的兴趣，产生共鸣，我以为这套书很好地抓住了科普的本质，令人称道。

王国维曾就诗词创作写道："诗人对宇宙人生，须入乎其内，又须出乎其外。入乎其内，故能写之。出乎其外，故能观之。入乎其内，故有生气。出乎其外，故有高致。"科普的创作也是如此。科学分工越来越细，必定"隔行如隔山"，要将深奥的专业知识转化为通俗易懂的内容，专家最有资格，而且能保证作品的质量。"牛津科普系列"的作者都是该领域的一流专家，包括诺贝尔奖获得者、一些发达国家的国家科学院院士等，译者也都是我国各领域的专家、大学教授，这套书可谓是名副其实的"大家小书"。这也从另一个方面反映出出版社的编辑们对"牛津科普系列"进行了尽心组织、精心策划、匠心打造。

我期待这套书能够成为科普图书百花园中一道亮丽的风景线。

是为序。

（总序作者系中国科学院院士、华中科技大学原校长）

# 前言

> 人类与微生物的未来，可能会上演一部名为《人类智慧与微生物基因》的悬疑惊悚大片。
>
> ——乔舒亚·莱德伯格（Joshua Lederberg）
> 诺贝尔生理学或医学奖获得者
> 细菌遗传学开拓者

## 本书为什么值得一读？

抗生素影响着我们每个人，大部分人在生命中的某些时段使用过抗生素，即便从未使用过抗生素的人也难免受抗生素的影响。

从根本上来说，抗生素类药物有别于其他药物。抗生素是人类的共享资源、共同财产。使用抗生素会促使耐药菌出现，有时甚至会提升耐药菌的生存优势。抗生素对地球上的整个微生物格局和各大生物系统都有影响。当一个人使用青霉素或其他抗生素类药物后,药物并未消失,而是会留下雪泥鸿爪。人类使用的各种抗生素已对地球产生了深远的影响。

一个世纪前,割伤手指就可能让人丢掉性命,因为当时缺乏有效的治疗方法,一旦具有毒力的细菌(例如链球菌)从皮肤破损处侵入人体,它们就会在人体内大量繁殖并扩散至全身,生死完全取决于人体免疫系统能否遏制住感染。免疫力较弱的幼儿和老年人更容易死于普通感染,即便是健康的年轻人也可能死于葡萄球菌、链球菌等细菌引起的严重感染。如果致病菌在产妇分娩后侵入其体内,产妇可能会死于分娩。轻伤、外科手术或阑尾炎都有可能导致死亡。"老年人的冤家"——肺炎,也常使患者以病死告终。在直至第一次世界大战前的历次战争和冲突中,死于感染的人比直接死于武器攻击的人还要多。

细菌无处不在,它存在于人类、动物的体内与体表,也存在于空气、土壤、水等环境中,可以说,我们生活在包含细菌在内的微生物的海洋中。只有一小部分微生物会对我们造成伤害,许多微生物对于我们每个人,甚至地球上的所有已知生命而言都是必不可少的。微生物数量巨大,具有遗传多样性,适应性强,并且能够快速变化。细菌占地球生命的很大一部分。我们体内的常驻细菌有助于塑造免疫系统、消化食物、抵御外界入侵的细菌,具备我们才刚刚开始了解的各种功能。

细菌也可能致人于死地,而几十年的抗生素应用已挽救了数百万人的性命。目前,抗生素治疗是许多常见的或不那么常见的感染的最佳治疗方法。抗生素类药物有较强的药效,可快速逆转多种感染,神奇地将患者从死亡边缘拉回来。这就不难理解为什么抗生素类药物甫一问世就被视为"灵丹妙药"。

抗生素会产生即时和长期的后果。一些细菌通过基因突变和水平基因转移，以及各种各样分子层面的方式迅速变化，从而逃避抗生素的作用，并将耐药性传递给同种的其他细菌，甚至是其他种属的细菌。细菌暴露于抗生素（以及其他抗菌剂、消毒剂、农药等）会促进细菌自身产生耐药性。抗生素的广泛应用塑造了一个新的微生物世界，这里所产生的耐药菌远多于抗生素应用之前就存在的耐药菌。

因为抗生素类药物价格相对便宜、容易获取、公众认知度高，且总体安全，所以它们经常被随意地、不加区别地、未经考虑地使用。抗生素被用于治疗人类疾病，也大量应用于食用动物、役用动物、伴侣动物以及植物。抗生素类药物的广泛应用最终会降低它们对每个个体的疗效。这样，一个主要矛盾就摆在了我们面前：我们该如何使用这些药物，才能在挽救生命的同时，又尽可能长久地维持这些药物的应用价值？太多时候，我们在浪费宝贵的资源。

许多全球性组织、国家政府和社会机构已经意识到抗生素耐药性的严重性，并试图找到办法扭转这种耐药威胁日益加剧的局面，但谈何容易。由于各种抗生素耐药菌和抗性基因可以在世界范围内肆意传播，要扭转局面，必须展开全球协作。耐药菌和抗性基因可以通过人类、动物、食物、供水系统等传播，在某些地区，耐药菌和抗性基因已对我们的土壤和水等资源造成了污染。

应对抗生素耐药性问题的干预措施，必须由各界共同执行。"全健康"（One Health）的理念除了涵盖人类自身的健康之外，还涵盖动植物健康和环境健康。当前的迫切需求包括：

为缺乏清洁用水和卫生设施的人口提供相关基础设施和服务，提供有效的疫苗，研究新型诊断方法和治疗方法，研发新型疫苗和新型抗生素。实施"抗生素管理项目"有助于改善抗生素的使用情况，并可能使现有抗生素类药物得到更长久的应用。但仅靠管理是不够的，对那些可以避免的感染，我们还需降低其发病率，以减少对抗生素类药物的用药需求。就上述需求而言，提供清洁用水和卫生设施、提高免疫接种率、采取措施减少卫生保健相关感染的发生是三大重点。

2018 年，世界卫生组织发布了一份报告，列出了 65 个国家的抗生素消耗量（以每千人每日的限定日剂量①描述）。其中，各个国家的抗生素消耗量差异较大，布隆迪最低（4.44剂），蒙古国最高（64.41 剂）。即便是在高收入国家和中等收入国家之间，抗生素消耗量也相差显著。同一国家的不同城市和不同地区之间，抗生素消耗量差距也非常大。各国和地区在抗生素消耗量上的显著差异表明，许多国家和地区可以通过大幅削减抗生素消耗量来应对抗生素耐药性问题。

从全球视角来看，抗生素应用所呈现出的特点是：某些人群和某些地区过度消耗抗生素，而某些（低收入）人群无法获得抗生素。耐药菌和抗性基因在缺乏清洁用水和卫生设施的地区会传播得更为迅速和广泛。一般而言，低收入国家的感染负担比高收入国家更大，对抗生素的需求也更大。

---

① 限定日剂量（defined daily dose，DDD），指药品用于治疗其主要临床适应证时的成人平均日用量。——译者注

## 我为什么要写这本书？

许多人有使用抗生素治疗感染的经历，他们可能会狭隘地认为，抗生素不过就是一种吃了能治病的药物罢了。本书旨在宏观地介绍抗生素应用的范围和规模，以及在全球范围内对个人、群体、环境等各类生物系统已产生和正在产生的影响。抗生素的广泛应用会削弱其在长远应用中的有效性。对抗生素的作用机制、存在的局限性，及其所产生的广泛影响进行更深入的了解，可能有助于我们更加谨慎、合理地应用抗生素。最近的一项调查表明，美国约有 1/3 的人仍认为抗生素可用于治疗病毒感染。这些人通常援引自己的亲身经历，即当他们感染病毒时，使用抗生素使得病情有所好转。但此类结论的问题在于，即使没有使用抗生素，他们的病情也会好转，且康复时间与使用抗生素治疗没有明显的差别。

本书全面介绍了抗生素的各个方面，包括来源、发现历程、作用机制，以及在人类、食用动物、伴侣动物、植物、水产养殖中的应用。本书详细阐述了使用抗生素的后果，包括药物不良反应及对微生物群的影响，并着重介绍了抗生素耐药菌和抗性基因的产生、传播。抗生素耐药菌引起的后果已然显现。如今，有人因抗生素治疗无效的耐药菌感染、抗生素滥用导致的继发性感染（例如艰难梭菌结肠炎）而死亡。从简单的洗手，到复杂、成本高昂的干预措施，人们通过各种办法来减轻感染带来的负担，并减少对抗生素的需求。我们在关注这些问题的同时，还应积极支持研发更好的诊断方法、新型疫苗、新型抗生素及其他非抗生素治疗方法。

新型抗生素研发成功并获批（一个漫长、成本高昂、结局难料的过程）后，随着时间的推移，会有越来越多的细菌对其产生耐药性。抗生素将继续在抗感染治疗中发挥积极作用，但是我们不应将所有的研究精力都集中在寻找更多的传统抗生素上。当前可用的抗生素中，大多数只是用来消灭致病菌的粗放型工具，因为抗生素在破坏致病菌的同时，也会破坏许多人体益生菌。目前，我们还不完全了解微生物群遭到破坏所产生的后果。我们需要更好、更精准的治疗工具，理想情况下，它们应该直击目标细菌而不会破坏其他细菌。

随着对微生物组的了解越来越多，以及对服务于我们整个生命历程的微生物群所发挥的各种作用的理解更深入，我们对寄生于人类体表、体内的细菌的认知有了很大提升。我们逐渐意识到，人体微生物群是一个需要维护和滋养的宝藏。意识到这一点，是因为我们发现，许多高收入国家居民的体内微生物群贫乏。人们正在努力建立微生物库，以挽救那些即将从人体中消失的微生物。新的策略应是找到与有益微生物共存的方法，并对它们加以利用，而非"搜索并销毁"的粗暴策略。微生物对我们的干预有超强的适应能力，我们必须依靠自己的智慧生存。

在本书中，我试图通过回首过去、展望未来的视角，向读者传达我对抗生素的理解和看法，包括抗生素为何是一种宝贵但被滥用、脆弱且并不完美的资源，我们应尊重人类与微生物之间微妙且复杂的关系，并针对抗生素这一引人入胜的主题所唤起的种种挑战提供实用的信息和清晰的视野。

# 致谢

　　我选择在波士顿求学并获得了医学博士学位。这里是感染病学领域众多杰出人物的故乡,其中包括波士顿城市医院的马克斯·芬兰(Max Finland),他是美国青霉素研究的先驱,早在 1946 年,他就提醒人们注意抗生素耐药性这一潜在问题。从一开始,他就对抗生素滥用持批评态度。1975 年,他撰写了多篇关于动物饲料中添加抗生素,及动物和人类感染沙门菌的文章。其他杰出人物,例如爱德华·卡斯(Edward Kass)和路易斯·温斯坦(Louis Weinstein),也很早就意识到过度使用和误用抗生素的潜在问题,并清楚地传达了这一信息。温斯坦曾直言不讳地批评人们对广谱抗生素的滥用。多年来,我和爱德华·卡斯、路易斯·温斯坦、莫顿·斯沃茨(Morton Swartz)、阿诺德·温伯格(Arnold Weinberg)、罗伯特·莫勒林(Robert Moellering)以及该领域的其他杰出人物一起,在波士顿城市医院参加定期的教学查房。我对抗生素的看法受这几位大师的影响,他们早在"抗生素时代"伊始便投身其中,并参与了现代感染病学的建设。

　　我是在位于波士顿的贝斯以色列医院(Beth Israel Hospital,

哈佛大学医学院附属教学医院）接受的内科学和感染病学培训。我们每周轮转的地点包括布列根和妇女医院（Brigham and Women's Hospital）的感染病课题组，而抗生素耐药性研究的全球领导者托马斯·奥布赖恩（Thomas O'Brien）在这家医院就有一个实验室，他经常参加我们的讨论会并发表见解。在我从事感染病研究的第二年，我在海地的阿尔贝特·施韦泽医院（Albert Schweitzer Hospital）工作了 3 个月。虽然从波士顿乘飞机到海地只需要几个小时，但海地与波士顿有着天壤之别。海地的常见疾病既有我很少遇到的疟疾、肺结核、肠道寄生虫病、破伤风、伤寒，也有我熟悉的链球菌感染、葡萄球菌感染。在海地，我了解到大约 90％ 的金黄色葡萄球菌分离株对青霉素敏感。而在当时的波士顿，情况正好相反，大约 90％ 的金黄色葡萄球菌分离株对青霉素具有耐药性。仔细想想，这样的情况也是合乎常理的。海地的广大农村地区人口所携带的葡萄球菌很少接触到抗生素，这样的葡萄球菌更像"抗生素时代"之前的原始细菌。

由于早已意识到波士顿的医院对医生在感染病和抗生素方面的知识深度要求很高，因此我没有选择留在波士顿继续接受规范化培训，但我庆幸自己在医学生涯的早期便在这个大师云集的地方学习过。每当我想起那些大师向我传授感染病学知识、带我了解抗生素和耐药性问题时的谆谆教诲，我就发自内心地敬佩，因为他们是这个世界上最优秀的一群人。

我完成专科培训后，在黄山医院（Mount Auburn Hospital）担任与感染病相关的临床职务。黄山医院是一家位于剑桥的哈佛大学医学院附属医院。感染病科主任约翰·摩西（John

Moses)十分赞成谨慎使用抗生素。早在抗生素管理计划还没有普及或强制推行之前，他就制定了使用新型和广谱抗生素的详细审查制度。为此，这所医院的众多住院医生和临床医生就如何审慎选用抗生素展开过多次大型讨论，使得这所医院在抗生素的使用上比大多数医院更加节制和恰当。这段经历也帮助我在抗生素及其应用方面形成了自己的理念。

2006年，我受邀成为皮尤国家工业化农场动物生产委员会（Pew National Commission on Industrial Farm Animal Production）的成员。我们研究的一个关键领域是食用动物的抗生素应用。该委员会的工作包括参观集中型动物饲养场，在这些饲养场中，我们看到了大量饲养的鸡、猪、牛，这些供人类食用的动物被大规模生产。这段经历也为我提供了有关抗生素广泛应用，包括促进动物生长方面的知识。同时，我们也感受到了一种阻力，即农业部门的一些人不愿放弃使用抗生素饲养动物以促进动物生长。该委员会的主席约翰·卡林（John Carlin，曾任堪萨斯州州长）和成员罗伯特·马丁（Robert Martin）、罗伯特·劳伦斯（Robert Lawrence）等颇具远见，整理并提交了我们的建议，其中包括停止将抗生素用于促进动物生长。

还有许多人影响了我对抗生素的认知。我在波士顿的塔夫茨大学与斯图尔特·利维（Stuart Levy）共事了很长一段时间，因为他所做的工作而十分敬重和钦佩他。利维专攻抗生素耐药性问题，几十年来一直致力于让国际团体和各类研究实验室参与到抗生素耐药性的研究中来。他还倡导各种限制抗生素耐药性扩散的方法，创立了慎用抗生素联盟（Alliance for the Prudent Use of Antibiotics）。

　　我的其他同事在抗生素研究领域所做的杰出工作也使我乃至全世界的人们更全面地了解了抗生素,其中包括疾病动态、经济学和政策研究中心(Center for Disease Dynamics, Economics and Policy)创始人兼主任拉马南·拉克斯米纳拉扬(Ramanan Laxminarayan),他和该中心那些知识渊博的工作人员、合作伙伴一起,坚持不懈地通过演讲、出版物、中心网站免费提供的资料等形式,宣传与抗生素使用、获取、耐药性相关的各种数据和动态分析结果,以吸引世界的关注。他的数据库覆盖全球,并涵盖动物和人类应用抗生素的数据,以在全球范围内吸引人们对抗生素问题的关注。

　　我还有很多朋友和同事也在提供重要的支持,以促进相关政策和方法的传播。这些人包括马克·门德尔松(Marc Mendelson)、基思·克卢格曼(Keith Klugman)、史蒂夫·津纳(Steve Zinner)、海曼·沃特海姆(Heiman Wertheim)。曾任英国首席医疗官的萨莉·戴维斯(Sally Davies)夫人在英国乃至全球都有巨大的影响力。杰里米·法勒(Jeremy Farrar)在担任惠康基金会总监期间提供了资金支持,并作为智囊团成员带着人们认识抗生素耐药性问题,从而寻求解决方案。

　　美国国家科学院微生物威胁论坛建立之初,由乔舒亚·莱德伯格和玛格丽特·汉伯格(Margaret Hamburg)担任主席。近年来,在美国国家科学院微生物威胁论坛的领导和成员们的不断努力下,大众意识到了抗生素耐药性问题,成员包括詹姆斯·休斯(James Hughes,协同管理埃默里抗生素耐药性中心)、朗尼·金(Lonnie King)、福田敬二(Keiji Fukuda)和彼得·桑兹(Peter Sands)等。惠康基金会首席医疗官兼驻地专家约翰·雷克斯（John Rex）一直在各领域不懈努力，以寻求抗生素耐药性问题的解决方案。

戴维·雷尔曼（David Relman）和马丁·布莱泽（Martin Blaser）做了关于微生物组和常驻微生物所起作用的关键性研究，并为这些领域的科学工作带来了广泛的知名度。我在旅行医学方面的工作经历恰好增强了自己对新发感染和病原体全球性传播的研究兴趣，因此我特别关注旅行者在携带和传播耐药菌、抗性基因中所起到的作用。

感谢加利福尼亚大学（简称加州大学）旧金山分校全球健康科学研究所执行主任海梅·塞普尔韦达（Jaime Sepulveda），他了解与全球健康有关的重大问题。在他的帮助下，我写就的这本书不至于太过呆板、单调。

感谢牛津大学出版社的查德·齐默尔曼（Chad Zimmerman），是他向我提议，让我考虑撰写此书。幸亏他说服了我，让我相信这本书的写作不需要花费太长时间，并最终同意接手这个项目。但我的确花了很长时间来写这本书。书中的内容来自我几十年的临床经验和对许多问题的思考，在写这本书的过程中，我也学到了很多东西。

最后，我要感谢我最亲爱的朋友，也是我深爱的丈夫哈维·法恩伯格（Harvey Fineberg），感谢他给予了我一如既往的坚定支持、真诚的反馈及始终富有创意的各种想法和建议。

# 目录

## 2  抗生素的临床应用 51

## 3　抗生素使用后果：人用抗生素不良反应

## 4  抗生素的其他用途（非人类用途）  167

## 5　抗生素耐药性　201

# 1 抗生素的来源和功能

## 什么是抗生素？

抗生素的英文单词 antibiotic 源自 anti 和 bios，anti 意为
"反对"或"对抗"，bios 意为"生命"，而 antibiotic 指灭杀细菌
生命的物质。最初，抗生素专指由某些生物如细菌或真菌所
产生、能阻止或破坏其他细菌生长的物质，例如青霉素、链霉
素。随着时间的推移，这个术语现已被大多数人用于泛指治
疗细菌感染的药物。如今，很多治疗细菌感染的药物是在实
验室里通过人工全合成或半合成的方式制成的，在日常使用
中它们都被称为抗生素。需要注意的是，很多物质，例如醋、
氯、酒精、金属（例如铜）也具有抗菌活性，却并不属于抗生素
范畴。

## 抗生素和抗微生物药物的区别是什么？

抗生素常指有抗菌活性的药物，而抗微生物药物泛指对可
致人类感染的微生物（或肉眼不可见的生物）具有抑制活性的
药物。抗生素本质上属于抗微生物药物，但抗微生物药物不一
定是抗生素。

引起人类感染的微生物种类众多。除引起皮肤软组织感
染的细菌（例如链球菌和葡萄球菌）和导致结核病的细菌（结核
分枝杆菌）外，还包括病毒（例如流感病毒、麻疹病毒、人类免疫
缺陷病毒）、原虫、真菌等致人感染的其他微生物。表 1.1 列举
了不同类型微生物和它们引起的各种常见感染。对医生而言，

搞清楚感染是由哪一种微生物导致的十分重要,因为针对不同的病因,治疗方案通常不同。如今,广泛使用的术语"抗微生物药物"常用于描述青霉素和其他抗生素。有时,人们也用另一个术语"抗感染药物"来指已研发的用于治疗包括细菌、病毒、真菌、蠕虫、原虫在内的任意一种生物所致感染的药物。由于多种导致人类感染的蠕虫是肉眼可见的,不属于微生物,所以表 1.1 中未涉及蠕虫这类病原体。蠕虫可以引起多种疾病,例如血吸虫病、丝虫病、肠道寄生虫病(例如绦虫病、钩虫病、蛔虫病)。它们大小不一,小的如线虫,只有在显微镜下才可观察到;大的如绦虫,可长达数米。

有些蠕虫小到在显微镜下才可观察到

表 1.1　不同类型微生物及相关感染的临床表现

| | 微生物类型 | 相关感染的临床表现 |
|---|---|---|
| **细菌** | 金黄色葡萄球菌 | 皮肤感染、脓肿、菌血症、心内膜炎、骨感染 |
| | 酿脓链球菌 | 扁桃体炎、咽痛、皮肤软组织感染、猩红热 |
| | 肺炎球菌 | 肺炎、脑膜炎、耳部感染、鼻窦炎 |
| | 肠球菌 | 心内膜炎、尿路感染、腹膜炎 |
| | 艰难梭菌 | 肠道感染、腹泻 |
| | 大肠埃希菌<br>（又称大肠杆菌） | 尿路感染、菌血症、胃肠道感染 |
| | 肺炎克雷伯菌 | 肺炎、菌血症、医院获得性感染 |
| | 淋病奈瑟球菌<br>（又称淋球菌） | 淋病、尿道炎、宫颈炎 |
| | 脑膜炎球菌<br>（又称脑膜炎奈瑟菌） | 脑膜炎 |
| | 霍乱弧菌 | 霍乱、严重腹泻 |
| | 鼠疫耶尔森菌 | 鼠疫、肺炎、脑膜炎、横疬 |
| | 流感嗜血杆菌 | 呼吸道感染、耳部感染、脑膜炎 |
| | 结核分枝杆菌 | 结核病、肺部感染、肺外感染 |
| **病毒** | 流感病毒 | 流感、肺炎、支气管炎 |
| | 呼吸道合胞病毒 | 上呼吸道感染、肺炎 |
| | 轮状病毒 | 腹泻 |

续表

| | 微生物类型 | 相关感染的临床表现 |
|---|---|---|
| **病毒** | 人类免疫缺陷病毒 | 获得性免疫缺陷综合征（AIDS，艾滋病）、免疫功能低下、机会性感染 |
| | 水痘-带状疱疹病毒 | 水痘、肺炎、带状疱疹 |
| | 单纯疱疹病毒 | 唇疱疹、生殖器疱疹、脑炎（罕见） |
| | 中东呼吸综合征冠状病毒 | 肺炎 |
| | 麻疹病毒 | 麻疹、发热、皮疹、肺炎 |
| **原虫** | 疟原虫 | 疟疾 |
| | 蓝氏贾第鞭毛虫 | 腹泻 |
| | 溶组织内阿米巴 | 阿米巴病、痢疾、肝脓肿 |
| | 刚地弓形虫 | 弓形虫病、淋巴结病 |
| **真菌** | 白念珠菌 | 阴道炎、咽喉感染 |
| | 荚膜组织胞浆菌 | 肺炎 |
| | 粗球孢子菌 | 肺炎、脑膜炎、粗球孢子菌（溪谷热） |
| | 烟曲霉 | 在免疫功能低下人群中引起变态反应性支气管炎、肺炎及其他感染 |
| | 新型隐球菌 | 在免疫功能低下人群中引起脑膜炎 |
| | 耶氏肺孢子菌 | 在免疫功能低下人群中引起肺炎 |

"病菌"（germ）是一个常用但不太正式的术语，常见于通俗文学中描写某些引起疾病的微生物，尤其是细菌。例如，书中的某位医生可能会说："我们知道这种病是由某种病菌引起的，但我们仍在追查元凶……"要知道，地球上只有极少一部分细菌能使人类（或动植物）感染疾病。

人们有时也会使用一些术语来表述针对特定微生物或其他目标的药物，例如，抗病毒药、抗寄生虫药、抗原虫药、抗真菌药。这些抗微生物药物的作用机制通常与抗生素大不相同，这反映了药物独特的生物学活性。

另有一些描述药物的术语则能体现抗生素对某些特定感染的治疗活性，例如抗疟药，是治疗疟疾的药物；抗结核药，是治疗结核病的药物；而抗葡萄球菌药，则是治疗葡萄球菌感染的药物。

抗生素有时依据作用机制或化学结构来命名，并划分为不同类别（表 1.2 列出了主要的抗生素类别）。像青霉素这样的母体药物，由于其分子内含有 $\beta$-内酰胺结构而被命名为 $\beta$-内酰胺类抗生素，现已衍生了好几代新型的青霉素（例如人们时常提到的第三代和第四代青霉素）和相关药物（例如头孢菌素类抗生素）。头孢菌素类抗生素已发展到了第五代。$\beta$-内酰胺类抗生素的研发一直以来相当成功。除青霉素类外，其他 $\beta$-内酰胺类抗生素还包括头孢菌素类、碳青霉烯类（例如亚胺培南和美洛培南）、单环 $\beta$-内酰胺类（例如氨曲南）三大类抗生素。表 1.3 列举了三类在美国获批使用的抗生素，以及它们不同代次的品种。

表 1.2　主要的抗生素类别

| 类　　别 | 代表性品种 |
| --- | --- |
| 磺胺类 | 磺胺甲噁唑 |
| β-内酰胺类 | 青霉素类、头孢菌素类、碳青霉烯类(例如亚胺培南和美洛培南)、单环 β-内酰胺类 |
| 氯霉素类 | 氯霉素(美国现已很少使用) |
| 四环素类 | 多西环素、米诺环素、替加环素 |
| 氨基糖苷类 | 链霉素、庆大霉素、妥布霉素 |
| 大环内酯类 | 红霉素、阿奇霉素 |
| 糖肽类 | 万古霉素、替考拉宁 |
| 喹诺酮类 | 萘啶酸、环丙沙星、莫西沙星 |
| 链阳菌素类 | 奎奴普汀-达福普汀 |
| 噁唑烷酮类 | 利奈唑胺、泰地唑胺 |
| 脂肽类 | 达托霉素 |
| 聚酮类 | 利福平 |
| 二芳基喹啉类 | 贝达喹啉 |

表 1.3　在美国获批使用的不同代次抗生素

| 头孢菌素类 | 喹诺酮类 | 四环素类 |
| --- | --- | --- |
| 头孢噻吩(第一代) | 萘啶酸(第一代) | 土霉素(第一代) |
| 头孢呋辛(第二代) | 环丙沙星(第二代) | 多西环素(第二代) |
| 头孢他啶(第三代) | 左氧氟沙星(第三代) | 替加环素(第三代) |
| 头孢吡肟(第四代) | 莫西沙星(第四代) | 依拉环素(第四代) |
| 头孢洛林(第五代) | | |

很多情况下,在一类抗生素中最早发现的往往是天然物质,通常由某种具有抗菌活性的土壤细菌或真菌所产生。随后,化学家通过对天然物质进行结构改造或者增加、改变某些化学基团得到半合成抗生素,从而获得更理想的药物特性,例如抗菌谱更广、更新,副作用更小等。因此,很多类别的抗生素既包含天然抗生素,也包含半合成抗生素,而某些类别的抗生素(例如喹诺酮类)则是全合成抗生素。

有时,抗生素按照它们所灭杀的细菌种类来区分。在显微镜下观察时,革兰氏阴性菌和革兰氏阳性菌的染色特性存在很大的区别。不同染色结果反映了两类细菌的细胞壁或细胞膜存在的差异。一种广泛采用的细菌分类方法是依据细菌所需的生长条件分类。有的细菌(厌氧菌)在有氧环境下无法生长繁殖。有的细菌必须依赖氧气才能生长。有的细菌并不依赖氧气,但在有氧环境中也能存活。也有一些细菌在有氧环境中会死亡。厌氧菌在多种感染,包括很多与肠道细菌有关的混合感染中扮演着重要角色。例如,发生阑尾破裂或肠穿孔时,肠道细菌混合物会溢入腹腔。鉴于多种抗生素的抗厌氧菌活性很弱或根本不具有抗厌氧菌活性,在选择抗生素进行治疗前要搞清楚哪种抗生素有抗厌氧菌活性。

有时,人们也按照抗生素影响细菌存活的方式来对抗生素进行类别划分。抗生素是彻底灭杀细菌还是仅延缓细菌的生长?灭杀细菌的抗生素称为"杀菌药"或"杀菌性抗生素",而延缓细菌生长的抗生素则称为"抑菌药"或"抑菌性抗生素"。

抗生素的毒效应也有专门的术语来描述,例如,肾毒性(对肾脏有毒性作用)、耳毒性(损害听力器官、影响中枢神经,甚至致聋)、变应原性(频繁引起过敏反应)、神经毒性(对神经系统有毒性作用)、肝毒性(对肝脏有毒性作用)等。

## 抗生素是如何发挥作用的?

抗生素通过破坏、灭杀目标细菌或抑制其生长来发挥作用。此话听起来很简单,但是,如果考虑到研发一种安全而有效的抗生素所面临的种种挑战,你就不会这么认为了。首先,抗生素必须能够到达细菌的藏身之所,如鼻窦、肾脏、大脑等人体深部,抗生素必须穿透层层组织才能到达。其次,抗生素必须灭杀或破坏目标细菌,而不会对人体细胞造成严重损害。尽管人们可能更喜欢直接灭杀细菌的抗生素,但抑制细菌生长的抗生素也足以让人体免疫系统有时间消除感染。有时,快速死亡的细菌会释放毒素,这些毒素反而会损伤人体组织或导致其他问题。实际上,单靠抗生素可能无法治愈感染,人体免疫系统的协同作用也必不可少。抗生素可以降低细菌的数量或抑制细菌的生长,之后,人体自身的免疫系统才能完成剩下的工作。

抗生素凭借多种机制灭杀或破坏细菌。不同的抗生素针对细菌的多个不同靶点,并通过多种机制发挥抗菌作用。常见的抗生素,如青霉素和头孢菌素,可抑制细菌细胞壁的合成。一旦细菌的细胞壁受损,环境中渗透压的改变会导致细菌细胞膨胀破裂。细胞膜是阻止各种离子和小分子物质渗入或渗出细菌细胞的屏障。一种比较新颖的抗生素——达托霉素,可以破坏细菌细胞膜的完整性,致使细胞内容物大量渗出,最终灭杀细菌。细菌为了生存、生长、分裂,必须制造成千上万种蛋白质,而抗生素灭杀细菌的另一种方法就是阻碍细菌中蛋白质的合成,例如四环素类、红霉素类、氨基糖苷类等类别的抗生素都通过这种方法灭杀细菌。抗生素还有一种杀菌方法,就是干扰细菌的 DNA(脱氧核糖核酸)复制或 DNA 转录为RNA(核糖核酸)的过程。氟喹诺酮类抗生素和利福平就是通过阻断遗传信息传递来灭杀细菌的。叶酸对细菌的生存而言至关重要,抗生素的另一种重要的抗菌方法就是抑制叶酸的合成。磺胺类抗生素可作为一种竞争性抑制剂,抑制叶酸的合成。

抗生素可以通过干扰细菌的DNA复制或转录灭杀细菌

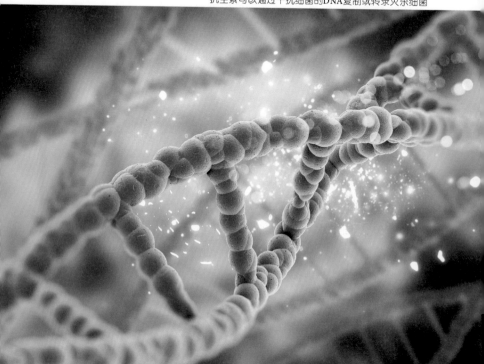

## 广谱抗生素和窄谱抗生素有什么区别?

不同类型的抗生素所针对的细菌种类不同。有的抗生素只能灭杀少数种类的细菌,抗菌范围小,因此称为窄谱抗生素;而有的抗生素可以灭杀多种细菌,抗菌范围大,故称为广谱抗生素。通常,医生更愿意给患者使用只针对目标致病菌,即抗菌范围相对较小的抗生素。

如果医生不确定某种感染究竟是由何种细菌引起的,尤其在感染早期尚未诊断出确切病因的情况下,使用广谱抗生素可能对患者更有益。

另一种宜用广谱抗生素治疗的情况是由多种细菌引起的混合感染。混合感染最常发生于肠道细菌泄漏时,如肠道穿孔(例如枪伤等创伤)时发生的细菌泄漏易导致憩室炎、急性阑尾炎,可能引起阑尾破裂。我们的肠道中有数以万亿计的细菌,这些细菌有助于我们的身体维持正常运转,可一旦进入腹膜腔(腹膜腔通常是无菌的),就会导致足以致命的严重急性感染。通常,这种情况下,除用抗生素进行治疗外,还要通过外科手术修复受损组织、切除发炎阑尾、排除脓肿等。多种抗生素可以联合使用,这样抗菌范围更大,或者对特定细菌靶点有更好的抗菌活性。如果一种抗生素的抗菌活性偏弱,那么联合用药还可以避免细菌对该抗生素产生耐药性。有的抗生素联合用药可以产生协同作用——这意味着抗生素联用可增强对目标细菌的抗菌活性,且比单用其中任何一种抗生素都更有效。而有的抗生素联合用药则会产生拮抗作用。例如,一种干扰细菌 DNA 复制的抗生素和一种抑制细菌生长的抗生素联用，产生的抗菌效果可能不及两者中任何一种单独使用的效果。这意味着两种作用机制不同的抗生素联用，可能导致疗效变差。

尽管抗生素不会严重损害人体细胞，但它们仍可能对人体的某些关键部位产生影响。虽然人体内（例如肠道）和体表（例如皮肤）寄生的各种正常细菌并非抗生素的作用目标，但所有抗生素都会对这些细菌产生影响。因此，使用抗生素总会给人体带来一些附加影响，或者潜在伤害。

抗生素是一种不够精准的治疗工具，在灭杀或破坏致病菌的同时，也会一并清除很多常驻于人体的正常细菌（有时称为"脱靶性杀菌"）。到目前为止，还没有抗生素能只针对致病菌，而不影响其他细菌。不同抗生素对人体正常菌群的影响差异很大。一般而言，广谱抗生素对正常菌群的影响要大于窄谱抗生素，长期治疗产生的影响也比短期治疗更为显著。寄生在人体各部位的菌群，不同种属之间原本相互制约。不管出于什么原因给予抗生素治疗，都可能使菌群的构成受到干扰，从而改变它们的运转方式。正常菌群是致病菌的有力竞争者，正常菌群一旦遭到破坏，就会导致致病菌更易繁殖。有时，人们用"定植抗力"这个术语来形容那些定居于肠道、阴道、口腔等身体特定部位，使人受益的正常细菌提供的抗御力，它们可以抵御外源性细菌或其他微生物的入侵和定植。

细菌还进化出了许多奇妙的生存方式，这些生存方式与通常的抗生素耐药性毫无关系。一些细菌可以在高温、寒冷、酸性或人体细胞和大多数细菌无法存活的极端环境条件下生存（这些细菌属于极端微生物）。一些致病菌拥有与特定抗生素无关的生存机制，这些机制是细菌（尤其是在缺乏营养或其他不利存活的条件下）一代代发展出来，用以维系生命的方式。有的细菌（例如梭状芽孢杆菌）通过形成类似铠甲的芽孢，在足以导致大多数细菌死亡的条件下保护自己。有的细菌则在自身细胞的细胞壁外形成荚膜，躲避人类免疫系统的攻击。结核病的元凶——结核分枝杆菌，长期伴随人类，可在人体内形成结节，并进入潜伏期，在此期间结核分枝杆菌并不进行主动繁殖。由于抗生素一般仅对具有代谢活性且正在进行自我复制的细菌起作用，抗生素可能无法迅速灭杀潜伏期的细菌。人体可以形成脓肿，通过腔壁裹住内部的脓液，阻隔细菌。然而，脓肿壁却又可以保护细菌免受抗生素的攻击。纵使正常情况下抗生素可以灭杀细菌，但由于脓肿壁的阻隔，抗生素无法入内，就会产生功能上的耐药性。细菌还可以形成生物膜，这是细菌的重要生存场所。现代医院中使用的许多医用耗材和人工装置（例如人工关节、留置导尿管、静脉导管等）为细菌生物膜的形成提供了有利条件。总之，上述种种机制为细菌提供了特殊的生态位，或利于细菌繁殖，或阻碍人体免疫系统和抗生素发挥作用。

## 抗生素品种为何如此繁多？

我们拥有数百种不同的抗生素，大致分为 10 多个类别。

1940—1960 年是抗生素发现的黄金时代,如今我们仍在使用的主要抗生素类别,大多发现于这个时期。1960 年以后,人们又研发出氟喹诺酮和噁唑烷酮这两类重要的全合成抗生素。美国食品药品管理局在 1983—1992 年认证了 30 种新型抗生素,但在 2003—2012 年仅认证了 7 种新型抗生素,而且这 7 种抗生素多从已知的分子结构发展而来。简单来说,新研发的抗生素品种数日趋减少。

我们之所以研发这么多抗生素,主要是因为:细菌种类和感染类型多种多样,人类宿主自身亦存在差异性;不同类型的感染涉及的身体部位不同;寻找受众广且适用于所有感染的更安全、更有效的抗生素品种;细菌在不断进化,并对抗生素产生耐药性。

各种细菌通过影响身体不同部位而引发各种各样的感染。许多抗生素仅作用于身体的少数部位,或仅能够穿透某些组织或身体部位。多年来,我们一直在寻求对所有感染(包括那些原因不明的感染)和所有患者类型(各年龄段患者,及肾、肝等不同身体部位感染的患者)都有效的抗生素。由于全球大规模跨境交通、贸易导致的人员流动,以前一些起源于偏远地区的少见感染,现已遍布世界各地。

我们需研发更安全、更不易引起过敏反应(又称变态反应)、对肾脏和其他脏器损害更小的抗生素,以减少抗生素相关的不良反应。我们还需研制各具用途的抗生素品种、制剂、配方(例如,抗菌谱更广或更具针对性、体内半衰期更长、用药方式更便捷)。有些人对青霉素等常见抗生素过敏,那么就需要备选的抗生素。许多药物(包括多种抗生素)对孕妇来说是不安全的,因为它们可以穿过胎盘,并对发育中的胎儿造成潜在伤害。也有些药物会进入母乳,对母乳喂养的婴儿造成伤害。在这样的情况下,抗生素品种自然是多多益善。由于我们的肾脏承担着将体内过量药物或药物代谢产物排出体外的任务,有肾脏疾病的人可能无法使用某些抗生素。如果给肾衰竭患者使用这些抗生素,它们在患者体内可能会蓄积到毒性水平。有的抗生素是经肝脏分解的,那么给肝病患者使用就不安全。总之,由于人与人之间的千差万别及各种意外的生理状况,有多种抗生素可供选择是非常有益的。将来,人类或许比现在能更精准地预测哪些人会对特定抗生素产生不良反应或因使用特定抗生素而出现中毒症状,从而在治疗开始时就能选定适宜的

孕妇服用药物时要谨慎

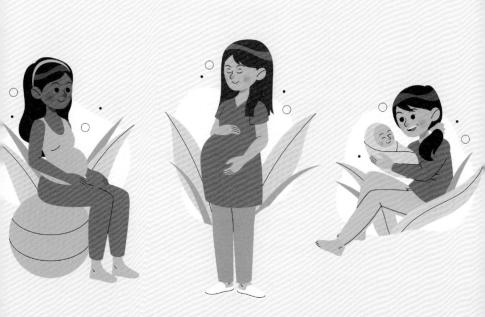

抗生素品种。现在,通过基于大量人口的研究结果,我们可以大致了解患者在使用某种抗生素时可能出现的特定不良反应,但还没有工具可以识别究竟哪个患者可能会出现不良反应,因此无法保证一开始就避免给患者使用导致不良反应的抗生素。

随着老龄人口不断增长,越来越多的人因免疫力低下、糖尿病、透析或其他健康状况而面临各种各样的感染风险和抗生素治疗相关的不良反应风险。理想的状态应是有足够多的抗生素可供选择,以满足不同类型感染和患者的治疗需求。而随着医疗技术的不断发展,越来越多的患者通过外科手术置换人工髋关节、膝关节和假肢。当植入这些人造材料后,使用抗生素来预防感染也至关重要。

尽管诸多因素让我们对新型抗生素产生需求和憧憬,但总体而言,最主要的原因还是抗生素耐药性的出现。从某种并不夸张的意义上讲,随着现有抗生素的广泛应用,人类终将无药可用。抗生素自身倒不会发生什么结构改变从而失效,但会促使细菌产生耐药性。细菌作为一种生命体,自然会对作用于它们的抗生素产生反应。它们要存活下去,只能适者生存。在所有药物中,抗生素这个门类独树一帜的特点就是用得越多疗效越差。虽然偶有例外,但是通常情况下,抗生素的使用次数越多,细菌产生耐药性的概率就越大,抗生素的疗效也会变差。每种获得研发和利用的抗生素都遵循这个规律而殊途同归,随着时间的推移,抗生素耐药性会不断出现和蔓延(见第 5 章)。在某种程度上,这也意味着抗生素用于某些感染的"治疗生涯"有限。与抗生素截然相反的例子是用于治疗高血压的药物,10

年前研发的高血压治疗药物 10 年后依然有效。可许多抗生素的治疗价值却容易"时过境迁",它们的使用情况和产生的疗效呈现动态变化。

总之,我们之所以有品种繁多的抗生素可供使用,主要是因为:需要不同的抗生素来有效应对各种各样的细菌引起的不同感染;细菌反复暴露于抗生素时会产生耐药性,但相应地,人类一直在竭力研发更多抗生素以解决细菌当下引起的感染问题,并抢得先机;必须为特定人群和眼前的实际情况提供合适的抗生素选择。

### 抗生素可以对付病毒吗?

尽管人们消耗的抗生素中有相当大一部分用在了病毒感染,尤其是病毒性呼吸道感染的治疗中(误认为抗生素有效而开处方、用药),但抗生素对病毒感染毫无疗效。有时病毒感染会合并细菌感染,例如病毒性流感继发肺炎球菌性肺炎,但这也只是例外情况。

不少患者要求临床医生使用抗生素为自己治疗病毒性上呼吸道感染,一是因为患者自以为这样用药有效,二是因为患者通常并不了解滥用抗生素可能带来的危害。而一些忙碌的临床医生因为没工夫详细解释为何使用抗生素既无必要也不管用,有时可能会为图省事而按患者要求开药了事。此外,临床医生一般也不具备快速、即时的检测方法,以准确诊断患者的病是由病毒感染还是细菌感染所引起的。研究表明,对于病毒性上呼吸道感染,用不用抗生素的治疗结果都一样。但用了抗生素后,各种不良反应会很常见。整体上,高达40％的抗生素处方没必要开出。

老话说,除了喝鸡汤、蜂蜜水、柠檬水,或祖母建议的一些老法子,我们对病毒感染无能为力。但这已是老皇历,现在确实有一些能治疗病毒性呼吸道感染的药物。流感病毒是引起呼吸道感染的主要病原体之一,我们已有多种抗流感病毒的药物可供使用。但目前,大多数上呼吸道感染和一些下呼吸道感染是由其他呼吸道病毒(例如鼻病毒、腺病毒、呼吸道合胞病毒等)引起的,针对这些病毒,暂时还没有常规治疗药物。不过,对于人类免疫缺陷病毒、水痘病毒、疱疹病毒等少数几种病毒,我们已有高效的抗病毒药可用。

## 人们为什么会混淆细菌和病毒?

微生物中,最常引起人类感染的是细菌和病毒,它们引起的感染症状可能十分相似,比如患者都会发热,因此人们常将二者混为一谈。"病菌"这个词经常被人混在二者间使用,一个原因是人们很难通过某种感染的通用名称来判断它究竟是病毒引起的还是细菌引起的;另一个原因是人们早在懂得如何区分细菌和病毒之前,就已命名了多种感染病,而且人们对细菌的鉴定也远早于比细菌微小得多的病毒。例如,"兔热病""鼠疫""流感"这些疾病名称都无法让人搞清楚病原微生物的类型。更让人一头雾水的是引起鼠疫的鼠疫耶尔森菌,因为这种细菌的拉丁名 *Yersinia pestis* 与"鼠疫"完全不沾边。当媒体和公众动辄用"瘟疫"一词来指称任何可怕的疫情时,更会让人不知所云。有时人们称结核病为"白色瘟疫",以区别在中世纪造成数百万人死亡的"黑色瘟疫"。艾滋病在流行早期被称作"同性恋瘟疫"。流感嗜血杆菌会引起脑膜炎和肺炎等严重感染,人们为此研制出了疫苗。现在大多数国家的婴儿常规接种 b 型流感嗜血杆菌结合疫苗。我们时常所称的"流感"是由流感病毒引起的,但"流感"这个词也常用于各种引起疼痛、发热的疾病。例如,有人将常见的腹泻或其他胃肠道症状称为"胃流感",这种症状当然不是流感病毒引起的,流感病毒只引起呼吸道感染,导致发热、疼痛、咳嗽和其他呼吸道症状。

## 抗生素是如何被发现的?

每当问到抗生素的发现史,大多数人会引述科学家亚历山大·弗莱明(Alexander Fleming)的琼脂平皿被空气中飘浮的真菌污染的故事。实验室的真菌落在了弗莱明的琼脂平皿上,生长旺盛,长出一团蓬松的白色菌斑。细心的弗莱明注意到真菌周围形成了一个清晰的环形区域,在这个区域内,他当时正在研究的葡萄球菌要么被灭杀,要么无法生长。他由此推测真菌所产生并扩散到琼脂中的某种物质(他称其为"霉菌汁")阻止了细菌的生长。1945 年,亚历山大·弗莱明与霍华德·弗洛里(Howard Florey)、恩斯特·鲍里斯·钱恩(Ernst Boris Chain)因青霉素相关贡献共同获得了诺贝尔生理学或医学奖。

这个故事的基本情节是准确的,但抗生素更为宏大的历史远比这个故事丰富、悠久、有趣得多,抗生素的历史中穿插着战争、冲突、强大的洞察力和走不通的"死胡同",以及众多的学科

(Gaynes，2017)。其中，关于古埃及人用发霉的面包敷治感染的伤口和古代中国人用霉豆腐治疗疮疖的传说，无疑增加了人们对这段历史的兴趣。据文献记载的可信历史，抗生素的起源至少有一部分要归功于路易斯·巴斯德(Louis Pasteur，1822—1895)的工作。这位法国科学家因科学贡献众多而闻名，其中一项贡献就是让人们认识到加热可以灭杀微生物，这项贡献促成了葡萄酒产业以及后来的牛奶产业中巴氏消毒法的运用。19 世纪 70 年代，巴斯德就观察到某些细菌可以抑制其他细菌的生长，换言之，某些细菌产生的某些物质会影响其他细菌种群的生存。

　　与巴斯德同时代的德国科学家保罗·埃尔利希(Paul Ehrlich，1854—1915)发现用苯胺染料可以对各种血细胞、人

古埃及人用发霉的面包敷治感染的伤口

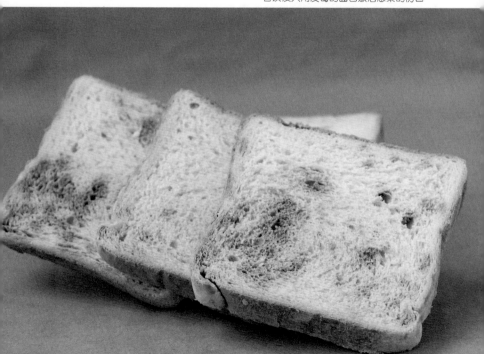

体组织、细菌进行染色。他观察到一些有机化合物与不同细胞或细胞的不同结构会产生不同的反应。这个发现进而促使他研究出多种观察细胞形态或细胞结构特征的方法(不少方法沿用至今),用以鉴别不同类型的细胞(例如不同类型的白细胞)和细菌。19 世纪 80 年代,罗伯特·科赫(Robert Koch)采用埃尔利希的方法鉴定出了结核分枝杆菌是结核病的致病菌。埃尔利希推测,细胞被染色一定是化学反应的结果,而且化学分子必定会与某些细胞受体相结合,这也就是他提出的"锁钥原理"。根据这一理论,埃尔利希试图找到一种不破坏正常组织但可以灭杀细菌(或肿瘤细胞)之类的病原微生物(或异常细胞)的化学物质。从理论上讲,这种化学物质(埃尔利希将之称为"灵丹妙药")会直指目标微生物或细胞,与之结合,但并不伤及其他微生物或细胞。

在那个时代,梅毒是一种危害人类的主要感染病,至今仍未根除。这种性传播疾病表现为多个感染阶段,每个阶段有不同但特定的症状和体征,如不进行治疗,感染会持续一生。晚期梅毒会引起痴呆,并最终导致患者死亡。那时的精神病院里到处是被诊断出患有麻痹性痴呆或晚期梅毒的患者。尽管人类在几个世纪里尝试了多种治疗方法,汞(涂抹皮肤、注射、口服或熏蒸)仍是那时用于治疗梅毒的主要物质,可汞不但有毒且通常无效。直到 1905 年,人类才发现梅毒的病原体是一种叫作梅毒螺旋体的微生物。1906 年,一种诊断梅毒的血液检测方法问世,并在随后几十年中不断完善。尽管研究人员无法在实验室中像培养葡萄球菌和链球菌那样培养梅毒螺旋体,但可以通过使兔子和其他动物感染梅毒螺旋体来检验各种治疗方法是否有效。1913 年,一名在洛克菲勒大学(Rockefeller

University)工作的日本科学家从一名麻痹性痴呆患者的大脑中检出梅毒螺旋体,人们才得以将这种晚期神经系统疾病和梅毒联系起来。

埃尔利希发现,从实验室筛选出的606号化合物对在鸡等家禽中发现的螺旋体具有抗菌活性,遂决定用感染了人类梅毒螺旋体的家兔进行检测。由于606号化合物对家兔感染模型中的螺旋体非常有效,随后,埃尔利希在人类患者中对606号化合物的疗效进行了评估,并将药物命名为胂凡纳明。1909年,该药物进入首次临床试验,50名晚期梅毒患者接受了治疗。1910年,一次学术会议宣布胂凡纳明对梅毒具有疗效。随之而来的是巨大需求,化工公司赫希斯特(Hoechst)开始大规模生产胂凡纳明,并免费对外发放65000剂。可不幸的是,这种药物较难制备,患者用起来也不方便,并且据报道,许多患者用药后出现了严重的不良反应。于是,埃尔利希的实验室继续筛选其他相关化合物,进而又发现了一种更易生产和使用的化合物——新胂凡纳明。可是,这种新药的使用也非一帆风顺,问题主要出自当时的一些卫道士个体和团体,他们担心一旦性传播疾病被有效治愈,反而是对社会性道德约束的极大破坏。

胂凡纳明/新胂凡纳明是20世纪初治疗梅毒的最佳药物,但受治患者中治疗失败和复发的情况比比皆是。尽管仍需研发更好的药物,但这两种药物的使用证实了一种理念——通过肌肉注射或静脉注射这两种药物可以扭转细菌感染病程。这是人类在感染病认知方面的一次巨大突破。要知道,在20世纪初,导致人类死亡的主要原因之一就是感染病,并且其中很多是细菌感染。

认识到肿凡纳明/新肿凡纳明不能可靠或持久地缓解梅毒后,奥地利医学家朱利叶斯·瓦格纳-尧雷格(Julius Wagner-Jauregg)采取了一种全新的方法。1917 年,他为 9 名麻痹性痴呆伴梅毒患者接种了疟原虫(导致疟疾的寄生虫)。这是因为他根据以往的观察结果发现,如果梅毒患者出现高热或患有与梅毒无关的其他严重疾病,有时患者的梅毒症状会减轻。接种疟原虫后,9 名患者中有 6 名表现出症状缓解。朱利叶斯·瓦格纳-尧雷格进一步扩大他的测试范围,并于 1920 年向德国精神病学会(German Psychiatric Society)报告了他的测试结果。于是,梅毒的疟疾疗法得到了广泛接受,并一度成为欧洲、北美洲、南美洲、南非、日本等国家和地区采用的一种治疗方法。

由于发现了接种疟原虫对麻痹性痴呆的治疗价值,朱利叶斯·瓦格纳-尧雷格于 1927 年获得了诺贝尔生理学或医学奖。这也是使用一种微生物改变或消除另一种微生物的早期例证,但其治疗机制完全不同于抗生素。

1908 年,奥地利化学家保罗·约瑟夫·杰尔莫(Paul Joseph Gelmo,1879—1961)为撰写自己的博士论文而制备出磺胺化合物,并于 1909 年获批专利。磺胺化合物最早是作为偶氮磺酰胺染料的一个组分来使用的。也许是受到埃尔利希早期研究染料成分的启发,20 多年后,德国科学家格哈德·多马克(Gerhard Domagk,1895—1964)和另外两位化学家合作,测试了磺胺化合物的抗微生物活性。1931 年,他们发现其中一种化合物对在小鼠中传播的链球菌具有一定的抗菌活性。在对这种化合物的化学结构进行改造后,他们又获得了一种新化合物,新化合物对小鼠体内的细菌,尤其是链球菌(猩红热、风湿热、链球菌性咽喉炎以及其他多种严重感染的致病元凶)表现出显著的抗菌活性。他们将新化合物称为百浪多息。因被注射活体链球菌而感染的小鼠,在接受多次百浪多息给药后全部存活。此后 3 年,多马克继续着百浪多息相关药物的研究,并于 1935 年在一篇题为《链球菌实验》(Streptococcus Experiment)的论文中陈述了相关研究结果。药物研究期间的某一天,多马克 6 岁的女儿因手臂被未经消毒的针头轻微扎伤而罹患严重的链球菌感染。在当时,这样的感染足以致人死亡,有时为了保命甚至不得不对患者进行截肢治疗。多马克在给他的女儿大量使用百浪多息后,他的女儿最终得以痊愈。

此后,人们发现百浪多息对引发感染的多种常见细菌具有抗菌活性。法国巴斯德研究所(Pasteur Institute)的几位科学家还发现,百浪多息实际上属于所谓的"前药",也就是实际发挥药效的药物的前体物质。对磺胺类药物的后续研究产生了大量衍生物,部分衍生物至今仍在广泛使用,有时人们将这类药物与其他药物组成复方以加强抗菌活性。百浪多息和其他磺胺类药物都获得了快速而广泛的应用。在多马克发表论文后的 1 年内,欧洲就有三家研究中心对这类药物开展了研究。

1939 年,格哈德·多马克因发现百浪多息的抗菌作用而获得诺贝尔生理学或医学奖,但当时的德国纳粹元首禁止他接受诺贝尔奖。第二次世界大战结束后,多马克才得以于 1947 年前往瑞典斯德哥尔摩领取奖牌(但无奖金)。

磺胺类药物生产成本低廉,且磺胺化合物的分子易与其他化学物质的分子连接,这一发现掀起了相关化合物的研发和生产热潮。在美国,磺胺类药物最早于 1935 年由哥伦比亚大学的医生开始使用。约翰斯·霍普金斯大学的研究人员亦对磺胺类药物进行了一些开拓性的研究,并在 1937 年发布了一份报告,介绍了 19 名患者的治疗情况。另有一些研究显示磺胺类药物可以用于淋病的治疗。至 1941 年,发表于美国的一篇论文给出了逾 1000 例各类感染患者接受磺胺类药物治疗的结果。可叹的是,1937 年美国一家药企尝试生产一种方便儿童服用的树莓味口服液(磺胺酏剂),但因用来溶解磺胺的溶液有毒,该口服液投入市场后不幸导致 100 多名用药儿童死亡。至 20 世纪 40 年代,包括在第二次世界大战期间,磺胺类药物得到了大量生产和广泛应用。多个国家的军队为士兵配备袋装磺胺类药物粉末,并告知他们一旦受伤就将其撒在伤口处以防止感染。磺胺类药物也用于脑膜炎的治疗,由于磺胺类药物的应用,脑膜炎患者的病死率从第一次世界大战期间的 39.2% 下降到第二次世界大战期间的 3%。在当时的美国,磺胺类药物还用于治疗产后发热——产后常由链球菌侵袭引起的一种致命感染。瑞典研究人员南纳·斯瓦茨(Nanna Svartz)将磺胺类药物与水杨酸盐(类似于阿司匹林)联合使用,以治疗类风湿性关节炎和溃疡性结肠炎(一种炎性肠病)。这种复方疗法至今仍在使用。

有人将 1937—1942 年这段短暂的时期称为"磺胺类药物时代"。早在 1938 年,研究人员就意识到磺胺类药物虽可用于治疗某些感染,但也对很多感染无能为力。磺胺类药物的抗菌谱较窄,只是因为那个时代没有更好的抗菌药物可选,磺胺类药物才得到广泛应用。随着磺胺类药物的频繁使用,研究人员也认识到它们的各种毒副作用和引发的过敏反应,有时情况甚至十分严重。尽管研究人员对磺胺类药物进行某些化学结构修饰后获得了更好的抗菌活性并使不良反应有所减少,但仍远未达到理想效果。而更大的危机是对磺胺产生了耐药性的细菌早已出现并传播。总之,从长远角度看,磺胺类药物证明了口服或注射药物能影响细菌感染的病程,某些情况下甚至可以挽救生命。

20 世纪 20 年代和 30 年代,一些研究人员继续在染料和毒物中寻找抗菌物质,而另一些研究人员则将目光投向了自然界。塞尔曼·瓦克斯曼(Selman Waksman,1888—1973)出生于俄罗斯,1910 年到美国入读罗格斯大学,1915 年成为一名研究助理,从事土壤细菌学研究。土壤细菌是地球上数量最多、种类最丰富的微生物群之一,即便在今天,它们也为人类理解生命之间的相互作用提供了丰富的参考资源。瓦克斯曼从 1915 年开始从事放线菌研究,他观察到许多土壤微生物(真菌和细菌等)具有抑制其他微生物生长的能力。瓦克斯曼和他的研究团队系统地筛选土壤,从中寻找一些微生物,这些微生物产生的化学物质能够抑制各种病原微生物(包括人类致病菌)的生长,或者直接破坏病原微生物(Waksman,1940)。1942 年,瓦克斯曼提出了"抗生素"一词,意指来自生物的具有抗微生物活性的化学物质。正如前文所述,"抗生素"这个术语现已具有更广泛的含义,但一些秉承纯粹主义的人更喜欢沿用其最初的含义。1943 年 9 月,瓦克斯曼和他的同事从实验室附近农田的土壤中鉴别出了一种产生链霉素的微生物——灰色链霉菌。发现链霉素的相关特性后,瓦克斯曼与妙佑医疗国际(Mayo Clinic)的合作者一起对链霉素进行了临床试验,进而揭示了其卓越的抗菌活性。链霉素对引起肺结核的结核分枝杆菌,引起伤寒、霍乱、兔热病、鼠疫等严重感染病的多种革兰氏阴性菌,引起普通尿路感染的细菌都具有抗菌活性。1952年,瓦克斯曼因为创造性地对土壤微生物进行系统研究并成功发现链霉素而获得诺贝尔生理学或医学奖。他在 1952 年 12 月的诺贝尔奖颁奖典礼上发表演讲并特别提出,后续两种抗结核药——对氨基水杨酸和异烟肼的引入预示着"征服白色瘟疫在 10 年前还不可想象,而现在曙光就在眼前"。可惜事与愿违,如今的我们所面对的却是对这三种药物,甚至对其他抗生素都耐药的结核病。"恐怖的白色瘟疫"至今仍伴随着人类,每年致使全球逾百万人死亡。

如前所述,与抗生素的发现史密不可分的科学家是亚历山大·弗莱明,也有人将他称为"青霉素之父"。如果说机会青睐

至今人类仍然没有战胜"白色瘟疫"

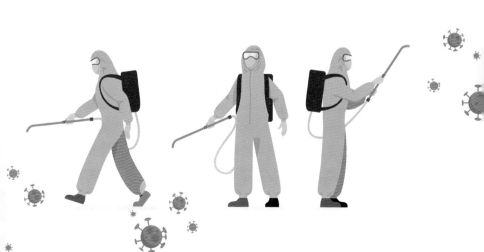

有准备的人,那么弗莱明可谓万事俱备。弗莱明出生于苏格兰的一个农场,后移居伦敦习医,毕业后进入圣玛丽医院的研究部门工作,成了一名细菌学研究员。

1928 年 9 月,弗莱明在实验室培养了葡萄球菌进行研究,之后出门度假。当他结束假期返回实验室时,发现一块皮氏培养皿(琼脂平皿)被真菌污染了,后经鉴定,造成污染的是一种称为点青霉的真菌。弗莱明观察到真菌周围有一圈清晰的无菌区域,这表明葡萄球菌在该区域无法生长。由此,他推测可能是这种真菌产生的某种物质扩散到了琼脂中。随后,弗莱明对这株真菌和"霉菌培养基滤液"(或"霉菌汁")进行了进一步的研究,并以真菌的名称将这种滤液命名为"青霉素"。他发现这种滤液对葡萄球菌、链球菌及其他一些常见感染的致病菌都具有抗菌活性,但对引起伤寒的致病菌不起作用。1929 年,弗莱明在《英国实验病理学杂志》(*British Journal of Experimental Pathology*)上发表了一篇论文,介绍了他的主要发现(Fleming,1929)。这种真菌分泌的物质对引起化脓性感染的细菌(例如葡萄球菌和链球菌)具有抗菌活性,但对其他一些细菌无抗菌活性,并且对动物无毒性,也不干扰白细胞的功能(白细胞是机体抵御感染的重要防御细胞)。

弗莱明完全没有料到这种真菌分泌的物质竟是可以用于治疗全身性感染,并最终拯救数百万条生命的"灵丹妙药"。他和实验室助手制备了一些粗提物,但他们缺乏提纯和生产这种物质的相关化学知识。他们曾尝试将这种物质浓缩,却发现它很不稳定,容易被破坏。1940 年,弗莱明在《药学杂志》(*Pharmaceutical Journal*)上发表论文,写道:"10 多年来,我们在实验室中将它用作鉴别培养物,作为局部消毒剂亦曾用于少数病例,尽管治疗效果相当不错,但看起来似乎不值得这样大费周章。"(Fleming,1940)。但 1945 年弗莱明获得诺贝尔生理学或医学奖时却又写道:"当我见到培养皿上这种真菌污染引起的变化时,我坚信自己正在开启一番非凡的事业。"(Fleming,1945)。

好在借助其他科学家和团队的努力,最终弗莱明观察到的真菌现象拨云见日,续写了发现和认识青霉素的故事。虽然弗莱明观察到了一个关键现象并公开发表了论文,但从真菌中提纯和精制青霉素这种神奇的物质,进而扩大生产规模的,却是另一群学有所长的研究人员。

霍华德·弗洛里(Howard Florey,1898—1968),澳大利亚人,以罗德学者①身份进入牛津大学学习,1935 年成为牛津大学病理学教授,大半生在英国度过。自 1939 年起,他带领的团队开始关注青霉素,接着从事从真菌中提纯青霉素的研究,最终产出足量的青霉素,先后用于动物和人体研究。1940 年 3 月,他们用青霉素治疗感染了链球菌的小鼠,并使小鼠存活了下来。研究结果在 1940 年 8 月的《柳叶刀》杂志上发表后,刺激了人们对青霉素提取物和纯化物更广泛的应用和研究需求(Chain,1940)。弗洛里团队的成员们每周处理的培养液多达500 升,他们把手头一切能找到的牛奶桶、饼干罐、馅饼盘、医用便盆等容器都用来盛放发酵用的培养液。后来,他们又研发了可叠放的陶瓷罐,用以取代最初的这些发酵用容器。第二次

---

① 罗德学者指获得英国政治家、矿业大亨塞西尔·罗德(Cecil Rhodes)创立的"罗德奖学金"并赴牛津大学深造的青年学者。——译者注

世界大战期间,战争造成的物资短缺极大地限制了他们的资源,于是他们把牛津大学的实验室变成了青霉素生产车间。他们以每周 2 英镑的薪水让一群被称作"青霉素女孩"的当地女孩帮忙"养殖"青霉,以便每周生产几毫克青霉素。青霉素的纯化效率极低,还必须对其活性进行测试。在开始人体试验之前,必须完成培养、提取、纯化、活性测试的整个流程。

青霉素的首次人体试验始于 1941 年(Abraham, 1941)。第一位受试者是一名 43 岁的男性危重感染患者,在接受青霉素治疗后,他的病情出现明显好转,但是青霉素很快就用完了,该患者最终因感染复发而死亡。早期的青霉素供应极度短缺,以至于一名患者获得这种宝贵的药物治疗之后,研究人员得收集这名患者的尿液,从中提取青霉素,再用于下一名患者的治疗。

1941 年,英国的制药公司忙于生产当时战场所需的各类药物,几乎没有能力进行青霉素工业化生产。但是,青霉素的大规模生产刻不容缓。弗洛里和同事前往美国,组织了一系列会议,旨在唤起美国制药业对青霉素工业化生产的兴趣。通过这些会议,再凭借弗洛里过往在美国积累的名气和结识的朋友,弗洛里和同事终于找到了擅长发酵技术和青霉研究的专家。在美国农业部北方地区研究实验室(Northern Regional Research Laboratory)发酵技术部门主管罗伯特·科格希尔(Robert Coghill)的带领下,这所位于美国伊利诺伊州皮奥里亚(Peoria)的实验室承担了扩大青霉素生产规模的项目。这所实验室的一位科学家发现,使用玉米浆(玉米湿磨工艺的一种副产品)可以提高青霉培养物的产量。玉米浆价格便宜,可大量购买,并且提产效果显著。该实验室的研究人员用大型锥底发酵罐生产青霉素,并找到多种创新方法提高产量和生产效率。他们到处寻找更好的产青霉素的菌株,最后从皮奥里亚水果市场的一个发霉的甜瓜上找到了当时最好的青霉菌菌株。通过对这株青霉菌进行 X 射线和紫外线照射处理,他们获得了产量更高的青霉菌突变株。

美国从 1942 年开始生产青霉素。联邦政府告知主要的制药公司,如果开始生产青霉素,需为国家(可解读为战争)利益服务,生产青霉素的制药公司享有联邦政府资金的优先资助权。多家制药公司加入了这一阵营。最初生产的青霉素都被储备起来供军队使用,相应产品也被送往美国多个研究中心,由指定研究人员进行研究。研究证明,青霉素能有效治疗链球菌感染、葡萄球菌感染及淋球菌感染。到 1943 年,青霉素还被证明可有效治疗梅毒,于是先前用于治疗梅毒的疟疾疗法和有毒化学疗法很快遭到摒弃。由于 20 世纪 40 年代初期青霉素的供应量有限,最初政府对普通民众实行青霉素定量供应,而军人享有优先治疗权。早期的青霉素一度供不应求,因此有时也和丙磺舒联合使用,通过抑制人体排泄青霉素来延长青霉素的作用时间。

到 1944 年,青霉素在美国的产量剧增,从 1943 年的年产210 亿单位增加至 1944 年的年产 16630 亿单位,1945 年的年产更是超 68000 亿单位。1945 年 3 月,美国解除了对普通民众使用青霉素的限制。在英国,1946 年 6 月,青霉素以处方药的形式向普通民众供应。1945 年,亚历山大·弗莱明、恩斯特·鲍里斯·钱恩、霍华德·弗洛里三人因发现青霉素及其在不同感染病中的疗效共同获得了诺贝尔生理学或医学奖。

青霉素工业化生产是一项了不起的成就,这是由于战争导致需求迅猛增加,催生资源大量投入而得以加速实现的。随着更多新型抗生素被发现,人类进入了一个乐观的抗生素大发现时期。以往可以令人丧命的各种感染,包括脑膜炎、肺炎、细菌性心内膜炎(心脏瓣膜感染)、结核病,通常仅需少量抗生素即可治愈。

早在青霉素应用伊始,弗莱明和其他学者就警告人们,细菌有对抗生素产生耐药性的风险,但大多数人认为这是杞人忧天。

**抗生素是从哪儿来的?**

1940—1960 年这段时期被认为是抗生素发现的黄金时代。现今我们使用的大多数抗生素品种,包括青霉素类、头孢菌素类、氨基糖苷类、氯霉素类、四环素类、大环内酯类(例如红霉素)、糖肽类(例如万古霉素),都是在此期间发现的。根据这些药物最初的天然结构,众多药物化学家又研制出多个代次的半合成抗生素。1960 年,人类研制出全合成的抗生素——喹诺酮类抗生素(例如环丙沙星),此后又研制出其他多种喹诺酮类抗生素。

早期的这些抗生素来自土壤、环境微生物和实验室中可以合成的化合物。时至今日,我们要找的新型抗生素则包括所有可以抑制细菌生长的天然物质。如今,科学家利用各种新工具对现有的物质进行改造或创造出有理想特性的新物质已非天方夜谭。植物历来是抗疟药诸如青蒿素和奎宁的来源。地球上的生物种类十分丰富,可能蕴藏着能治疗人类感染和促进人类健康的其他生物宝藏。各种野生动植物也会受到感染病的影响,它们已经进化出来的某些保护措施也可能对我们人类有用。通过一直以来的研究,人们认为科莫多巨蜥和海洋动物可能是某些具药用价值化合物的重要来源。

以下简要介绍几种抗生素的来历:

(1)头孢菌素是最初从产黄枝顶孢中获得的β-内酰胺类抗生素。1945年,一名意大利药理学家在撒丁岛海域发现了第一种产头孢菌素的真菌。头孢菌素类抗生素直到1964年才开始销售,随后出现了许多半合成衍生品种。一些衍生品种由链霉菌产生。

(2)1947年,耶鲁大学微生物学家保罗·伯克霍尔德(Paul Burkholder)在委内瑞拉首都加拉加斯的野外发现了一种微生物,这种微生物分泌的物质能同时抑制革兰氏阴性菌和革兰氏阳性菌的生长。后来就以发现国的国名将这种微生物命名为委内瑞拉链霉菌,这种链霉菌所产生的抗生素称为氯霉素。随后,研究人员通过化学方法合成这种抗生素,在全球广泛使用至今,氯霉素是《世界卫生组织基本药物标准清单》中所列的品种。氯霉素具有诸多理想的特性(抗菌谱相对较广、口服吸收效果佳、中枢神经系统渗透性好、价格低廉),但偶尔会导致严重的副作用,进而使其使用受限。

(3)金霉素(又称氯四环素)是一种后来被称作生金色链霉菌的微生物所产生的。生金色链霉菌是由一位土壤植物学家从密苏里大学校园的土壤中分离获得的,其所产生的具有抗菌活性的物质呈黄色,兼之产生菌的拉丁种名源自 aureus(奥里斯,古罗马和罗马帝国的基本金质货币单位),所以金霉素由此得名。金霉素于 1944 年首次被分离出来,是人类发现的第一种四环素类抗生素。辉瑞公司从其实验室附近的土壤中分离出一个菌株——龟裂链霉菌,该菌株可以产生氧四环素。氧四环素于 1949 年获批专利,1950 年开始销售。一位美国化学家确定氧四环素的化学结构后,氧四环素得以批量生产,并以土霉素(Terramycin)为商品名销售。辉瑞公司实验室研发的多西环素是土霉素衍生品种,至今仍广泛使用。

(4)1953 年,礼来公司的一位科学家从加里曼丹岛丛林的土壤标本中分离出一种产万古霉素的微生物。这种微生物现称为东方拟无枝酸菌。万古霉素的英文单词 vancomycin 的词头来自英文单词 vanquish(征服),礼来公司之所以将 vancomycin 作为该抗生素的通用名,是因为该抗生素具有较强的抗菌活性。

(5)氨基糖苷类抗生素中的卡那霉素是由卡那链霉菌产生的,卡那链霉菌于 1957 年在日本被发现。1963 年,先灵公司的科学家发现了另一种氨基糖苷类抗生素——庆大霉素,这种抗生素是由小单孢菌属的真菌产生的。

(6)多黏菌素类抗生素是由产芽孢的土壤细菌多黏芽孢杆菌所产生的,这种细菌于 1940 年首次被发现。黏菌素是 1949 年从日本的多黏芽孢杆菌黏菌素变种中分离得到的。多黏菌素有 5 种:多黏菌素 A、B、C、D、E。其中,只有多黏菌素 B 和多黏菌素 E 得到了广泛使用。最初,人们认为多黏菌素 B 和多黏菌素 E 毒性太大,不适合用于全身性感染治疗,但由于细菌对其他抗生素出现了广泛的耐药性,多黏菌素 B 和多黏菌素 E 现在已作为"抗生素最后的防线"重回临床应用。多黏菌素 B 和多黏菌素 E 通常用于治疗局部感染,也包括用于治疗动物感染。多黏菌素以它的前药形式——多黏菌素甲磺酸钠给药,前药的毒性比多黏菌素本身的毒性小。

(7)红霉素是从红色糖多孢菌中分离得到的,1952 年面市。随后,多个红霉素品种相继研发成功,它们不易在胃酸作用下失去活性。1981 年,红霉素全合成成功实现。随后,包括阿奇霉素和克拉霉素在内的几个红霉素相关半合成品种研发成功。

(8)1963 年,普强实验室(Upjohn Research Laboratories)从一株林肯链霉菌中分离出林可霉素。研究人员通过化学修饰对其进行改良,获得了一种更为优秀,至今仍广泛使用的抗生素——克林霉素。

(9)罗纳-普朗克实验室(Rhone-Poulenc Research Laboratories)的化学家们在发现氮霉素(又称硝基咪唑,是一种从链霉菌中分离出的物质,有较弱的抗滴虫活性)后,又合成了多种类似抗生素,后来发现其中一种抗生素对多种厌氧菌(易引发胃肠道感染)和贾第鞭毛虫、变形虫、阴道毛滴虫具有抗菌活性。这种抗生素就是甲硝唑,现已在全球广泛使用(也是《世界卫生组织基本药物标准清单》中的品种)。

从自然界中发现有抗菌活性的物质后,必须对其进行纯化、定性、分析、安全性评价,并确定其化学结构,才能继续研发。如果抗菌物质有潜在的商业价值,还必须研发规模化生产工艺。

搞清楚抗生素的基本化学结构可能是抗生素研发中最令人振奋的环节,但这远非最后一步。确定抗生素的化学结构后,即可对其进行多种改造,以扩展其抗微生物活性的范围,降低毒性,或改变抗生素在人体内的排泄或代谢等方面的特性。

例如,我们现在有数十个不同的青霉素品种。为了走到如今这一步,研究人员从弗莱明首次观察到具有抗菌活性的物质开始,单是找到纯化方法就花了 10 多年的时间。随后,青霉素的化学结构在 1945 年由牛津大学的多萝西·霍奇金(Dorothy Hodgkin)解析出来。再往后,麻省理工学院的一位化学家实现了青霉素的首次合成,这让青霉素分子连接其他分子,进而研发出青霉素新品种成为可能。氨苄青霉素(氨苄西林)就是通过这种方法于 1961 年首次合成的。后来,英国必成公司研发出与氨苄青霉素结构类似的阿莫西林,而且阿莫西林至今仍在广泛使用。

我们可以通过合理的药物设计获得各种各样的合成抗生素。现在,科学家不再像以前那样没完没了地做实验,或大海

科学家不再像以前那样没完没了地做实验

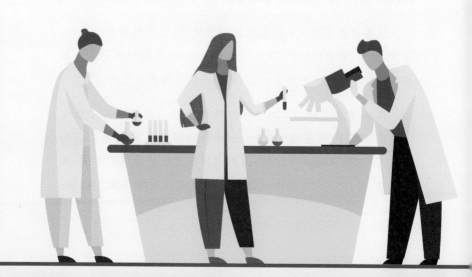

捞针般满世界培养土壤微生物或寻找其他天然物质,而是通过鉴定某个特定受体(或酶,或致病菌的某个部分),尝试在实验室条件下设计出一种抗生素来执行某种特定任务。大自然为人类提供了许多获得抗生素的途径,但像喹诺酮类抗生素这样的抗生素,则完全是由科学家在实验室中设计合成出来的。

尽管少不了众多参与者的通力合作,但1929—2000年发现、设计、研发的大多数抗生素来自美国。英国、意大利、德国等欧洲国家和日本在抗生素研发方面也一直相对活跃。

## 抗生素是如何生产的?

如今在美国,获得销售许可的抗生素都是在现代化生产基地生产的,药物质量控制非常严格,且一直由美国食品药品管理局全面监管。用于生产抗生素的原材料可能来自五湖四海,很多来自美国以外的地方。

美国确保人用药物高质量和一致性的主要监管标准是《动态药品生产质量管理规范》(Current Good Manufacturing Practice,CGMP),由美国食品药品管理局强制执行。制药公司必须遵守规范,保证药物的均一性、有效性、质量及纯度。制药公司必须控制整个生产流程,其中涵盖建立管理系统、保证原材料质量、检测和调查质量偏差、维护可靠的测试实验室等各个方面,旨在防止出现药物污染和劣质药物。《动态药品生产质量管理规范》是制药公司必须遵循的最低标准。美国食品药品管理局会对制药公司在全球范围内生产药物及活性成分的设施进行检查。如果制药公司提供的药物不符合某些标准,例如活性成分含量过低或过高,制药公司可以自愿召回药物。如果制药公司不召回不合格药物,美国食品药品管理局可以向公众发出警示,也可以扣押药物。制药公司的违规问题还包括设施卫生不达标、设备故障等。制药公司必须先达到《动态药品生产质量管理规范》的各项标准,才能提交新药注册申请。

尽管抗生素使用中,不良反应仍颇为常见,但药物的生产过程是受到严格监管的。所有严格的监管标准都源于历史事件所反映的监管不到位时会产生的教训。磺胺酏剂事件就是其中一个例子,该事件促使美国于 1938 年通过了《联邦食品、药品和化妆品法》。磺胺是一种有机化合物,20 世纪 30 年代中期在欧洲已被证明可用于某些感染的治疗。美国一家制药公司将其溶于二甘醇(又称二乙二醇,一种溶剂),制成酏剂出售。二甘醇对人体具有毒性,当时关于其毒性的研究结论已在医学杂志上发表,但无论是大众还是制药公司都没能意识到这个问题。1937 年,一家制药公司的药师在药物生产中使用了这种溶剂,并加入了树莓调味剂,之后将药物推向市场。当时,美国还没有要求药物上市前进行动物实验或其他测试的规定。这导致美国 15 个州的 100 多名儿童在用药后死亡,其中很多儿童只是因为咽喉疼痛等轻微症状服用了该药物。尽管美国直到 1951 年才要求将抗生素按处方药进行管理,但这一事件促成的《联邦食品、药品和化妆品法》强化了美国食品药品管理局的药物监管权力。最后,这起事件以研发该磺胺酏剂的药师在候审期自杀而画上句号。

**新型抗生素：在实验室中创造还是从自然界中寻找？**

历史上，很多抗生素是基于自然界中发现的物质研发的。寻找天然抗菌物质的工作仍在继续，但如今许多抗生素的研发，也和实验室中创造的，具有某些理想特性的新型化学分子息息相关。

美国国家癌症研究所在数年前启动的"天然产物发现计划"（Natural Product Discovery）最初用于癌症药物筛选，是一个颇具潜在价值的天然产物资源库。该研究所的天然产物部（Natural Products Branch）现已在全球范围内收集了 23 万多种提取物，其中约 16.1 万种为植物来源，约 4.1 万种为海洋生物来源，约 3 万种为微生物来源。该研究所的最终目标是建立一个包含 100 万个天然产物半纯化标本的资源库，用于筛选具有抗微生物活性及其他活性的物质。

**发现具有抗菌活性的化合物后接着要做些什么呢？如何将其用于感染治疗？**

新型抗生素的研发和审批是一个漫长、艰巨、耗资不菲的过程。从鉴别出一种化学分子到将其应用于临床治疗，可能要耗费数十年的时间。实际上，大多数候选药物无法顺利通过严格的审批流程，只有一小部分候选药物能获得美国食品药品管理局的认证，并进入临床试验阶段。在美国，一种药物成功完成审批流程平均需要 12～15 年，花费多达 5 亿美元或更多。如果测试 5000 种化合物，可能只有 5 种化合物会进入临床试验阶段,而最终或许仅有 1 种能获批用于药物生产。

制药公司锁定候选药物后,会先在实验室和实验动物中进行测试,以评价药物安全性和生物活性。候选药物完成临床前评价后,会在少数志愿者(一般为 20~100 名健康成人)中进行人体试验,以确定用药安全性和剂量。研究机构还要对药物如何被人体代谢和排泄进行评价。对于在人体试验阶段表现良好的候选药物,接着会对其进行有效性评价,并继续观察是否会出现不良反应。有效性评价可以将候选药物与类似药物或安慰剂进行对照,可能需要数百名患者参与。有效性评价结果良好的受试药物将进入下一个评价阶段,这个阶段通常有数千名患者参与。如果治疗效果良好,制药公司可以向美国食品药品管理局申请新药审批。制药公司要想最终走完"新药注册流程"(New Drug Application,NDA),可能要提交成吨或几十万页的材料供美国食品药品管理局审查。新药注册流程包括药物功效和副作用,药物分子结构,药物组分,药物在人体内如何代谢,药物生产、加工、包装等所有临床试验背景信息。抗生素获得美国食品药品管理局审批后,将详细列出早期试验中发现的不良反应。药物即便最终获批并上市,也将继续接受上市后的安全监测和监督。

有的药物在首次审核后就获批,但很多药物要经多次审核才可获批,而有的药物根本不会获批。有时,美国食品药品管理局在重新考虑某种药物是否应该获批时,需要制药公司提供更多信息或完成额外的临床研究。

获批药物因国家和地区而异。在美国获得了食品药品管理局审批的药物在其他国家未必获批,反之亦然。药物获批后,即明确了该药物的具体适应证。例如,一种药物可以获批用于治疗某些特定细菌(例如葡萄球菌、链球菌、大肠埃希菌)引起的感染或特定感染类型(例如社区获得性肺炎、复杂性尿路感染、脑膜炎)。常见的用药禁忌或注意事项包括年龄(例如不建议 2 岁以下儿童使用或不建议 60 岁以上老年人使用)、妊娠、患有肾脏疾病或肝脏疾病等基础性疾病、与其他药物合用、感染类型或感染部位等。

有时,因为药物没有在特定人群(例如幼儿或老年人)中做过有效性评价,所以适应证相对有限。在另一些情况下,特定人群因不良反应发生概率较高而被排除在有效性评价之外。医生开处方时,可以将抗生素用于适应证之外的某些病症的治疗,但这属于超适应证用药。

抗生素中像这样先经美国食品药品管理局批准用于某些特定适应证,再对适应证进行修订的例子也很多。根据抗生素上市后的安全数据,可能会发现一些预料不到的不良反应。由于在美国食品药品管理局审批前完成的临床试验通常只有几千名患者参与,那些每 10 万名患者中仅发生 1~2 例,或发生概率更低的罕见不良反应,在临床试验阶段不太容易发现。只有药物上市后,在万级或百万级的更大规模人群中广泛使用时,才能观察到这些罕见的不良反应。如果发现了非常严重的不良反应,例如致严重疾病、致残或致死,则需对抗生素的处方、用药方式进行调整。如果可以通过年龄、基础性疾病,或同时使用其他药物等相关因素,确认这些因素与严重不良反应发生风险之间的关联,则会警告医生在相应情况下避免使用该抗生素。如果用药患者出现的严重不良反应是与先天性、遗传性因素有关的特异质反应[①],属于完全无法预测的突发性问题,那么该抗生素就可能被撤市或限制使用。美国食品药品管理局将根据该抗生素所治疗的感染类型在临床上是否严重,及有无其他可替代药物,来做出相应决定。例如,对那些治疗致命性感染、无可替代的抗生素和那些治疗轻度自限性感染、有多种可替代药物的抗生素,处理决定会有所不同。

有些情况下,美国食品药品管理局会要求制药公司对某种抗生素标注黑框警告(black-box warning),提醒临床医生使用该抗生素时存在特定的风险或危险。这样处理一般会限制或减少该抗生素的使用。有些情况下,美国食品药品管理局会直接禁止销售已获批的抗生素。而另一些情况下,由于对某种抗生素的使用限制和负面宣传已经削弱了制药公司对该抗生素及其使用的信心,制药公司自愿将其撤市。泰利霉素就是这样一个案例。泰利霉素是一种用于治疗轻度至中度社区获得性肺炎的口服半合成大环内酯类抗生素,由一家法国制药公司研发,于 2001 年获得欧盟委员会审批。2004 年,该药获得美国食品药品管理局审批。但泰利霉素上市没几年,就有文章报道其可致严重肝损伤,甚至致死,在医学界引起了广泛关注。美

---

① 特异质反应指个体服用某些药物后出现的一些与药物本身的药理作用无关,和常人不同的反应。特异质反应的出现往往与先天性、遗传性因素有关。例如,肝细胞内缺乏乙酰化酶的个体服用异烟肼等药物后容易出现多发性神经炎等。——译者注

国食品药品管理局随即对泰利霉素的药品说明书进行了修订，删除了之前的某些适应证，并添加黑框警告。最后，研发泰利霉素的赛诺菲-安万特（Sanofi-Aventis）公司停止在美国销售该抗生素。

替加环素是一种四环素类抗生素，2005 年获美国食品药品管理局审批，由辉瑞公司推向市场。随后的研究发现，对于同类型感染，使用替加环素治疗的患者和使用其他药物治疗的患者相比，面临着更高的死亡风险，且这样的情况在医院获得性肺炎患者中尤为显著。2010 年，美国食品药品管理局要求辉瑞公司对该抗生素增加黑框警告。

近些年，美国食品药品管理局对人们常用的一类抗生素——氟喹诺酮类抗生素不断发布新的警告。氟喹诺酮类抗生素在美国获批后已使用了 40 多年，广泛用于多种类型的感染，具有可口服、价格便宜、对多种革兰氏阳性菌和革兰氏阴性菌有抗菌活性等众多优点。当前，已获美国食品药品管理局批准的氟喹诺酮类抗生素包括左氧氟沙星、环丙沙星、莫西沙星、氧氟沙星、吉米沙星、德拉沙星等。这些抗生素有 60 多个仿制版本被应用于临床。

一些获得美国食品药品管理局审批的喹诺酮类抗生素，由于在上市后监测中发现存在无法识别的安全性问题，在美国已禁止使用。例如，特马沙星于 1992 年在美国获批上市，后因患者用药后出现严重的过敏反应和溶血性贫血而被撤回，该抗生素至少导致 3 名用药患者死亡。格雷沙星因导致心脏不良反应，于 1999 年从全球撤市。1999 年，美国食品药品管理局建议医生减少曲伐沙星的使用,因为该抗生素与严重的肝衰竭和死亡有关。随后,曲伐沙星撤市。1999 年,美国引入的另一种喹诺酮类抗生素——加替沙星,因有报道称该抗生素导致严重的高血糖症和低血糖症,于 2006 年撤市。不过,现在它仍作为滴眼液的主要成分在使用。

　　氟喹诺酮类抗生素是经美国食品药品管理局批准后数十年间不断改进使用建议、持续发布新发不良反应警告的代表性例子。2008 年,美国食品药品管理局要求制药公司添加黑框警告,提示氟喹诺酮类抗生素有引起肌腱炎和肌腱断裂的风险(尽管这两项风险在多年前已被列为潜在的不良反应)。2011 年,美国食品药品管理局要求制药公司在黑框警告中增加氟喹

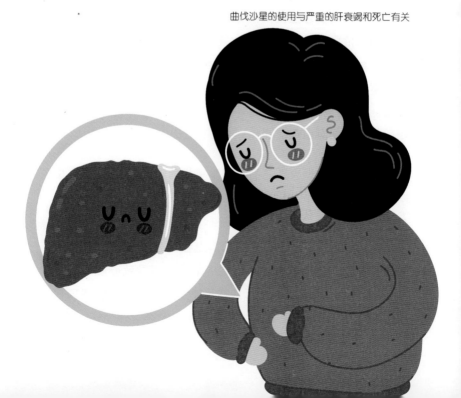

曲伐沙星的使用与严重的肝衰竭和死亡有关

诺酮类抗生素引起重症肌无力症状恶化的风险提示。2013年,氟喹诺酮类抗生素的黑框警告中增加了引发不可逆性周围神经病变(例如严重的神经损伤)的风险提示。2016年,因观察到"药物用于治疗急性细菌性鼻窦炎、慢性支气管炎急性细菌性加重、单纯性尿路感染时,引发严重不良反应的风险超过了患者所获的益处"(FDA,2016),美国食品药品管理局再次加强黑框警告,强调氟喹诺酮类抗生素与肌腱、肌肉、关节、神经和中枢神经系统发生的多种致残和潜在永久性不良反应之间存在关联,并限制将氟喹诺酮类抗生素用于治疗非复杂性感染。美国食品药品管理局建议仅将氟喹诺酮类抗生素用于治疗尚无良好替代治疗方案的感染。

2018年7月,美国食品药品管理局要求更改所有氟喹诺酮类抗生素的药品说明书,强调它们有引起精神健康问题和低血糖症的风险。这些关于精神健康的新警告内容要单独列出,不能与其他中枢神经系统不良反应列在一起,且所有氟喹诺酮类抗生素的警告内容需保持一致。其中特别提及注意力障碍、方位感丧失、抑郁、紧张、记忆力减退、震颤性谵妄等不良反应警告。现在,美国食品药品管理局还要求明确警示所有氟喹诺酮类抗生素都有引起低血糖性昏迷的潜在风险。

尽管美国食品药品管理局给出了抗生素使用的建议、警告和其他信息,但临床医生的处方习惯和患者的用药偏好很难改变。抗生素只要获得了美国食品药品管理局的批准,医生就可以开处方,有时甚至还被用于治疗批准适应证之外的感染。

在美国,氟喹诺酮类抗生素在成人最常用的抗生素中排名第三,估计每年每千人开出115张处方。

## 全世界都使用相同的抗生素吗？

常见的抗生素种类在世界各地的名称、效价、外观虽然可能有所不同，但通常哪里都可以买到。同样的抗生素，在不同国家可能被批准用于不同的适应证。许多大型制药公司在全球范围内销售它们生产的抗生素。但在一些中低收入国家，许多新的和非常贵的抗生素要么根本没有，要么买起来大费周章。现在，印度是抗生素的主要生产国和出口国之一。口服碳青霉烯类抗生素法罗培南就是一个例子，它已在日本和印度获批药用。法罗培南在印度生产，自2010年在印度获批以来，在印度的消耗量增加了154%。但在美国，它至今未获美国食品药品管理局批准使用。

不同国家和地区之间的主要区别是获取抗生素的地点和方式不同。在美国，人们习惯凭处方获取抗生素，外用药膏可能除外。但从全球视角看，情况并非如此。在很多国家，没有处方照样可以买到抗生素，抗生素在当地市场或路边摊点随处有售。在许多低收入国家，具备医生、护士、药师等专业资质的医务人员短缺，乡村卫生工作者可能在对抗生素适应证或副作用缺乏足够了解的情况下向患者提供药物。据一项世界范围内社区药店无处方抗生素总体供应状况的调查研究估算，62%的抗生素在无处方的情况下被售出（Auta，2018）。在无处方售出的抗生素中，大部分被出售给尿路感染和上呼吸道感染患者，而最常用来治疗这两种感染的抗生素是氟喹诺酮类抗生素和青霉素。

另一项研究发现,据估算,各国和地区无处方获得抗生素的比例差异巨大:巴西为 $46\%$,秘鲁为 $25\%$,印度为 $18\%$,北欧为 $3\%$,而尼日利亚和苏丹均为 $100\%$。

正如一些资料中反复提到的那样,即便在凭处方购买的一些地方,很多抗生素也是在没必要的情况下开出的,这中间可能还存在用药周期、用药剂量、处方药品种错误或不是最佳用药的情况。

当前存在的另一个问题是许多人用、动物用、植物用的抗生素可通过互联网获得。在美国,人们在互联网上既能买到没有销售许可的抗生素,又能买到凭处方购买的抗生素,但这些抗生素的质量不一定可靠。

## 假冒伪劣抗生素有多普遍?

假冒伪劣产品的销售是一个全球性问题(NASEM[①],2013)。疫苗和诊断试剂也不例外。尽管世界各地都有假药、劣药出现,但这个问题在中低收入国家较为严重,尤其是在那些监管不力的国家。市场上销售的任何药物,无论是品牌药还是仿制药都深受假冒伪劣之害。现在,伪劣抗疟药的问题已引起人们的广泛关注,抗生素则是另一大类可能受假冒伪劣困扰的药物。世界卫生组织针对假冒伪劣医疗产品建立了全球监督和监测系统(Global Surveillance and Monitoring System),为各国监管机构提供了一个互联互通的网络,这对那些缺乏有

---

① 美国国家科学院,全称 National Academies of Sciences, Engineering, and Medicine。——译者注

力监管的国家而言尤其有用(WHO,2017)。2013—2017年，世界卫生组织通过上述系统发现的假冒伪劣药物中，位居前两位的是抗疟药(近20%)和抗生素(约17%)，假冒伪劣药物清单几乎囊括了所有药物，避孕药、心脏病药、糖尿病药、止痛药、抗癌药等均在其列。

劣药是指"已列入官方药典或处方集，但不符合质量标准或产品规格的医疗产品"，这可能是由不合格的生产、运输或存储条件所致。超过有效期的药物也在此列。

劣药包括：在容易变质的条件下运输的药物；有效成分含量错误的药物；口服时无法正常溶解(专业术语为"溶出迟缓")，致使药物中有效成分可能不被吸收的药物；可能被铅或其他不应摄入的有毒物质污染的药物；已非无菌状态，可能被细菌、真菌或其他病原微生物严重污染的药物。不合格药物包括各种制剂形态，如片、丸、胶囊、口服液、注射剂等。假药则是故意或欺骗性地捏造品牌、成分、产地的药物。

假冒伪劣抗生素会造成很多潜在的不良后果。如果抗生素的有效成分含量不足，用于治疗时有可能导致患者久治不愈，出现严重的感染并发症，甚至死于感染。用剂量偏低的假药或劣药治疗，可能会诱导细菌产生耐药性。而假冒伪劣抗生素中混入的某些污染物还可能引起其他疾病，导致过敏甚至死亡。

最近在马拉维进行的一项研究突显了药物治疗中的一些问题。研究人员(Chikowe,2018)假扮患者或患者家属，走访了多家位于马拉维布兰太尔(Blantyre)的私人药店，以治疗流感或感冒的名义购买阿莫西林。然后,研究人员对买到的药物进行了一式双份分析:一份样品在当地采用新型的试纸条分析装置进行分析;另一份样品送往美国的一家实验室,采用高效液相色谱法进行分析。

研究人员总共走访了 56 家药店,从其中 42 家买到了阿莫西林,95％的药店未查看处方就向研究人员售出阿莫西林。然而在马拉维,抗生素实际上是按处方药管理的。根据在当地用试纸条分析装置测得的结果和美国高科技实验室确认的结果,研究人员发现所有样品中都含有阿莫西林,有效成分含量也正确。但这些样品几乎都是再次包装的,且只有 1/3 的样品标示了失效日期。

现在,人们已经开发出包括光谱分析和化学分析在内的多种检测方法,尝试对假冒伪劣药物进行鉴定。这些检测方法的运用都需要专业知识和资金,以及对细节问题穷追不舍的怀疑精神。很多造假者方法老练,做出来的假药在外观和包装上足以乱真,导致假冒伪劣药物有着巨大的市场和贸易体量。药物交易是全球年销售额超 1 万亿美元的大买卖,某些劣药的生产成本可能较低,但不一定是为了欺骗消费者,而假药则完全是故意设计好用于行骗的。

据美国药物安全研究所(Pharmaceutical Security Institute, PSI)报道,2015 年,在世界卫生组织各区域中,亚洲的药物犯罪案件发生率最高,报告的案件逾 3000 起,很多假冒伪劣药物被跨境运输。世界卫生组织估计,全球约有 10％的药物为假冒伪劣药物。最近一项研究对中低收入国家基本药物中假冒伪劣药物的比例进行了估算,结果发现总体比例达 13.6％,其中非洲国家比例最高,近19%(Ozawa,2018)。研究人员估计,在这些国家,12.4%的抗生素为假冒伪劣药物。2018年7月,专门研究假冒伪劣药物的乔尔·布雷曼(Joel Breman)博士指出,每年大约122000名5岁以下非洲儿童因使用假冒抗疟药治疗而死亡。

## 什么是《世界卫生组织基本药物标准清单》?

自1977年起,世界卫生组织一直在发布和更新基本药物标准清单,这是一份"满足人们卫生保健优先需求"的药物清单。世界卫生组织成立了专家委员会,每两年对这份清单进行一次商讨修订。世界卫生组织还鼓励各国制定自己的优先药物清单。世界卫生组织在1977年发布的清单第一版包括208种药物,至2017年更新的清单中列出了300多种药物,每次修订都对药物品种有相应的增删。清单中列出了抗生素品种、制剂类型(例如口服用粉剂、口服固体制剂、注射用粉剂、口服液、片剂等),以及首选适应证和次选适应证。2017年,世界卫生组织首次将抗生素分为三类:可用类、慎用类、备用类。

除了抗生素,清单中还包括用于治疗其他感染类型的药物(例如抗病毒药、抗疟药、抗寄生虫药、抗艾滋病药、抗结核药、抗真菌药等),治疗生殖系统疾病、心血管疾病、糖尿病、疼痛、癌症等的药物和针对其他健康问题的药物。2007年,世界卫生组织首次发布了儿童基本药物标准清单。

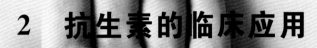

# 2 抗生素的临床应用

**抗生素如何使用？除口服和注射外还有什么用药方法？用药方法由什么决定？**

抗生素如何使用取决于感染类型、感染部位和抗生素自身的特性。某些抗生素毒性大，不宜内服，只能外用治疗皮肤或眼结膜等浅表组织的感染。人类最早发现的那些抗生素中，有些也是只能外用。然而，大多数感染所影响的是肺、肾等人体深部组织或器官，而抗生素必须接触到引起感染的细菌才能发挥药效。一般来说，抗生素需要先进入血液，然后才能被输送到其他组织或器官中发挥效力。

人们通过口服抗生素片剂、胶囊，有时通过口服抗生素溶

抗生素有片剂和胶囊等剂型

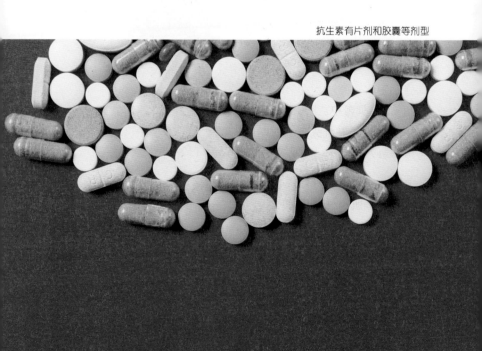

液,就足以治疗大多数常见感染。对于尚不会自主吞服药片的婴幼儿,则常用抗生素溶液或凝胶。经口服有效的抗生素,需要在胃酸和消化酶的作用下仍保持活性形态。这样的抗生素,必须能溶解或制成某种剂型,方可被吸收入血,到达感染组织。它们不能有太大的刺激性,不能损伤服药者的胃黏膜或小肠黏膜,以免引起恶心、呕吐、腹泻等不良反应。不同的抗生素在胃肠道中的吸收部位和吸收剂量各不相同。如果某种抗生素可能会被胃酸破坏或刺激胃黏膜,可以用保护性涂层(肠溶衣)将抗生素包裹起来,使其在溶解前通过胃部。有一些抗生素在口服后也是不能被消化道吸收的,因此它们在通过消化道的整个过程中都可以发挥抗菌作用,而医生可以利用抗生素的这一特点,专用它们治疗肠道细菌感染,不过,这样的抗生素只占全部抗生素中的一小部分。大多数口服抗生素需要快速、充分地进入血液中,然后再进入各种组织中。

与口服抗生素相比,注射用抗生素存在的问题则不一样,用药时一般需要注射到静脉(通常为胳膊或手背上看得见的浅表静脉)或肌肉中。因此,抗生素注射剂不能对组织有刺激性,不能引起局部出血或炎症反应,也不能导致红细胞破裂,这意味着注射剂不能有太强的酸性或碱性。直接注入静脉的注射液不能对心脏有毒性或者影响心率,例如,注射液中的钾含量不能太高。肌肉注射时,单次注射的注射液不宜过多。静脉注射时,注射液可用液体稀释,例如用生理盐溶液(注射用盐水)或葡萄糖溶液(注射用糖水)稀释,并在一段时间(有时长达几个小时)内完成滴注。

注射用抗生素的一大优势是药物必然会进入血液中。此外,包括婴儿在内的无法吞咽药片的个体,也可以通过注射给药。不过,任何需要重复注射的药物都不受患者青睐。因此,过去几十年来,可以替代抗生素肌肉注射和静脉注射的给药方式一直在不断地出现。

化学家可以对抗生素进行改造,从而改变它们的一些特性。例如,因最初生产的青霉素会被胃酸破坏(并且还有杂质),人们对其进行了改造,最终生产出了耐胃酸的青霉素口服片剂。对于注射用青霉素,化学家将局部麻醉药普鲁卡因掺入其中,以减轻注射部位的疼痛,这种药物被称作普鲁卡因青霉素,从 1948 年沿用至今。普鲁卡因青霉素注射后 2 小时左右,青霉素的血药浓度达到峰值,且药物在体内可持续存在 24 小时之久。另一种常见的配方是将青霉素与局部麻醉药苄星混合,这样可以延缓肌肉中青霉素的吸收。苄星青霉素于 1950 年开始使用,注射此配方药物的患者,14 天后体内仍能检测到低水平的青霉素,而普通青霉素却需要每 6 小时给药一次以使药效持久。普通青霉素给药后,超 70% 的部分会在 6 小时内随尿液经肾脏排出(大多数以活性药物的形式排出),这也是为何在青霉素供应短缺的早期年代,有时人们会将患者的尿液保存下来,送至实验室以从中回收青霉素,再用于下一位患者的治疗。

使用抗生素治疗不同类型的感染时,剂量和疗程各不相同,因此,和上文提到的青霉素一样,其他任何一种抗生素往往也需要有多种不同的剂型。特定部位的感染,例如皮肤浅表感染、外耳部分或耳道感染(不包括中耳炎)、眼结膜感染,需要使用特定的外用制剂进行治疗。只有那些制成滴眼液或软膏的特定抗生素才可以用于眼部感染的治疗,因为这类制剂不会损害脆弱的眼角膜等眼部结构。将抗生素制成软膏可以使有效成分与感染部位的接触时间更长。大多数抗生素不能轻易穿透完整的皮肤,但可以通过破损皮肤或结膜(眼睛)以及阴道、直肠、口腔等部位的黏膜被吸收。

在某些情况下,人们会在感染病灶的邻近组织部位注射抗生素进行治疗,例如通过腹部注射(腹膜内注射)给药来治疗腹膜感染,或在抗生素无法穿透血脑屏障时,通过在脊柱附近部位注射(鞘内注射)给药来治疗脑膜炎。

人们已尝试用气溶胶(喷雾剂)给药的方式治疗一些类型的肺部感染,但这样的给药方式并不常用。近年来,美国食品药品管理局批准了一种抗生素——阿米卡星。这种抗生素需要通过雾化器给药,以吸入方式治疗一种常规方法不太好治的肺部感染(鸟分枝杆菌复合群引起的感染)。

## 口服和注射一样有效吗?

在一些文化观念中,人们认为注射比口服更奏效,注射剂被认为是"强效"的,而药片是"弱效"的。有的患者甚至主动要求注射,更有甚者认为如果医务人员不给自己注射,自己就是遭受了蒙骗。让人感到疼痛就一定更有效吗?实际上,注射并非总是比口服有效,对于一些抗生素而言,口服比注射效果更佳。抗生素的药效取决于抗生素种类、剂型、剂量等多种因素。

有些抗生素有片剂和注射剂两种剂型,而有些抗生素只有其中一种剂型。抗生素自身的特性决定了口服后抗生素能否在胃肠道被身体吸收。此外,通过对药物分子进行修饰以获得理想的药物特性,历来是化学家的看家本领。

　　由于婴幼儿患者(有时甚至包括一些成年患者)可能无法吞咽片剂或胶囊,人们常用的一些抗生素被制成了液体制剂,有时还带有樱桃味、草莓味等诱人的口味,但这些制剂必须经过仔细检测,以确保抗生素有效成分仍能被吸收。

　　注射用抗生素可以注射进肌肉、组织,或者以液体形式直接输入静脉(血管)。抗生素直接输入静脉有几个优势:首先,对于许多抗生素而言,相较口服片剂或肌肉注射,静脉注射可将更大剂量的抗生素直接输入静脉,剂量比其他两种给药方式高 20～30 倍甚至更多;其次,静脉注射给药快速且剂量明确,而与之形成鲜明对比的是,患者口服片剂或胶囊时可能出现呕

注射给药

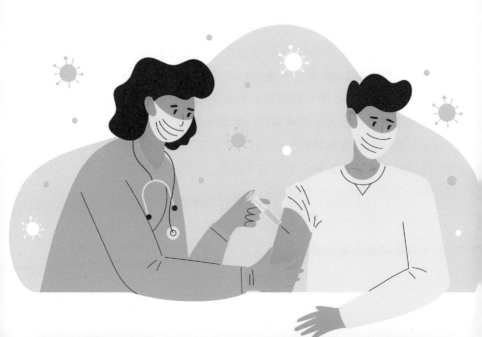

吐、不能吸收等情况,且片剂服用后需要更长的时间才开始对细菌发挥作用;再次,患者可能忘记服药或自作主张停药。因此,对于重症感染患者或者不能通过口服给药的患者(例如患者丧失意识或呕吐的情况下),通常会通过注射给予抗生素。医生在患者静脉内植入针头或小的塑料导管,并用医用胶带固定,就可以多次给予抗生素注射剂,而不需要每次给药时都用针头在皮肤上穿刺,而且这种给药方式可以使抗生素直接进入患者血液。虽然肌肉注射给药方便可靠,但也会导致患者产生疼痛感,并且大多数患者并不愿意重复注射。此外,这种给药方式每次提供的剂量也较少。静脉给予抗生素的劣势包括:会引起静脉血管不适;需定期进行医疗护理(尽管近些年患者接受门诊治疗甚至居家治疗的情况越来越普遍,静脉注射也并非像过去那样总是需要住院,但必要的护理总是难免的);偶发一些并发症,例如与血管中插入针头或导管这些外源性材料相关的静脉栓塞和感染等。

但另一方面,片剂和胶囊方便携带,可以在任何场合服用,包括在家里、工作场所、旅途中等,患者唯一需要做的就是按时服药。有些药物必须与食物一起服用以增强药物吸收或避免造成胃部不适,而有些药物必须空腹服用才能更好地被吸收。一些药物可能会与特定食物(例如牛奶)或其他药物(例如抗酸药、补铁药剂、次水杨酸铋等)发生相互作用。口服剂型可能不如注射剂有效的主要原因是,服药后从片剂和胶囊进入血液中的抗生素剂量通常较小,且有时患者还会忘记服药或擅自停药。许多口服抗生素必须一天服用 3~4 次,患者不太容易坚持,尤其当患者感觉病情有所好转时更是如此。

通过合理设计,许多新型抗生素拥有更多优秀特性,例如拥有更好的吸收特性，可以一次给药就达到很好的血药浓度，或者通过改善药物的分子结构使它们保持更持久的活性。此外，与每天需要多次服用的抗生素相比，有些抗生素每天只需服用一次，这无疑是一个巨大的进步。而某些新型抗生素品种，单次给药后抗菌活性更是可以维持几天之久。

抗生素注射剂也多有改进，其中一些注射剂的优势是可以维持更长时间的疗效。抗生素是外源性物质，人体通常会以各种方式将其分解、清除。历史上那些曾用于治疗感染的化学制剂，例如汞和含砷的化合物会在人体内蓄积到足以发挥毒性的水平，从而引起副作用，但如今使用的抗生素通常会在几个小时至几天内被人体清除掉。

在治疗某些感染时，使用疗效持久的药物具有明显的优势，患者不必不停地用药。然而，长效药物也有其劣势，因为许多感染并不需要进行长时间的治疗。在理想情况下，抗生素应该只在治疗感染时才存在于人体内。如果一个人对某种抗生素过敏，那么这种抗生素长时间存在于其体内会延长这种过敏性刺激。

**进入体内的抗生素都去哪儿了？它会到达所有器官和组织吗？抗生素在人体内的最终命运如何？部分抗生素会通过尿液或粪便排出体外吗？**

抗生素口服或注射后会发生什么变化取决于抗生素本身的特性。一般而言，药物在体内会经历吸收、分布、生物转化、代谢。抗生素到达不同器官、组织的剂量也各不相同。有些抗生素更容易穿透白细胞，因此在灭杀细胞内存活的细菌时特别有用。由于血脑屏障的存在,大脑和大脑内膜(即脑膜,发生脑膜炎时会被感染并发炎)是抗生素难以到达的部位,这个屏障可以阻止一些抗生素进入脑部,对于脑部感染患者而言,这点非常重要。人们已经对许多抗生素进行了大量的改造和优化,力求获得一些适用于特定条件、对脑膜炎等特殊感染有效的品种。如果感染已经扩散到骨骼了怎么办?那么,我们就需要能以足够高的浓度渗透到骨骼以清除细菌的抗生素。

当讨论抗生素时,我们可以将人体理解为由多个隔室构成的系统,当然,虽号称"隔室",但它们其实是通过许多明显或不太明显的通路连接在一起的。在选择抗生素治疗感染时,先了解致病菌的种类、特定菌株的药敏特性(例如实验室中哪种抗生素对它有效)、体内感染部位等情况是非常有益的。即便是针对同一种细菌引起的骨骼感染和脑部感染,也应选择不同的抗生素来施治。在理想条件下,只有弄清楚引起感染的菌株和感染部位,才能制定有针对性的治疗方案,但在现实世界中,临床医生常常会基于碎片信息和最可能的假设做出决定。如今,各种扫描技术可以提供人体很多部位的清晰影像,再结合其他检测方法,可为临床医生提供详细的诊断信息,而这在几十年前是无法实现的。

对于任何可作为抗生素应用于人体的物质都需进行详细的研究。一种物质可以灭杀细菌或抑制细菌的生长,只是其成为抗生素的第一步。在实验室开展的初步研究是利用动物或其细胞来评价抗生素是否会损伤组织或细胞,是否会影响人体的正常功能,是否可以达到足够高的血药浓度来灭杀动物(首先在动物中开展研究)或人体中的细菌而不伤害人体。药物代谢动力学研究可以使人们弄清楚抗生素进入血液中和被吸收的速度有多快。其中测定的一项参数是药物的半衰期,也就是血浆中药物浓度下降至最高浓度的一半所需要的时间,这项参数会影响抗生素的给药频率。动物实验完成后,还需要进行详细的临床试验以了解抗生素的其他特性。

孕妇使用的一些抗生素会影响发育中的胎儿,对处于发育敏感期的胎儿造成潜在伤害。因此,对待每一种试验中的抗生素,人们都要检测和分析它透过胎盘进入胎儿组织的能力。医生在选用抗生素时,了解女性患者是否怀孕历来是一件非常重要的事情。有些抗生素在妇女怀孕期间是可以安全使用的,但很多抗生素并非如此。孕妇所处的妊娠阶段和胎龄不同,一些抗生素产生的影响也会有所不同,例如四环素类抗生素会影响胎儿的骨骼和牙齿发育。

不论是口服还是注射给药,抗生素通常会被人体分解(生物转化)。分解的副产物也可能对细菌具有抗菌活性,有时副产物的抗菌活性甚至比抗生素本身还强。人体内很多参与生物转化的酶系统分布于肝脏,其中,细胞色素 P450 酶系统包含多种代谢酶,负责药物和毒物的生物转化。这些酶可以被抗生素等一些药物所诱导(增强或激活)或抑制(减缓或停止)。人类个体的遗传特质可能部分程度上决定着抗生素如何被代谢,以及代谢多少。抗生素可以经尿液以初始形式排出体外,而且肾脏是将抗生素和它的代谢产物(药物分解时的副产物)排出体外的最重要器官,这意味着如果一个人患上肾衰竭,抗生素或它的代谢产物就会在其体内蓄积,甚至造成中毒。对于那些主要由肝脏进行生物转化的抗生素,患者如果患有肝硬化等影响肝脏功能的疾病,那么可能需要对抗生素剂量进行调整。

## 抗生素排出人体后会发生什么?

当含有抗生素的血液流经肝脏时,一些抗生素会在肝脏中转化成代谢产物,最终进入胆汁,然后通过小肠同粪便一起排出体外。这意味着抗生素残留物(有时是抗生素的初始形式)会进入废水、污水处理厂,或任何处理、排放人体排泄物(尿液和粪便)的地方。在没有卫生间和露天排便(粪便堆放于地面)习以为常的低收入国家,未经处理的人体排泄物会进入河流、湖泊等地表水体中。例如在印度新德里,仅有 56% 的人体排泄物得到了适当处理(Peal,2015)。我们的环境(土壤、水、空气等)中充满了细菌,来自人体排泄物的抗生素残留物会进入

我们的环境中充满了细菌

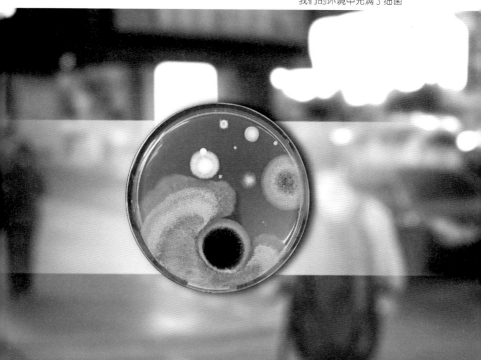

土壤和水中,进而影响其中的某些细菌。

联合国的一份报告估计,多达 80％的抗生素不经分解就直接随尿液或粪便排出体外。例如,口服吸收良好的常用抗生素阿莫西林,口服后 6 小时内就有超过一半(58％～68％)的剂量以初始形式随尿液排出体外。

在许多国家,人体排泄物会进入污水系统并经过处理。含有抗生素及其分解副产物的动物排泄物会成为肥料的一部分,这些肥料可能会被播撒到田间地头用于给作物施肥,进而影响土壤中的细菌。此外,污水径流会进入地表水,导致水体受到污染。

来自农场的大多数动物排泄物不经处理被排放,会导致河流、湖泊等水体受到污染。朱永官[①]等人的一项研究(Zhu,2017)对来自中国东部沿海超 4000 千米海岸线的 18 个河口的沉积物进行了测定,发现常用抗生素的残留物在这些流域广泛分布。进入人体或动物体内后未被"耗尽"的抗生素在排出体外后仍会作用于细菌。在美国,大多数人体排泄物(并非动物排泄物)会在特定设施中进行处理,致病菌和抗生素残留物基本会被清除掉,然而,有些对抗生素耐受的微生物即便经过先进的废水处理厂处理仍能存活(LaPara,2011)。

**为何使用那些不被胃肠道吸收的抗生素?**

通常,抗生素通过口服后被输送至人体的各个组织,但有

---

① 朱永官,环境土壤学家,中国科学院院士,中国科学院城市环境研究所学者。——译者注

些抗生素在胃肠道中不被吸收,这样的抗生素可以专门用于灭杀胃肠道内的细菌。口服抗生素后,它们仅在人体胃肠道内停留,然后随粪便排出体外。人们为何这样使用这些抗生素呢?这是因为抗生素经过胃肠道时会灭杀它们所接触到的细菌,而灭杀细菌的多寡取决于抗生素的抗菌谱。医生有时会特意使用不被胃肠道吸收的抗生素(例如口服万古霉素)来治疗某种局限在胃肠道内的感染(例如艰难梭菌感染)。此外,医生在为肠道手术做准备时也会采用口服给药的方式来清除肠道内的细菌,因为肠壁被切开后,肠道内的细菌可能会污染伤口。例如,多黏菌素和庆大霉素等不被胃肠道吸收的抗生素就通过口服给药。对于免疫系统严重受损的患者,他们胃肠道内的细菌可能会从肠腔漏出并进入血液中,针对这样的致病菌,有些时候医生就会使用胃肠道不能吸收的抗生素来减少进入血液的抗生素。万古霉素和庆大霉素也用于治疗胃肠道以外身体部位的感染,但这样的常规治疗必须通过注射给药,如果还是通过口服给药,抗生素会因不能被吸收而无法作用于生存在胃肠道之外的细菌。一种名为利福昔明的抗生素则反其道而行之,是专门研发出来用于治疗胃肠道感染的,其在胃肠道的吸收效果很差,只能在胃肠道中发挥作用,因此有时被用于治疗旅行者腹泻,此外,它对艰难梭菌感染的治疗也有效。2018 年,美国食品药品管理局又批准了一种抗生素新药——利福霉素钠,其配方使其在胃肠道的吸收微乎其微,因此可以到达远端小肠和结肠发挥作用,适用于旅行者腹泻的治疗。与环丙沙星不同的是,利福霉素钠不易诱导产生多重耐药菌(Steffen,2018)。

## 如何决定使用哪种抗生素？

理想的状态是医生知道患者感染的细菌种类,例如,究竟是葡萄球菌、链球菌还是大肠埃希菌。最好的情况下,人们能在实验室中将引起人体感染的细菌培养出来(通常在琼脂平皿上培养,可以不借助显微镜观察到细菌菌落),这样就可以针对患者携带的菌株进行检测。传统的检测方法是在琼脂平皿上涂布一层细菌,把含有已知剂量的抗生素药敏纸片贴在琼脂平皿上(注意纸片间距不能太小),然后将涂布细菌并贴好纸片的琼脂平皿静置一夜,直到细菌生长至可以观察为止。纸片中的抗生素会扩散到周围的琼脂中,对抗生素耐药的细菌会靠近纸片附近生长(见图 2.1),而敏感的细菌在抗生素存在时不能生长,因此抗生素药敏纸片周围会出现一个肉眼可见的环形透明区域。通过观察琼脂平皿并测量透明区域的大小(通常以毫米为单位),就可以报告患者感染的细菌对哪些抗生素敏感或对哪些抗生素耐药。现在的很多测定细菌敏感性的系统已经实现自动化,检测结果可以打印出来或显示在电脑屏幕上,但基本原理与传统方法相同,即针对患者携带的菌株,检测人体内抗生素安全水平(经过实验室大量实验测定后得出,并与临床疗效相结合)下菌株的生长是否会受到抑制。

然而,至于究竟要选择哪种抗生素用于治疗,医生常常在没有患者菌株信息的情况下就要做出决定,有时甚至还没来得及获取实验室结果就得开始给患者用药。在这类情况下,如果医生知道某种类型的感染一般是由哪种致病菌(如葡萄球菌或者其他致病菌)引起的,就可以根据近期经验(来自该名患者、

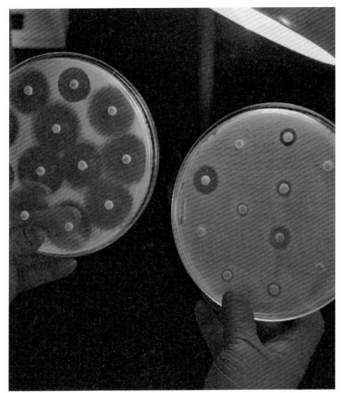

抗生素药敏纸片周围细菌的生长受到抑制，产生透明区域，表明细菌对该抗生素敏感。

**图 2.1 抗生素耐药性检测**

资料来源：美国疾病预防控制中心。

该诊所、该医院、该地区的治疗经验，或已发表文献中的经验数据）推测致病菌的敏感性，并选择抗生素。

为患者治疗时，还有很多因素会影响医生对抗生素的选择。一些轻微的浅表性感染可能根本就不需要使用抗生素。因此，医生优先考虑的问题包括：使用抗生素对患者是否有益？如果对患者有益，那么根据具体的感染原因、感染部位，用哪种抗生素可能有效？是否有可选的口服抗生素？患者能不能口服用药？患者是否有过敏史而不能使用某些抗生素？患者是否有肾脏疾病或肝脏疾病而不能使用某些抗生素或需调整剂量？抗生素的价格千差万别，新型抗生素品种的价格会贵很多，患者是否负担得起药费？有时，让人感到遗憾的是，当有些患者了解到某种抗生素的价格太贵后便不会购买这种抗生素，而且因为羞于启齿，不会告诉医生是出于什么原因。

当医生尚不清楚感染究竟是由哪种细菌引起的时候，他必须就可能的细菌种类和最可能奏效的抗生素做出有根据的推测。是选择仅对少数几种细菌有效、抗菌谱相对较窄的抗生素（窄谱抗生素），还是选择广谱抗生素，或是选择能覆盖更多种细菌、抗菌谱更广的复方抗生素呢？这样的决策，部分取决于患者的病情到底有多么严重。对于感染性休克患者（可能导致死亡的感染类型），或几个小时内不用抗生素控制病情就会死亡的严重感染患者，医生常常在治疗伊始就会选择抗菌谱较广的抗生素，即便这样的抗生素有时存在更多的潜在副作用，医生也会优先考虑使用。有些类型的感染涉及多种细菌（也就是混合感染，例如阑尾炎或肠穿孔导致肠道细菌漏入腹腔造成的感染），一种抗生素可能无法覆盖全部细菌，医生在选择抗生素时就需要综合考虑多方面的信息。

医生做出医疗决策的主要障碍是他们在临床上做选择时所掌握的信息不足。我们的医疗方法存在一个巨大缺陷，那就是缺乏可以快速明确病因的即时诊断方法或床旁诊断方法。到底疾病是感染引起的,还是感染仅为疾病的并发症?感染是由抗生素能有效控制的细菌引起的还是抗生素治疗无效的病毒引起的?哪种抗生素可能对患者的感染有效?患者使用抗生素得到的益处会超过使用抗生素带来的相关风险吗?在治疗无效时使用抗生素,就意味着对这一宝贵资源的浪费。

## 药师、医生、患者能获得哪些抗生素相关信息?

美国食品药品管理局会为每种获批使用的药物创建一份文件,名为"完整处方信息"(full prescribing information, FPI)。按照标准格式,药物申请上市时,制药公司向美国食品药品管理局所提交的新药审批申请材料中需包含详细信息。"完整处方信息"文件内容丰富,可能多达 25 页甚至更多。此外,"完整处方信息"还有一个被称为"处方信息要点"的简短版本,包括医生开具处方时需要知道的重点内容和大部分实用信息。表 2.1 列出了"完整处方信息"提供的信息类别,包括药物的适应证。药物获批后,如果制药公司想更改"完整处方信息"中的内容,例如为药物增加新的适应证或重点提示新发现的不良反应,均须经过美国食品药品管理局的批准。如果药物获批后美国食品药品管理局发现了新问题,也可能会要求制药公司对"完整处方信息"文件进行修订。通常,医生在开具处方前会仔细阅读这些信息,以确保合理选用药物为患者进行治疗。

使用抗生素(及其他药物)的患者也会被告知药物的相关信息,包括常见用途、使用方法、注意事项、可能产生的副作用等。有时,这些内容是以问答形式编写的,以便于理解。如果患者对药物可能产生的副作用有顾虑,可以向医生或药师咨询。提供给患者的"完整处方信息"上还列有美国食品药品管理局的热线电话,方便患者报告药物的疑似副作用。

**表 2.1　药物的完整处方信息**

| 项　目 | 解　释 |
|---|---|
| 黑框警告 | 仅当美国食品药品管理局对药物使用、副作用等情况提出特殊警告时才有这一项 |
| 适应证和用途 | 列出药物可治疗的疾病或感染类型,例如社区获得性肺炎、急性细菌性皮肤感染 |
| 用法用量 | 用法用量可能因感染类型而异,成人和儿童患者可能有不同的用法用量;给出建议疗程 |
| 剂型和成分 | 说明药物是片剂、胶囊、口服混悬剂、注射剂还是其他剂型,以及每种剂型中有效成分的含量 |
| 禁忌证 | 列出不应该使用这种药物的情形,例如已知有药物过敏、肝脏疾病史等 |
| 警告和注意事项 | 描述使用药物后会发生的不良反应,例如过敏反应、肝毒性、心率改变、牙齿变色、艰难梭菌相关性腹泻等;描述针对每种不良反应需要采取的措施,例如马上停止用药、问题评估、咨询医务人员等 |

| 项　目 | 解　释 |
|---|---|
| 不良反应 | 列出最常见的不良反应和临床试验中患者出现这些不良反应的比例，例如腹泻（5%～14%）、恶心（3%～18%）、呕吐（2%～7%）；对于几年前获批的药物，这一项会列出药物上市后报告的不良反应相关信息；列出与药物相关的实验室检测异常结果 |
| 药物相互作用 | 列出与其他特定药物的已知相互作用及其后果，例如增加出血的风险，增加肝脏损伤或者听力损伤的风险等 |
| 特殊患者 | 指明不能使用药物的特定人群，例如婴幼儿、孕妇、哺乳期妇女、老年人等 |
| 药物滥用和依赖 | 指出引起药物依赖的可能性；迄今尚未有任何抗生素用到过该提示 |
| 超剂量反应 | 给出过量使用后发生不良反应的可能性 |
| 性状（剂型、成分、药理及其他相关信息） | 给出主要成分的化学名并展示其化学结构；列出其他成分 |
| 临床药理学（作用机制、药效学、药代动力学、微生物学） | 描述药物如何发挥作用，如果是片剂，会有多少被吸收，在体内的停留时间以及如何在体内代谢；如果是抗生素，能灭杀哪种细菌，以及哪些细菌对它耐药 |
| 非临床毒理学（致癌、诱变、对生育能力的影响、动物毒理学和药理学） | 描述药物是否会引发癌症、基因突变、精子数量减少；通常是动物实验的结果 |

| 项　目 | 解　释 |
|---|---|
| 临床研究 | 描述药物用于人类感染的治疗时效果如何 |
| 规格、存储和处置 | 单位剂型的药物含量；药物外观，例如黄色、菱形、薄膜衣片 |
| 患者咨询信息 | 描述常见副作用和服用方法，例如与/不与食物同服，与抗酸剂、复合维生素或其他药物同时服用时可能产生的干扰等 |

## 抗生素用药后多久才起效？为什么有些抗生素只需用药一次，而有些要用药几周甚至更长时间？

对于某些感染，抗生素可能会显著而快速地起效，用药几小时后感染引起的高热可能就会消退，但这取决于致病菌的种类和感染部位。伤寒（万幸的是，伤寒在很多地区已不再是常见感染）患者的体温经常逐渐缓慢地下降，每天降低一点，直至体温恢复正常。与伤寒相比，大多数感染的临床反应更快速。对于某些感染（例如淋病或膀胱感染），使用一剂或几剂抗生素即可治愈，但骨骼感染或心脏瓣膜感染（例如心内膜炎）则需要治疗数周之久。对于脓肿腔中的细菌，即便是高剂量和长疗程的抗生素治疗也可能不起效，这是因为细菌为脓腔所包裹，抗生素可能无法入内作用于细菌或在脓液中会丧失活性。

使用抗生素对患者进行治疗，未达到预期效果时可能存在以下几种情况：引起感染的细菌可能对抗生素耐药；细菌被病灶包裹或受导管等外源性材料保护，以致抗生素可能无法作用于细菌；最初的诊断可能是误诊，发热等症状是由其他病因引起的。

治愈感染通常需要患者自身免疫系统的参与，多种吞噬细胞就参与其中，它们能吞噬细菌、小细胞、碎片等外源性有害物质。白细胞遍布人体，能吞噬并灭杀细菌，因此在人体抵御感染时必不可少。每个正常人体内都有数以十亿计的白细胞。仅靠抗生素可能无法彻底清除致病菌，如果人体内外有人工膝关节或髋关节、血管移植物、疝修补片、人工心脏瓣膜等外源性材料，细菌可能会以生物膜的形式附着在这些人造材料或其残余物（例如缝合线等）上存活，从而逃避免疫应答和抗生素的作用。有时，经过很长疗程的抗生素治疗可以控制这些感染，但有时必须清除掉这些外源性材料才能治愈患者。

结核病（一种比较另类的细菌感染）可能需要 6 个月至 1 年甚至更长时间才能治愈，且往往需要联合使用多种抗生素，因为对结核病而言，仅用一两种抗生素进行治疗常常会导致耐药菌的出现。

## 抗生素的安全剂量由什么决定？

应用于人体的抗生素早已经过层层筛选，确保它们可以在灭杀细菌的同时，不对人体组织和器官产生毒性。而其他许多物质虽有很强的抗菌活性，但在杀菌浓度下也可能会损伤人体组织和器官。早在 100 多年前，保罗·埃尔利希就提出过一个假想，存在这样一种药物，它可以仅附着于或仅攻击那些引起人类感染的细菌,而不影响人体细胞,但这样的药物在现实世界中尚未发现。

　　抗生素的安全性各不相同,可以用治疗指数来衡量。科学家通过研究先确定在 $50\%$ 病例中达到预期效果的剂量(半数有效量,$ED_{50}$)和在 $50\%$ 病例中引起不良反应的剂量(半数中毒量,$TD_{50}$),再用 $TD_{50}$ 除以 $ED_{50}$ 就得出了治疗指数。治疗指数越高代表抗生素越安全。人们更愿意选择治疗指数较高的抗生素,因为治疗指数较高意味着安全用药的可选择剂量范围较大。对于抗生素难以到达感染部位的感染,或致病菌本身对抗生素的敏感性不高而难以治疗的感染,治疗指数高的抗生素品种可以更灵活地增加剂量。

　　目前,少数常用抗生素的治疗窗偏窄,这意味着它们在最低中毒浓度下的给药剂量比最低有效浓度下的给药剂量高不了多少。当使用这些抗生素治疗感染时,医生会仔细计算给药剂量,将患者体重、肾功能、肝功能(如果影响拟用抗生素的效果)、患者年龄等因素都考虑进去,以估算初始给药剂量。由于老年人体内一些参与药物代谢的功能系统效率变低,使用这类抗生素时可能需下调给药剂量。在开始给药后(通常在给予几剂抗生素,待其在人体内达到平衡后),需要测定血液中抗生素的浓度。由于这类抗生素的治疗窗已被以往的多项研究确定,医生可以将特定患者体内的抗生素血药浓度与其治疗窗进行比较,从而根据需要调整给药剂量。按照治疗时间的长短,医生可能需要对患者体内的血药浓度进行多次测量。但对大多数抗生素而言,由于治疗窗较宽,无需对患者的血药浓度进行监测。人体是一个动态系统,很多因素可以影响血药浓度,包括遗传因素、其他药物的影响、治疗期间肾功能的变化等。氨基糖苷类抗生素现在仍被广泛使用，它们通常对那些治疗选择很少或没有其他方法治疗的感染有效，但治疗窗很窄，即使能有效治疗感染，也可能对患者产生不可逆的副作用，例如肾损伤和耳聋等。万古霉素是另一种常用的治疗窗相对较窄的抗生素（用于治疗葡萄球菌感染和肠球菌感染），在给药剂量较高时会对患者的肾脏产生毒副作用。

感染类型和感染部位同样会影响抗生素的安全剂量。脑部感染（例如脑膜炎）通常需要给予高剂量的抗生素，因为抗生素可能难以进入脑部。其他可能需要高剂量和长疗程抗生素治疗的难治感染还有心脏瓣膜感染（例如心内膜炎）和骨骼感染（例如骨髓炎）。

此外，人们还会出于其他原因使用高剂量的抗生素。例如某种抗生素在安全性、组织渗透性等方面都满足要求，可能是个不错的治疗选择，但患者感染的细菌对它只是稍微敏感，如果可以在保证安全的情况下上调给药剂量，就可以使用这种抗生素治疗该细菌引起的感染。

## 抗生素可以过量使用吗？

目前所使用的口服抗生素，大多数治疗窗都比较宽，因此至少在大龄儿童和成人患者中过量使用时导致不良反应的概率较小，但一些用于预防和治疗疟疾的抗疟药，如氯喹和奎宁，给幼儿过量使用可能会产生毒性。如前所述，某些注射用抗生素在使用剂量过高时会对人体产生不良影响。有些抗生素（例如青霉素）在进行高剂量静脉注射时可能引发癫痫，但这并非传统意义上的用药过量反应。

### 除了对致病菌有效外，抗生素还有其他作用吗？

抗生素通常用于治疗特定感染，医生会尽量选择对致病菌最有效的抗生素，但抗生素不仅会灭杀致病菌，也会"误伤"正常的人体常驻细菌。使用抗生素会对人体许多部位（尤其是细菌数量最多的肠道）的细菌产生较大的影响。

目前，还没有哪种抗生素可以选择性地清除致病菌而不影响其他细菌。抗生素是一种粗放的"武器"，不论细菌位于身体的什么部位，抗生素都会灭杀所有能接触到的敏感菌，这意味着

抗生素会"误伤"人体常驻细菌

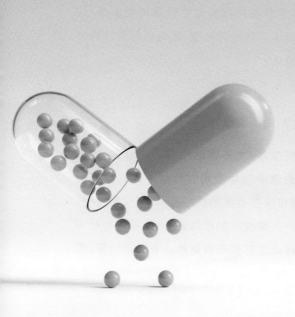

抗生素会对常驻细菌造成很多附带性的伤害或脱靶性的杀伤。

致病菌与生活在我们体内或体表的数万亿细菌密切相关。一次针对细菌感染的治疗,例如用青霉素治疗咽喉部链球菌感染,就可能导致寄生在咽喉部、胃肠道等身体部位的常驻细菌大量死亡。虽然青霉素(在很多方面都很出色)所针对的对象是咽喉部引起人类疾病的 A 组链球菌,但青霉素也可能灭杀它们所能触及的任何敏感菌。A 组链球菌在人体中扮演"大反派"的角色,通过多种途径(例如产生毒素等毒力因子)引发严重疾病、致人死亡,例如可以引起链球菌败血症、皮肤链球菌感染、肺炎球菌性肺炎、肺炎球菌性脑膜炎、猩红热、风湿热等严重疾病,但我们人体的部分常驻细菌(存在于口腔、咽喉、肠道、皮肤等部位)中还有其他许多类型的链球菌,它们也可能被青霉素灭杀。在抗生素的作用下,耐药菌会存活下来,甚至可能大量繁殖,因为不少与其竞争空间、食物(营养)的细菌都已被抗生素所灭杀。

使用抗生素的一个严重不良后果是对耐药菌的选择。抗生素耐药性是一个严峻的全球性问题,人体常驻细菌暴露于抗生素可不只是促进了耐药菌的生存那么简单。婴儿从出生伊始便开始与常驻细菌共生,最开始是通过母亲的产道获得细菌,而后是通过吞咽母乳获得细菌,最终每个人都会形成自己独特的菌群组合。虽然肠道中的细菌数量最多,但实际上包括口腔、结膜、阴道在内的黏膜部位都有常驻细菌分布。每个人都有各自独特的菌群组合,就像微生物指纹一样,如果没有受到干扰,它们在一定时间内会保持非常稳定的状态。脚趾趾缝间的细菌构成与肘部或耳后的细菌构成是不同的,口腔和咽喉的细菌构成与胃部的细菌构成同样彼此各异。此外,肠道不同部位有着不同种类的细菌,而阴道和直肠中的细菌也各不相同。人体内的细菌构成在一定时间内相对稳定,但许多因素会影响这种稳定性,例如年龄、性别、饮食、疾病、旅行、药物、妊娠等。我们对于体表、体内菌群(以及真菌、病毒和其他微生物)的了解仍处于初级阶段。

我们已经知道人体的微生物群对我们的健康和福祉来说是必不可少的。微生物群会影响我们的免疫水平、激素水平和其他物质水平,可能会导致过敏、炎症、肿瘤、代谢异常等疾病。微生物群很复杂,同一人群中的不同个体可能拥有相似的微生物群。更详细的讨论参见微生物组部分。

## 抗生素的药效可以维持多久?

这个问题应该一分为二地看待,第一是抗生素(药物)在人体内可以停留多久,第二是抗生素对人体常驻细菌的作用会持续多久。

抗生素在人体内停留时间的长短差异很大,且取决于抗生素本身的特性。对于大多数抗生素而言,在用药后很短的时间(几分钟到几小时)内其血药浓度会达到峰值,然后随着人体将抗生素转化或分解后排出体外,血药浓度会降低。只有体内抗生素的血药浓度相对较高时,抗生素才能有效地发挥治疗作用。当然,也有少量抗生素能在某些组织和细胞中停留数天或更久。

如果抗生素引起了不良反应,那么不良反应既可能是暂时的和完全可逆的,也可能是长期的甚至不可逆的。不良反应可能出现在停药之后,甚至在抗生素完全排出体外后仍有可能持续存在。

抗生素对人体常驻细菌的影响最大,也会对更大范围的生物系统产生潜在影响。在抗生素治疗的早期年代,人们的注意力大多集中在抗生素"起死回生"的神奇魔力上。在抗生素投入使用的最初几年里,甚至在 20 世纪 40 年代,抗生素的目标细菌中就已明显出现了耐药性,而且人们很早就知道耐药菌会在人群之中传播。但对于有助于维系人体健康的常驻细菌,当时的人们对其丰富性和重要性均认识不足。

一个人使用抗生素时,所受到的潜在影响不仅仅局限于其自身,各个相关的生物系统也会受到影响,因为细菌是具有生命的,会变异,并且可在人和动物之间传播。一些耐药菌会因暴露于抗生素的作用压力之下而被筛选出来,这些细菌可能会被传播给其他人,继而引发感染。有别于其他大多数药物,抗生素的使用可能会对人类社会和未来产生影响,并且这种影响会旷日持久。

**为什么治疗结核病之类的感染时总是要同时使用多种抗生素?**

治疗某些类型的感染时,患者需同时使用两种及以上抗生素,因为联合用药相比单一用药可覆盖的致病菌种类更多,所以在病因尚不明确或存在混合感染(涉及多种细菌的感染)的情况下,可以使用两种及以上抗生素进行治疗。对于一些特别难治的感染,联合用药可能产生协同效应,抗菌活性比单独使用其中任何一种抗生素都更好。心内膜炎患者的心脏有一个或多个心脏瓣膜会发生感染,这种感染在前抗生素时代[①]常常是致命的。致病菌在心脏瓣膜(脆弱的尖瓣或小叶)上呈结节状不规则生长,称为赘生物。虽然这种感染常由一种寄生于口腔的链球菌引起,且对多种抗生素非常敏感,但由于在心脏瓣膜上繁殖的致病菌受到纤维蛋白和其他物质的保护,抗生素难以接近致病菌而不能发挥作用。尽管心脏瓣膜的病灶浸润在血液之中,但瓣膜小叶却缺乏良好的血液供应。为了越过这种致命感染的治疗障碍,人们通常会使用高剂量的抗生素,常以静脉注射的方式治疗数周。治疗这种感染时,即使实验室结果表明致病菌对低剂量的首选抗生素敏感,仍然可能要联用第二种抗生素,以确保所有致病菌被清除。假如心脏瓣膜因其他疾病产生疤痕或受到损伤(或天生异常),则更容易发生感染,而心脏瓣膜的感染会进一步损害脆弱的瓣膜小叶,有时会导致瓣膜的基底部溃疡、破损、脓肿。如果仅用抗生素治疗效果不佳,则需通过手术更换或修复受损、渗漏的瓣膜,或辅助清除感染病灶。

结核病源自一种细菌感染(由结核分枝杆菌引起),治疗通常进展缓慢,起码凭现有的药物想治愈结核病是很耗费时日的。瓦克斯曼在 20 世纪 40 年代发现的链霉素是第一种用于治疗结核病的有效抗生素,但结核病被链霉素控制后很快会复发,又一下子让治愈结核病的希望破灭了。此后,人们开始联合使用链霉素和其他药物来治疗结核病,例如在 20 世纪 40 年代加入了对氨基水杨酸和异烟肼,后来又加入了更多的药物。治疗活动性结核病的短程疗法一般是使用 4 种药物进行为期

---

① 医学上的"前抗生素时代"是相对于"抗生素的黄金时代""后抗生素时代"而言的阶段,主要是指发现青霉素之前的时代,彼时人类因缺乏治疗细菌感染的有效药物而常常对细菌感染束手无策。——译者注

6 个月的治疗。同时使用多种药物的目的是防止耐药菌的出现和突增。直到今天，结核病仍是一个大难题，致使这种病难以控制的主要原因有两个：艾滋病大流行和耐药菌的发展。人体感染人类免疫缺陷病毒后特别容易感染结核分枝杆菌，并发展成活动性结核病。全球有 1/4～1/3 的人口携带结核分枝杆菌，但大多数为结核潜伏感染，不会出现症状，因而这些人通常不知道自己已感染。感染人类免疫缺陷病毒会显著增加结核潜伏感染转变成活动性结核病的风险，导致细菌在体内扩散，并可能传染给他人。许多人类免疫缺陷病毒感染者死于未及时加以诊疗的结核病。总体而言，普通患者一生中结核潜伏感染发展为活动性结核病的概率是 10％，而人类免疫缺陷病毒感染者一年中该概率就达到了 10％。有关耐药结核病的问题会在第 5 章进行讨论。

### 患者必须全疗程使用医生处方中开具的抗生素吗？

这是一个引发过广泛关注的热点问题。2017 年发表于英国一本杂志上的一篇文章指出，当患者自我感觉好转时即可停用抗生素，但许多官方文件反复强调，患者必须按方用药、用完为止，网络上传播的传统观念也这样认为。不过，在当前人们想方设法安全地减少抗生素使用的大环境下，人们会越来越谨慎地审视这种传统观念是否正确。

我们应该问的第一个问题是，我们知道治疗特定的感染需要多长时间吗？例如，治疗肾炎、肺炎、耳部感染等炎症需要多少时间？在大多数情况下，我们无法确定抗生素究竟应该使用多久，因为药物临床试验通常是在一定人群中开展的，参与者可能与寻求治疗的患者在年龄、病情等方面存在差异。抗生素处方上的疗程是按照治愈特定感染需要的时间估算出来的,常见的疗程是 7 天、10 天、14 天,却很少见 9 天、11 天、13 天。很多种感染的已公开数据仅能让医生大致估计疗程是否需要长些或短些,但因缺乏足够的证据支持,这样的估计有时会过于刻板或教条化。

最近几项研究评估了一种短程疗法对于治疗幼儿耳部感染是否有效,结果研究人员发现短程疗法的有效性不及长程疗法(Hoberman,2016)。而与该研究结果相反的是,有几项针对鼻窦炎治疗的研究发现疗程超过 5 天的长程疗法并没有给患者带来任何治疗上的益处(Chow,2012)。

对肺炎住院患者的治疗进行调查发现,与传统的长程疗法相比,采用短程静脉注射给予抗生素进行治疗是可行的,二者的疗效也相近。对传统的长程疗法和短程疗法进行对比研究发现,针对皮肤和软组织感染、肾脏感染、腹腔感染等感染类型,采用短程疗法也可以获得很好的疗效。最近这些研究的目的都是评价短程疗法在抗生素治疗中是否有效,因为人们强烈地希望在不影响治疗效果的情况下减少抗生素的非必要使用。

对于某些严重的感染,例如心内膜炎、脑膜炎、关节感染、骨髓炎(骨骼感染)等,人们并不想冒治疗不彻底的风险,因为治疗不彻底或治疗失败会导致相应组织损伤,对患者造成严重的长期影响。对于那些不太严重的感染,偶尔的治疗失败或感染复发或许还能让人勉强接受。

即便肾脏感染和膀胱感染(例如膀胱炎)的诊断指标都是患者尿液中白细胞和细菌的水平,但膀胱感染是浅表性感染,因此单次或少数几次抗生素给药便可治愈,相较而言,肾脏感染可能需要更长时间才能治愈。不过,现有的诊断方法通常并不能清楚地指示感染病灶在尿路中的准确部位。

在缺乏理想诊断方法的情况下,人们可以采用各种指标来提供线索,以判断感染是否得到了控制,这些指标包括白细胞计数、体温、伤口是否红肿或发痛等。此外,抗生素是与人体免疫系统共同发挥作用的,通常不必灭杀所有致病菌,只要减少它们的数量,人体自身的免疫防御系统就能把残余的致病菌清除掉。

我们现在的诊断能力尚有不足,但假如有了一种简单的诊断方法可以帮助医生判断感染何时得到了控制,那情况会是怎样的呢?目前,医生治疗个体患者的处方依据来自群体治疗数据,例如,来自 200 名感染患者在规定的时间内采用 X、Y 或 Z 抗生素治疗时的治疗效果。在受治群体中,每名患者痊愈所需的时间并不一样,大多数患者可能在 4 天内痊愈,而另一些患者可能需要 15 天才会痊愈。但在默认情况下,医生会给所有患者开具疗程 14 天的处方。因此,更好的诊断工具可以使个体化治疗更加精准,从而可能减少抗生素的总体消耗量。同时,我们应该对常见感染的短程疗法进行研究,看看它们是否与传统的长程疗法一样有效。如果短程疗法有效,我们就应该优先选择短程疗法。

**治疗用剩下的抗生素可用于治疗新发感染吗?可以送给家人或朋友吗?**

一般来说,医生开具的某种抗生素是用于治疗特定感染(根据病因和感染部位决定)和患者的。患者再次感染时,以前剩下的抗生素如果还在有效期内,就可以继续使用,但不应随意将自己的抗生素送给家人或朋友使用,因为对接受者而言,可能存在以下情况:抗生素不对症或剂量不恰当、对抗生素过敏、处于妊娠期、正在使用与该抗生素相互影响的药物、根本就不需要使用抗生素。总之,医生为谁开具抗生素,谁才能使用,且仅用于治疗特定感染。

**剩余抗生素该怎么处理呢?**

在美国,剩余抗生素的处理方式有好几种:首先,当地药店可以接收并妥当处置包括抗生素在内的未使用或已过期药物,或者可以提供塑封包装以便人们将药物寄至焚毁地;其次,有

药店可以回收用剩的抗生素

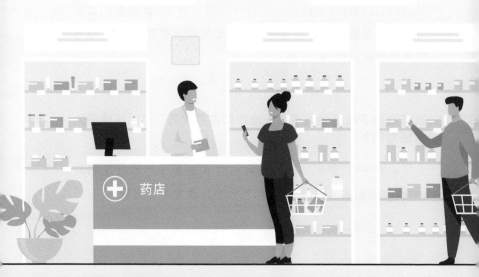

些药店设置有药物处理箱,人们可以在营业时间内前往丢弃药物;再次,社区医院、诊所、警察局也可能设置有已获授权的长期回收点,美国缉毒局也会定期举办全国性的药物回收活动,设立临时回收点,以安全处置被丢弃的处方药。美国每年的"国家处方药回收日"有约 450 吨药物会被回收。[①]

盛装剩余抗生素的容器不应该原样扔进垃圾桶,因为它们可能会被儿童捡走或者被其他人捡回。如果要将它们扔进垃圾桶中,建议将它们与泥土、猫砂、咖啡渣等废物混合并密封于塑料袋或其他容器中丢弃。

有意思的是,人们常被告知不要将未使用的药物冲入马桶,但使用后进入人体的抗生素及其活性代谢产物都是随尿液排出体外的,那它们中的大部分又去了哪儿呢?

## 使用过期抗生素危险吗?

这其实可以分成两个问题来回答,一是它们仍旧有效吗?二是它们会变成有毒物质吗?答案是:过了有效期的抗生素不会变成失去抗菌活性的粉末或有毒物质。1979 年,美国通过了一部法律,要求制药公司在药物包装上标明有效期,因此在美国购买到的每种抗生素的包装上,有时甚至每个药片上都标注着有效期。药师不能分发过期的药物,医院也必须将过期的

---

① 在我国,家庭过期药物被列入《国家危险废物名录》,集中收集的药物按危险废物进行无害化处理,未集中收集的可按照生活垃圾处理。目前这种处理方法有很大的隐患,容易造成环境污染等问题,急需出台更完善的法律法规或指南,同时也依赖国家、企业、个人共同努力去解决这一问题。——译者注

药物丢弃。然而,每种抗生素的有效期并不一定是经过深入研究后确定的(Diven,2015)。

美国军方多年前进行的一项调查发现,大多数药物(不只是抗生素)在过期后很久仍能保持很高的活性。药物的稳定性各不相同,尤其在高温、高湿的条件下。药物的活性(强度)可能随着时间的推移而减弱,但很多药物可以保持原有的高活性,只是制药公司无法确保药物在过期之后仍有百分之百的活性。

过期药物的两个主要问题是药物活性丧失(药物中的有效成分丧失部分活性)和药物成分分解成有毒物质。在几十年前确实发生过这样的事故,使用某种工艺生产的四环素类抗生素在过期之后变成了有毒物质,好在这种工艺早已废弃。

药物在获批之前会在不同的温度和湿度条件下进行稳定性测试,然后确定有效期,通常是制成后 12~60 个月。有效期的长短可能因药物成分和剂型(片剂、胶囊、混悬剂、注射剂)的不同而各异。通常,注射剂和混悬剂的稳定性不如片剂和胶囊。有些药物十分稳定,在过期后的很长时间内仍能保持百分之百的活性(Lyon,2006)。有效期仅表示制药公司已确定的药物安全和有效的时间(包装上所标示的有效成分含量没有变化)。然而"有效期"这个词有点不恰当,因为过期之后抗生素的抗菌活性可能并没有消失,只是制药公司不再提供质量保证而已。

美国军队储备着大量的药物(及疫苗等其他资源)。这个庞大、宝贵的储备库里有 20 世纪 80 年代就已经过期的药物。美军没有将过期药物立即丢弃(这会浪费数百万美元),而是启动了"药品效期延长计划",由美国国防部、食品药品管理局主持,测试即将过期的药物的稳定性。该计划的研究结果表明,以原始包装储存的 3005 个批次的 122 种药物中,2650 个批次的药物在平均过期 66 个月后仍保持稳定性,有些药物的有效期甚至可延长至 20 多年。研究人员还发现,每花费 1 美元来测试储备药物的稳定性,可以节省购买新药物所需的 13~94 美元。测试的药物中很多是抗生素,其中部分抗生素及其延长有效期为:氨苄西林胶囊(49 个月)、四环素胶囊(50 个月)、环丙沙星片(55 个月)、头孢氨苄胶囊(57 个月)。这些药物均以原始包装保存于理想环境中,而非放置在潮湿浴室里已经打开的小药盒中,因此这些数值不能作为家庭储药箱中相同抗生素的安全储存和使用标准。

在一项与军用储备无关的小型研究中,研究人员对 8 种用原始包装储存的已过期 28~40 年(没错,就是年)的药物(不包括抗生素)进行了调查。这些药物是在一家零售药店的被遗忘的后壁柜中发现的,由专门分析化学物质的研究人员进行了分析。他们发现 14 种药物成分中,有 12 种的含量仍至少达到了包装标注含量的 90%,其中 3 种药物成分的含量大于包装标注含量的 110%。然而,也有药物活性大大降低,例如阿司匹林的活性仅为最初的 5%。目前,美国食品药品管理局规定的药物有效成分可接受含量为包装标注含量的 90%~110%,称为"合理变化"。

在美国,药师分发过期药物,医院、长期护理院等医疗机构使用过期药物都是违法行为,因此价值数十亿美元的药物即使仍有活性,也必须丢弃。一些团体和个人呼吁大家更积极地检测过期药物,以减少浪费,并降低卫生保健系统的花费。但是这种行动很可能需要在美国食品药品管理局的主导下才能开展,因为对制药公司而言,让患者使用过期药物而非购买新的药物是无利可图的。

同时,美国的消费者权益得到了相当好的保护,美国消费者一般不会购买到过期药物。药师分发的药物上可能还有"失效日期××""××日期之后不要使用""××日期之后丢弃"等标示,这些标示有时是各州的药事管理委员会要求的。当制药公司的原始包装被打开后(例如药片被分装到小药瓶等容器中),原始的有效期便不再可靠,这是因为储存条件的改变会影响药物的稳定性。"截止使用"日期通常是药物分装后1年,并且不能晚于药物包装上的有效期。包括抗生素在内的越来越多的药物是独立包装的药片或胶囊,并且在包装上标示有名称和有效期,而仿制药通常会被分装到小药瓶里。药物包装上标示的"截止使用"日期可能比原始有效期早很多(消费者可能不知道原始有效期)。

截至2018年,美国有38个州通过了关于捐赠未使用过的处方药的法律,虽然各州法律的细节不同,但其中几个要点是一致的,包括仅接受有效期清晰可见、包装完好、密封于防伪包装中的处方药,且通常至少要在药物有效期前6个月捐赠。

其他内容也可参阅第1章中关于假冒伪劣药物的内容。

**什么时候可以使用抗生素预防感染(而非治疗已发生的感染)?**

人们使用抗生素的主要目的是治疗感染,但很多抗生素也可以用来预防感染，即抗生素预防性应用。预防用抗生素可用于个人、普通群体、特定高危人群，并且可以预防各种各样的感染，有时用来预防特定的细菌感染（如 A 组链球菌感染），有时用来保护脆弱部位（如人工心脏瓣膜），有时用来保护体质虚弱的患者（如接受了骨髓移植、外科手术的患者）。

在青霉素发现后的早期年代，人们过于乐观地估计了它能带来的益处，却对可能产生的不良后果缺乏认知。因此，虽然据报道 1947 年就暴发过一次青霉素治疗无效的葡萄球菌感染疫情，但是人们仍将青霉素添加到了润喉糖、牙膏、唇膏等很多产品中。在美国，直到 1951 年青霉素成为处方药，对青霉素滥用的管控才得以加强。现在看来似乎让人难以置信的是，在抗生素出现的早期，制药公司无须证明抗生素能有效治疗（或预防）特定感染就可以获得美国食品药品管理局的批准，而美国食品药品管理局在几十年之后才增加了对抗生素治疗有效性的要求。

在抗生素最初上市后的几十年中，其预防性应用增长迅速。随后开展的一些研究也设法明确了在哪些操作中预防性应用抗生素对患者有益，并在权衡用药风险的同时，确定了如何选择抗生素品种、剂量、疗程对患者益处最大。总体而言，多年以来，医生倾向于在外科手术中为患者进行短程抗生素预防性给药，通常是单次给药。调查还发现，抗生素给药和开始手术（切口）之间的时间间隔也会影响抗生素对患者的保护效果。如果给药太早，在外科手术开始前抗生素的抗菌活性就已消退。这么多年以来，推荐预防性使用抗生素的外科手术数量大幅增加，其中人工关节置换术占了很大一部分，最常见的是髋关节和膝关节置换术。虽然这类手术都是"清洁"手术,但人工关节为细菌生存提供了有利条件,导致即使只涉及少量细菌的感染也难以被人体免疫系统所清除。即便是很少侵入人体组织或引起人体严重感染的细菌,如寄生于皮肤表面的常驻细菌(表皮葡萄球菌等),也可在人造材料营造的保护性环境中滋生并引发轻度感染。一旦人工关节发生感染,仅靠抗生素会很难甚至根本无法将感染清除,因此风险成本太高,迫使外科医生采取预防性措施以避免感染发生。医疗产品生产商也在尝试攻克这个难题,研发各种不易受到细菌侵染的关节材料,如手术中有时会用到的涂布、浸渍抗菌物质(例如抗生素或有抗菌活性的金属)的外科材料或黏合剂。

## 手术时如何使用抗生素预防感染?

手术常被分成"污染"手术和"清洁"手术。前一种手术中,医生会切开或处理人体中有大量细菌定植的组织部位(例如肠道)或者已被感染的组织部位;后一种手术中(如甲状腺切除术等手术),术后感染风险会因手术类型不同而差异巨大。

2006年,美国进行了7800万台手术(4600万例住院患者,3200万例门诊患者)。2006—2009年,近2%的手术患者在住院期间发生伤口感染。实际感染的总体发生率高于此数值,因为大约50%的手术伤口感染是患者出院后才发现的。每治疗一例这样的手术并发感染,治疗费用至少会多出9万美元,尤其当并发感染涉及人工关节或涉及多重耐药菌时,治疗费用会更高。总体而言,大多数中低收入国家手术部位感染的发生率要高于美国。

　　随着老龄群体对维持活动能力的需求有所增加,膝关节和髋关节置换术等人工关节置换术的数量也随之增长了。2011年,美国大约进行了120万台人工关节置换术,其中膝关节置换术占了一半有余,其次是髋关节置换术(Berrios-Torres,2017)。2000—2015年,美国每年的膝关节置换术数量翻了一番。肩部、肘部、踝部的关节置换术很少见,但手术数量一直在增长。全球范围内,每年的髋关节置换术超过100万台。目前,整体的术后感染率稍高于2%,但随着对糖尿病、肥胖症等感染风险较高的患者也实施这样的手术,预计到2030年术后感染率会升高至6%以上。

　　现在,许多外科手术实施之前会常规使用抗生素,采用注射给药方式,通常是静脉注射,可以保证在手术开始时抗生素

许多外科手术实施之前会常规使用抗生素

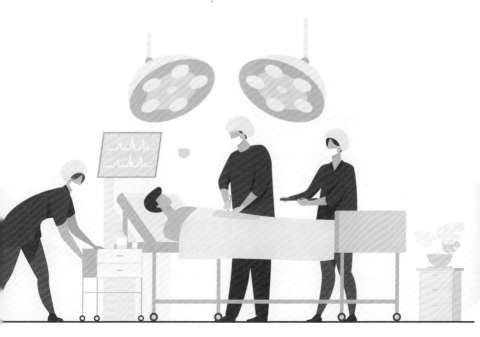

已分布于患者的组织和血清中。除关节置换术外,在其他多种外科手术前进行抗生素预防性给药也可以降低术后感染率,这样的外科手术包括髋部骨折手术、心脏起搏器植入、脊柱外科手术、经直肠前列腺穿刺活检术、子宫切除术、阑尾切除术等。

剖宫产也是一种常见的外科手术。在美国,每年出生的约400万新生儿中,有大约1/3是通过剖宫产来到这个世界的。与阴道分娩相比,剖宫产术后感染率高出5～10倍,因此医生通常会为产妇预防性使用抗生素(在美国,一般是给予单剂次的头孢唑啉),而且建议在手术开始前使用。肥胖产妇剖宫产后发生感染的风险更高,而2014年美国约25%的产妇体重指数(根据体重和身高计算)大于29.9 kg/$m^2$,达到了肥胖水平。2016年的一项调查发现,剖宫产产妇静脉注射单剂次的阿奇霉素(联合使用常规的预防用抗生素)可以使分娩后6周内的感染率从12%降至6%(Tita,2016)。阿奇霉素会在子宫肌层中蓄积,并保留于子宫肌层和脂肪组织中,这可能也解释了为何在剖宫产时使用阿奇霉素对产妇有益。

**其他什么情况下可以使用抗生素预防感染?**

### B 组链球菌

在美国,按照常规要求,经检测携带B组链球菌(阴道或直肠培养物检测呈阳性)的产妇需要给予氨苄西林以预防感染。B组链球菌与大众更为熟知的A组链球菌相关,后者能引起链球菌咽喉炎、猩红热等严重感染。10%～30%的健康女性阴道中存在B组链球菌,它会在产妇临产和分娩时感染新生儿,使新生儿患上致命的脑膜炎,而分娩时给予氨苄西林可以防止新生儿感染 B 组链球菌。在美国,产妇在临产和分娩时使用氨苄西林,已大大减少了感染 B 组链球菌的新生儿的数量,促使新生儿感染风险从 1/100 降低至 1/4000,即风险降低到了原来的 1/40。不过,不利的一面是健康女性中氨苄西林消耗量增加了。

### 肿瘤化疗

抗生素治疗也是肿瘤化疗中不可或缺的组成部分。患者接受大剂量化疗后,体内的白细胞(可以对抗感染的细胞)水平可能降至危险程度,这会导致患者感染致病菌的风险升高,因此使用抗生素成了一些化疗方案采取的标准措施。

### 牙科手术

健康人口腔中生活着数十亿细菌。牙科手术中、手术后,尤其在拔牙、种牙、根管治疗等操作中造成局部出血时,细菌常常会侵入血液,因此牙医会给患者使用抗生素。此外,置入人工心脏瓣膜、心脏瓣膜受损及置入其他人工材料(例如人工关节)的患者,口腔细菌在这些部位造成感染的风险会升高。在以往的牙科手术中,抗生素预防性应用有详细的指南,很多情况下都需要预防性地使用抗生素,包括在患者心脏杂音很多的情况下。但近些年来,牙科手术时需预防性使用抗生素的适应证已经大大减少了。

美国心脏协会和欧洲心脏病协会建议,对于一旦患心内膜炎就极可能产生严重后果的心脏病患者,应预防性使用抗生素,但英国国家卫生与临床优化研究所则反对常规使用抗生素来预防心内膜炎。

### 脑膜炎球菌性脑膜炎

脑膜炎球菌可导致脑膜炎暴发,而脑膜炎可导致患者迅速死亡。幸运的是,在美国,脑膜炎暴发相比以前很少发生了。脑膜炎常发生在居于拥挤环境(例如大学或营地)内的年轻人群中,此外,与感染者密切接触的人员(例如家庭成员、室友)面临的感染风险也会增加。对密切接触者给予短程抗生素预防性治疗(需要对目标菌株有效)可以防止新病例的出现。现在我们已经有了脑膜炎球菌疫苗,因此与没有疫苗的时代相比,这种感染已不常见,然而疫苗并非对所有的脑膜炎球菌都有免疫活性,也并非所有人都接种了疫苗,这意味着在感染暴发时有时仍需进行抗生素预防性应用。

以前,流感嗜血杆菌性脑膜炎患者的密切接触者有时也需要预防性地使用抗生素以防止感染,但随着 b 型流感嗜血杆菌结合疫苗的大规模使用,流感嗜血杆菌性脑膜炎也几乎消失了,因此没有必要再进行抗生素预防性给药。

### A 组链球菌和风湿热

风湿热是一种继发于 A 组链球菌感染的疾病,其症状包括关节疼痛、皮疹、心脏炎性病变等,而心脏反复感染会严重损伤心脏瓣膜,因此医生会建议曾患风湿热的人终身使用青霉素(如果他们对青霉素过敏,则可以使用其他抗生素),以降低反复感染对心脏瓣膜造成进一步损害的可能。在北美国家和其他高收入国家,由于链球菌感染诊断率和抗生素治疗普及率较高,虽仍有零星感染病例,但风湿热已基本上被消除。可是从全球范围来看,风湿热依然是个不小的问题,在 2015 年大约有 3340 万风湿性心脏病,超过 30 万患者病死。

A 组链球菌引发的另一种感染是丹毒,表现为皮肤急性感染,皮肤发红、发热、触痛,常出现高热、白细胞计数上升。A 组链球菌感染好发于患者面部和腿部,对于接受乳房切除术后出现淋巴水肿的女性患者,感染有时会发于手臂。此外,这种感染容易复发,因此医生有时会推荐使用青霉素进行预防性治疗。

2017 年,美国阿拉斯加州安克雷奇暴发了侵袭性 A 组链球菌群体感染事件,疑似由流浪人群中传播的链球菌引起,导致 40 多人住院。针对此次感染暴发事件,公共卫生部门做出决策,通过能联系到的 6 家无家可归者服务机构,对 391 名无家可归者给予单剂次阿奇霉素治疗。随后,人群中的感染率和住院人数迅速下降(Mosites,2018)。

### 其他情况

以前,有医生提倡人们在国际旅行期间预防性地使用抗生素,以降低患"旅行者腹泻"的可能性。后来的研究发现,旅途中随身携带一些对"旅行者腹泻"致病菌有效的抗生素,在腹泻时使用也是一个不错的选择。然而,鉴于各种研究警示和全球范围内多种耐药菌相继出现的事实,医生不再推荐上述做法。现在,医生不建议轻度和中度腹泻患者使用抗生素,只有出现由细菌引起的重度感染性腹泻时才建议使用抗生素。旅行者是全球细菌传播的重要载体,所传播的细菌也包括携带抗性基因的菌株。

有时,医生会对尿路感染反复发作的女性患者采取抗生素预防性治疗,但总的来说,这种预防性治疗没有效果,反而会导致细菌产生抗生素耐药性。

人们还观察到了一个现象,即预防性使用抗生素会增加抗生素的消耗量,并导致耐药菌的出现。随着越来越多的细菌对抗生素产生耐药性,预防性用药的效果可能会越来越差。相关内容参见第 5 章和第 6 章。

据目前最准确的估计,地球上一半以上的已知抗生素是供动物使用的。动物使用抗生素可以促进生长、预防感染、治疗特定感染等。具体内容参见第 4 章,抗生素的其他用途(非人类用途)部分。

## 什么情况下需要进行大规模抗生素治疗?

进行大规模抗生素治疗并非新鲜事,通常是通过口服或注射的方式为某个村庄、某个社区、某个地区的所有人口提供治疗。一些地区有时还会开展大规模的疫苗接种,以尽可能高效地为大量个体接种疫苗,从而应对疾病(例如黄热病、麻疹、白喉、脊髓灰质炎等疫苗可预防疾病)暴发,有时也用来提高免疫覆盖率。大规模抗生素治疗常用来消除某一群体中的特定感染。

近几十年,最大规模的抗生素治疗是为了控制热带和亚热带地区疟疾的传播,在此期间,多种抗疟药(如氯胍、乙胺嘧啶、氯喹、阿莫地喹、磺胺多辛等)投入使用,有时还会联合使用两种或多种抗疟药。有些情况下,除药物治疗外,人们还会结合

使用其他化学制剂,例如滴滴涕(DDT,一种杀虫剂,在中国已
被禁用)或其他杀虫剂,或者采取其他措施(例如挂蚊帐)。过
去,在大多数疟原虫对氯喹敏感时,有些国家还会将抗疟药与
食盐混在一起,以"氯喹盐"的形式供日常食用。在非洲、亚洲、
南美洲国家,针对疟疾的大规模治疗已在不同时期开展过多
次,每次行动之后病例都会减少,然而,除非控制措施能一直持
续下去,否则疟疾会再次暴发。其中,在一些小岛屿和高海拔
地区,治疗行动结束之后效果通常能维持很长一段时间。在这
样的治疗行动中,大规模使用抗疟药可能导致疟原虫的耐药性
增加,而现在疟原虫耐药已经是一个严峻的全球性问题。大多
数治疗疟疾的常规药物没有抗菌活性,不可能导致疟原虫产生
抗生素耐药性。但也有两个例外,四环素类抗生素和磺胺多辛
等磺胺类抗生素既可用于疟疾的治疗也可用于细菌感染的治
疗,因此使用这两类抗生素控制疟原虫感染时可能诱导细菌产
生抗生素耐药性。就细菌和寄生虫而言,大规模治疗的基本原
则和对这两类病原微生物产生的影响是相互关联的。

大规模治疗中使用的抗生素必须有很高的安全性。在治
疗中,一个潜在的问题是对抗生素过敏或有其他禁忌证的患者
(例如孕妇)使用抗生素会产生安全性问题。许多抗生素不适
合孕妇使用,甚至对于某些抗生素,从未有人研究过它们用于
孕妇时的安全性。

如今,人们正在积极开展有针对性的大规模抗生素治疗,
以消除5种曾被忽视的热带疾病,这5种疾病通常流行于热带
地区的贫穷农村人口中,会导致慢性疾病和残疾,使人们无法
正常工作和生活。全球联合应对的这5种疾病是淋巴丝虫病、

血吸虫病、盘尾丝虫病、土源性蠕虫病(例如钩虫和蛔虫感染)、沙眼。这 5 种疾病都有安全有效的治疗方法,制药公司已经捐赠了价值数十亿美元的药物,包括来自辉瑞的抗生素阿奇霉素、来自默克的抗寄生虫药伊维菌素、来自葛兰素史克的阿苯达唑、来自强生的甲苯达唑、来自卫材的乙胺嗪,此外,默克雪兰诺向世界卫生组织捐赠了吡喹酮供免费使用,这些药物会经大规模治疗行动分发给受上述疾病影响最严重的人口。

除沙眼外,上述感染均由寄生虫引起。沙眼是一种由沙眼衣原体引起的眼部感染,可以人传人,常常通过直接接触传播、苍蝇传播,或在卫生条件差、缺乏清洁用水的地区通过共用毛巾等物品传播。沙眼衣原体会引起眼部急性感染,可能发展为慢性感染,造成角膜瘢痕,并最终导致失明。沙眼可以使用抗生素治疗并可以治愈。数十年来,人们尝试过多种抗生素来治疗沙眼,包括局部用药(直接用于眼部)和全身用药(口服后到达全身组织),其中有些抗生素是有效的。对沙眼特别有效的一种抗生素是众所周知的大环内酯类抗生素阿奇霉素,它的抗菌活性可以维持数天,因此单次给药就会起效。此外,阿奇霉素的优点还包括:适用于年龄最小低至 6 个月的婴儿,孕期使用安全(意味着育龄妇女也可以使用,且使用前不需要进行妊娠测试),人体对阿奇霉素的耐受性很好。辉瑞将阿奇霉素捐赠出来供低收入国家的大规模治疗行动使用,迄今已分发超过6 亿剂,仅 2016 年就分发了 8500 万剂。

沙眼衣原体并非唯一一种会导致人类感染的衣原体,可引发人类感染病的衣原体还包括:引起男女生殖器感染的多种沙眼衣原体,引起肺炎的肺炎衣原体,既可感染鸟类又可以引起人类肺炎(鹦鹉热)的鹦鹉热衣原体等。

　　大规模抗生素治疗行动还可用于控制雅司病,一种很多人闻所未闻的感染病。雅司病是由梅毒螺旋体极细亚种引起的慢性感染,通过直接接触患者具传染力的病变皮肤(皮肤肿块和溃疡)传播,会导致一种慢性、毁容性、疼痛性的感染。雅司病主要流行于热带乡村地区,因为这些地区往往湿度大、卫生条件差,雅司病容易在人与人(尤其是儿童)之间传播。

　　几十年前,人们就以注射青霉素的方式开展了大规模抗生素治疗行动来根除雅司病。该项行动由世界卫生组织和联合国儿童基金会推动,执行期为 1952—1964 年,致力于在 46 个国家中根除雅司病。虽然这些大规模抗生素治疗行动没能成功根除雅司病,但的确让全世界的活动性雅司病病例数减少了95％。这些治疗行动之所以没能成功,主要是因为潜伏性雅司病的出现,这种潜伏性感染在治疗中不会表现出明显的体征或症状。目前,雅司病存在于非洲、东南亚、西太平洋地区的至少13 个国家中,依然流行于这些国家的 8900 万人口之中。

　　新药策略的出现再次激起了人们尝试根除雅司病的愿望。当前,世界卫生组织推荐的治疗方法包括大规模使用阿奇霉素,然后对错过治疗的患者和持续感染的患者进行针对性治疗。近年,有一项研究通过对大规模抗生素治疗结束后 42 个月的随访调查来确定治疗效果(Mitja,2018)。在巴布亚新几内亚一座人口约为 16000 人的小岛上,使用阿奇霉素进行的大规模治疗覆盖了 84％的人口,使活动性雅司病的比例从近 2％降低到仅 0.1％。然而,研究人员观察到,在大规模治疗结束后 30 个月,感染病例数又开始增加,其中许多新发现的活动性病例是大规模治疗行动中错过治疗的岛民。借此,研究人员得出结论,要有效根除雅司病,大规模治疗行动必须覆盖至少90%的人口(这可不是一个容易实现的目标),且可能需要进行第二轮甚至第三轮大规模抗生素治疗。

这项研究还有另一个令人忧心的发现。通过对随访后期新发现的一些活动性病例进行深入研究,研究人员发现雅司病病原体的核糖体 RNA 发生了基因突变,对阿奇霉素产生了耐药性,而一些携带耐药菌的人相互之间曾有过接触,表明耐药菌可以在人与人之间传播。这意味着任何大规模抗生素治疗行动,需同时有临床监测和实验室检测的支持,以掌握耐药性情况,且应在耐药菌扩散之前,使用其他有效药物对耐药菌携带者进行治疗。这些发现令人心惊,也再一次证实了在生物系统中应用抗生素治疗的复杂性及所可能产生的严重后果。大规模抗生素治疗行动可以从目标致病菌及宿主常驻细菌中筛选出耐药性细菌。

**大规模使用抗生素会产生什么后果?**

几年前,研究人员注意到阿奇霉素用于大规模治疗沙眼后,埃塞俄比亚儿童的死亡率似乎有所下降。那么,阿奇霉素可以挽救贫穷地区儿童的生命吗? 这促使研究人员在马拉维、尼日尔、坦桑尼亚逾 1500 个社区(覆盖近 20 万儿童)中开展了一项大规模调查研究,将 1 个月至 5 岁的健康儿童随机分组,2年内每 6 个月给予 1 剂阿奇霉素或安慰剂。随后,研究人员对阿奇霉素组儿童的死亡率做了统计,并与安慰剂组儿童的死亡率进行比较,研究结果于 2018 年发表(Keenan NEJM,2018)。

研究人员发现,总体而言,阿奇霉素组儿童比安慰剂组儿童的死亡率低 13.5％,但治疗获益的多少因国家而异,儿童死亡率的下降从坦桑尼亚的 3.4％ 到尼日尔的 18.1％ 不等,其中尼日尔是世界上儿童死亡率最高的国家之一(约 9％ 的儿童在 5 岁前死亡)。总体上,1～5 个月大的婴儿治疗获益最大,阿奇霉素可以让该年龄组的死亡率下降近 25％。但研究人员不能确定阿奇霉素是否引起过严重的不良反应。该研究没有对抗生素如何降低儿童死亡率进行研究,但我(本书作者)认为,抗生素可能通过减少呼吸道感染、感染性腹泻、疟疾的发病率,控制住这几种主要感染在热带地区低收入人口中的肆虐,从而降低儿童死亡率。阿奇霉素对导致呼吸道感染和感染性腹泻的多种细菌有抗菌活性,且较早的研究显示其甚至对疟原虫也具有一定的活性,特别是与其他药物联用时活性更强。阿奇霉素对恶性疟原虫原生质体(疟原虫生存必需的细胞器)有缓慢而强烈的抑制活性。

　　这项研究的结果引起了轰动,带动了热烈的讨论。当前,如果有一种抗生素耐受性良好且成本相对低廉,不将它提供给低收入国家挽救数百万人的生命是否不合乎道德?据估计,全球每天有 15000 名 5 岁以下儿童死亡,大多数来自低收入国家,其中许多儿童死于可以预防的腹泻和肺炎等疾病。但与此同时,如果有一种抗生素会促进抗生素耐药性的发展,进而影响我们的后代,不仅对未来的儿童和低收入国家的人口产生影响,还对未来我们所有人的后代都产生影响,使未来很多的感染都无法再用这种抗生素治愈,那么我们现在还应坚持用这种抗生素去救治低收入国家的人口吗?目前,阿奇霉素已被广泛用于治疗多种不同的感染,也是治疗性传播疾病——淋病为数不多的可选择药物之一。我们是应该挽救当前的生命还是应该为未来的人口保留这种有效的抗生素？此外，如果低收入国家的儿童常规使用阿奇霉素，那么它的有效性还能维持多久？与广泛使用抗生素相比，提供清洁用水、改善卫生条件和营养水平等措施一样有效甚至效果更佳，但提供清洁用水、改善卫生条件和营养水平需要花费更长的时间才能落实且开支更大。另外，各国之间研究结果的差异表明，当前儿童死亡率越低的国家，使用抗生素获益也越少。

阿奇霉素的使用不能作为长期解决方案，但许多人主张将这种干预措施作为当前挽救儿童生命的应急措施，同时继续致力于提供清洁用水、改善卫生条件和营养水平等行动。

清洁用水供应投入巨大

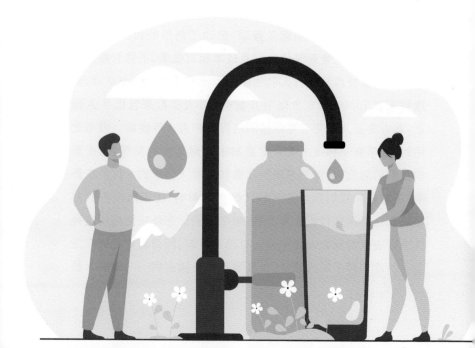

2 抗生素的临床应用 101

　　我们对大规模抗生素治疗行动带来的后果真正了解多少呢？虽然我们首要关注的对象是治疗所针对的病原体，但也不应忽视其他可能导致严重感染的常驻细菌。已有一些研究试图回答这个问题（Doan，2018；Keenan CID，2018；Skalet，2010）。在一项调查研究中，研究人员对 130 名沙眼患儿和家庭中与患儿日常接触的其他儿童成员给予单剂次阿奇霉素治疗，在治疗后的 6 个月内，对一些儿童进行鼻咽拭子培养，寻找耐药的肺炎球菌，结果发现治疗前携带耐药肺炎球菌的儿童不到 2％，治疗后 2～3 周增至 50％ 以上，虽然治疗后 6 个月又降至 6％ 左右，但这一数值仍高于基线水平（Leach，1997）。另一项在埃塞俄比亚进行的研究涉及 12 个社区的儿童，研究人员在使用阿奇霉素控制患儿沙眼后也发现，受治儿童鼻咽部的耐药肺炎球菌有所增多（Skalet，2010）。接受阿奇霉素治疗的儿童中，肺炎球菌的耐药率从基线水平的 3.6％ 增长至治疗后 12 个月的近 50％，而在没有接受阿奇霉素治疗的对照社区，到第 12 个月肺炎球菌对阿奇霉素的耐药率只有 9.2％。

　　最近发表的多项研究评估了针对沙眼的大规模抗生素治疗行动中不同治疗频率对抗生素耐药性的影响。在一项关注该问题的研究中，研究人员对大规模应用阿奇霉素这种大环内酯类抗生素治疗的各个社区做了系统的比较。其中 12 个社区每年进行一次大规模治疗，另 12 个社区每年进行两次大规模治疗。各个社区在进行大规模治疗前，大环内酯类抗生素的耐药率是 20％，且每年一次或两次大规模治疗的社区之间大环内酯类抗生素的耐药性水平相当，但在治疗后第 24 个月，每年两次大规模治疗的社区中大环内酯类抗生素的耐药率达到了 60％，与之相比，每年一次大规模治疗的社区中大环内酯类抗生素的耐药率仅为 40％。这项研究清楚地反映出,抗生素使用频率、消耗量与耐药率之间存在相关性。

## 抗生素在人群中是如何使用的? 什么人需要使用抗生素?

在大多数高收入国家,至少 80％ 的抗生素是开给门诊患者使用的,约 20％ 用于医院和其他医疗机构内的住院患者。其中,牙医开出的抗生素处方占全部抗生素处方的 3％～10％。在美国,医院外的抗生素处方可由内科医生、牙医、护理师等医务人员开出。现在,直接面向患者的远程医疗在不断地发展,在线医务人员也经常开出各种抗生素处方,不过当前还没有具体数据能反映这类处方在抗生素使用中所占的比例。此外,在许多国家,获取抗生素是不需要处方的,人们可以在当地药店直接购买(Auta,2018)。

如今,抗生素门诊处方中仅约 60％ 来自医院门诊和急诊科,原因是急症医院①、零售诊所②等场所开具的抗生素处方日益增多。一项研究调查了 2014 年美国 65 岁以下成人获取抗生素处方的情况,发现近 40％ 的急症医院患者(约 270 万例)和 36％ 的零售诊所患者被开具了抗生素处方,大大高于医院急诊科患者(约占 480 万例的 14％)和医院门诊患者(占近 1.5 亿例的 7％)被开具抗生素处方的比例。此外,该研究发现,急

---

① 在美国,紧急就医一般有两种选择:急症医院和综合医院急诊科。综合医院急诊科是用来救治有生命危险的患者或情况紧急需要急救的患者。急症医院一般是独立的私人医院,适用于家庭医生无法处理的紧急发病但没有生命危险,无须去综合医院急诊科处理的情况。——译者注

② 零售诊所是设置于商超或药店一角的小型诊所。——译者注

症医院为患者治疗呼吸道感染时所开出的不合理抗生素处方
比例最高,达到将近46%(Palms,2018)。

在美国,50%～60%的住院患者在住院期间的某个阶段会
使用一种抗生素,2006—2012 年,约55%的患者在住院期间至
少会使用一次抗生素(Baggs,2016)。据估计,抗生素治疗的
总天数为每千名患者 755 天。2006—2012 年,广谱抗生素的
消耗量有明显的增长,但是环丙沙星等喹诺酮类抗生素的消耗
量有所减少。另外,美国的住院患者消耗的广谱抗生素比英国
的更多。约50%的住院患者使用抗生素是为了治疗肺炎等下
呼吸道感染。在美国,人们倾向于使用广谱抗生素,很少使用
窄谱抗生素(例如青霉素等)。

**开具抗生素处方的主要原因是什么?**

许多研究对不同年份、不同场合的抗生素使用原因进行过
简要分析,结果如下:在美国,约50%的抗生素是用于治疗呼
吸道感染的。急性呼吸道感染包括鼻窦炎、咽炎、病毒性上呼
吸道感染、支气管炎、肺炎等。其中一项大型研究的结果表明,
美国医生开具抗生素处方的最常见理由是治疗鼻窦炎,而治疗
呼吸道感染的抗生素处方中,约有一半是不合理的(Fleming-
Dutra,2016),因为很多呼吸道感染是由病毒引起的,抗生素根
本不起作用。

非住院患者中,最可能使用抗生素的是 2 岁以下的患者
(每年每千名患者中超过 1000 张处方),最不可能使用抗生素
的是 20 岁至 39 岁的患者。据估计,抗生素滥用的比例达到了

1/3 甚至更高。

开具抗生素处方的第二大常见理由是治疗腹泻或胃肠道感染,包括志贺菌、沙门菌、弯曲菌等细菌引起的感染,还有轮状病毒和诺如病毒等多种病毒引起的感染。在美国,由贾第鞭毛虫、隐孢子虫、环孢子虫等寄生虫引起的感染占比较低。抗生素仅在治疗某些细菌感染时有效,对治疗病毒感染无效。据估计,细菌引起的腹泻仅占所有腹泻病例的25%,但这一比例因地理位置、年龄、卫生水平等因素的不同而存在很大差异。

除腹泻外,为门诊患者开具抗生素处方的其他常见理由包括治疗尿路感染、皮肤及软组织感染等。

一项针对美国 2013—2015 年门诊患者抗生素处方的研究发现,医生最常开出的抗生素是阿奇霉素、阿莫西林、阿莫西林克拉维酸、环丙沙星、头孢氨苄等(Durkin,2018)。研究人员还发现,尽管人们为了减少抗生素不合理处方,通过讲座等宣传教育活动做出了很多努力,但处方总体水平在为期 3 年的研究期间并没有任何变化。每年每千名患者的抗生素处方数量为 826 张,意味着平均每年每 10 名患者中有超过 8 名患者使用了抗生素,但抗生素的使用在患者中并非平均分布,小部分患者多次用药可能占了大部分。值得注意的是,抗生素使用有明显的季节性高峰,与流感高峰季节相对应,例如一项研究表明,医生在 2 月开具抗生素处方的可能性比 9 月高 42%,而多出的大部分处方可能是为了治疗病毒性呼吸道感染。

### 为何治疗呼吸道感染时会如此普遍地使用抗生素？

其中缘由众多。一个原因是,当人们患病并确定感染时,总是希望通过使用抗生素让自己快点好转,但许多人无法区分病毒感染和细菌感染,通常也缺乏区分病毒感染和细菌感染的快速、准确、便宜的检测方法,特别是那些病情不严重的人更不会去做检查,导致人们在没有明确诊断病情的情况下就开始治疗。流感病毒(一种引起呼吸道感染的病毒)检测在很多地方都可以做,但其他大多数病毒没有常规检测方法可用(除了科研机构、学术机构可以做病毒检测)。

另一个原因是医生为了满足患者的要求而开具抗生素处方。对于医生来说,开具一张抗生素处方很快,但向患者清楚解释为何没有必要使用抗生素,或者使用抗生素有哪些潜在危害却很费时。一项研究分析了 13000 多例呼吸道感染的远程医疗咨询情况,结果表明,医生开具抗生素处方可以缩短患者的就诊时间,因此医生会在 2/3 的出诊过程中开出抗生素处方。另一项研究发现,与刚出诊的前一个小时相比,医生在临近门诊结束时更可能开出不合理的抗生素处方,这反映出此时医生已经出现了决策疲劳。如果医生给患者使用抗生素,而非其他药物或治疗措施,患者对医生的满意度也可能更高,换言之,对医生的评价更高(Martinez,2018)。这是因为很多患者觉得只要用抗生素治疗就会奏效。

在将抗生素归为非处方药的国家,使用抗生素治疗发热等症状十分普遍。针对马尼拉(菲律宾首都)低收入人口的一项研究发现,因发热到急诊科就诊的患者中,大约40%在就诊前就已经使用过抗生素,而这些患者中最常见的发热病因是登革热(一种病毒感染),其次是麻疹、流行性腮腺炎、风疹等其他病毒感染。但实际上,这些情况下使用抗生素既不合理也无必要。

## 抗生素的使用情况是否因地而异?

在世界范围内,不同国家、地区、人口之间抗生素的使用情况差异非常大。在某些国家,超过40%的人每年都会使用抗生素,而在另一些国家这一比例不到20%。此外,同一国家的不同地区间也有差别,例如美国各地使用抗生素的情况就各不相同(Hicks,2015)。美国疾病预防控制中心官网上有一张地图,显示了2015年各州每千人抗生素消耗量的情况。在东南部一些州,医生开出的抗生素处方达到了每千人1000张以上,而在西部一些州,抗生素处方不足每千人500张。抗生素消耗量的差异反映出不同人口中感染病例数和发病类型的不同,也就是感染病的负担不同,例如一些人口中会出现多次感染的现象,那么就会消耗更多的抗生素。此外,抗生素消耗量的差异也反映出不同人口获取抗生素的难易程度不同,譬如,一些人因为负担不起药费或买不到合适的抗生素,自然就会较少使用抗生素。另外,不同国家、不同地区之间,医生的处方习惯、依据的处方指南也存在明显的差异。

从全球范围来看,一些地区的人滥用(过量使用或不合理使用)抗生素,而另一些地区的人却无法获得抗生素,这也是人类当前面临的一个大问题。新德里疾病动态、经济学和政策研究中心主任拉马南·拉克斯米纳拉扬等人指出,我们需要平衡这一状况,在控制一些人过量使用抗生素的同时,对那些"望药兴叹"的人施以援手(Laxminarayan,2016;Mendelson 2016)。

与高收入国家的人口相比,中低收入国家人口的感染病负担更重,但能获得的抗生素却更少。多种感染病位列全球"十大杀手"榜,包括下呼吸道感染、腹泻。在世界卫生组织督导的非洲地区,感染病占据了十大死因中的五个,包括位列前三位的下呼吸道感染、艾滋病、腹泻,而在欧洲和美国,十大死因中的唯一一种感染病是下呼吸道感染。

过量使用抗生素是一个大问题,尤其在高收入国家更是如此。但对许多低收入国家人口或许多国家的贫困人口而言,他们所面对的主要问题却是无法获得抗生素。尽管抗生素是相对便宜的药物,但药物价格或者就诊费用仍超出了一些人的承受范围。据估计,许多人仅仅因为无法获得某种抗生素,便死于那些原本可以用相应抗生素治愈的感染。在某些地区,人们所能获得的抗生素是过时的廉价品种,细菌已对这些抗生素产生了耐药性,因而用这些抗生素进行治疗可能不会有效。根据世界卫生组织的数据,低收入国家的肺炎患儿中,只有不到一半能得到有效的抗生素治疗。撒哈拉以南非洲地区5岁以下儿童的死亡率比高收入国家高15倍,而其中至少一半儿童死于可以预防或者治疗的感染。

一项针对101个国家5岁以下社区获得性肺炎患儿的分析发现,如果人人都能获得抗生素,约44500名患儿可以活下来(Laxminarayan,2016),这将使死于肺炎的患儿减少75%。此外,如果提高已有疫苗(例如肺炎球菌结合疫苗、b型流感嗜血杆菌结合疫苗）的免疫覆盖率，以预防肺炎和呼吸道感染，可以大幅减少抗生素的使用。

在当今美国，包括心脏病、肺部疾病、中风、阿尔茨海默病、糖尿病等在内的慢性疾病是人口主要死因，而外伤、自杀、日益严重的药物滥用也是导致美国人口死亡的主要元凶（US Burden of Disease Collaborators，2018）。2014 年，包括肺炎在内的下呼吸道感染是造成美国人口死亡的最主要的感染病，下呼吸道感染病死人数占感染病总病死人数的 75%（Bcheraoui，2018）。在 2000—2014 年的美国，腹泻是唯一一种病死率有所上升的感染病，病死人数约占总病死人数的 7%，原因可能与艰难梭菌感染导致的病死人数增加有关（参见第 3 章关于艰难梭菌的讨论部分）。2000—2014 年，美国死于艰难梭菌感染的人增加了近 5 倍。目前，艰难梭菌感染是造成美国胃肠炎患者病死的首要原因，病死人数几乎占胃肠炎病死人数的一半（48%），占 65 岁以上胃肠炎患者中病死人数的 83%，而艰难梭菌感染很大程度上是使用抗生素造成的。

一项针对美国县级行政单位开展的感染病死亡情况调查发现，各郡县的感染病死数据因地理位置不同而有明显的差异（Bcheraoui，2018），而造成这些差异的原因包括贫富状况、空气质量、医疗普及程度、阿片类药物的使用情况等差异，其中使用强效、长效、高剂量阿片类药物增加了人们患严重肺炎球菌性肺炎（Wiese，2018）和包括细菌性心内膜炎在内的其他几种细菌感染的风险，可能导致了美国某些地区感染病病死人数的增长。

如前所述，美国抗生素的使用情况存在地区差异。美国人使用抗生素的比例较其他许多国家高出很多,例如 2014 年瑞典每千人的抗生素消耗量为 328 个限定日剂量,而 2015 年在美国某些地区每千人的抗生素消耗量为 1000 个限定日剂量。

## 抗生素消耗量在增加还是减少?

全球范围内的抗生素消耗量正在增加。一般而言,高收入国家的抗生素消耗量较多,而中低收入国家的抗生素消耗量增长较快。2000—2015 年,尽管全球出台了很多关于限制抗生素滥用的政策,但抗生素的总体消耗量仍增长了 39%。

研究人员收集了 2000—2015 年 76 个国家的药物销售数据,以分析抗生素使用情况,结果发现以限定日剂量计算,抗生

全球抗生素消耗量在增加

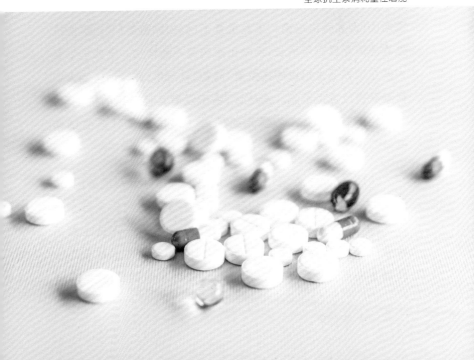

素消耗量增长了 65％,而以每千人每天消耗的剂量计算,抗生素消耗量增长了 39％(Klein,2018)。2000—2005 年,中低收入国家贡献了抗生素消耗量增长的大部分。这些国家中,抗生素消耗量的增长与经济状况有关:随着国家越来越富裕,抗生素消耗量也日益增长。2000—2005 年抗生素消耗量增长最快(以限定日剂量计算)的国家是印度(消耗量几乎翻倍)等发展中国家,发展中国家人口众多,因此对全球抗生素总体消耗量的影响很大。

相比之下,高收入国家的抗生素消耗量仅增长了 4％(有一些国家甚至有所降低),但这些国家的抗生素消耗量原本就远远高于大多数中低收入国家。然而,在中低收入国家,感染病带来的负担却比高收入国家大很多。有些抗生素是在其他抗生素无效时才会使用的,被称作"抗生素最后的防线",包括四环素类(例如替加环素)、噁唑烷酮类(例如利奈唑胺)、碳青霉烯类(例如美洛培南)、多黏菌素类(例如黏菌素)等。这些抗生素的消耗量有所增长,反映出耐药菌不断增加。这些抗生素大多在世界卫生组织的抗生素"储备"目录中,许多地区的人们很难获得或负担不起。据估计,由于没有其他可用的抗生素,全球每年有 21.4 万名婴儿死于对一线抗生素耐药的细菌感染。

2015 年,抗生素消耗量最大的高收入国家分别是美国、法国、意大利,中低收入国家中抗生素消耗量最大的国家分别是印度、中国、巴基斯坦。2000—2015 年,印度每千人抗生素消耗量(以限定日剂量计算)从 8.2 上升到 13.6,中国从 5.1 上升到 8.4,巴基斯坦从 16.2 上升到 19.6,尽管如此,这些数值仍远低于高收入国家。2000—2015 年,高收入国家的抗生素消耗量稍有降低(以限定日剂量计算,从每千人 27.0 降至 25.7),而中低收入国家从每千人 8.6 上升至 13.9。

鉴于中低收入国家的感染病负担巨大,且可获取的抗生素数量在不断增加,在政策不变的情况下,全球的抗生素消耗量将会持续增长,预计 2015—2030 年全球抗生素消耗量会增长 15%(Klein,2018)。中低收入国家人口占全球人口的 85%,即使这些人口只是适度增加抗生素消耗量,也将对全球抗生素消耗量产生巨大影响。

但是,这项研究的结论忽略了一些重要细节。例如,某些高收入国家(如荷兰、日本、瑞典、挪威等)的抗生素消耗量低、感染率低,感染病的病死率也低。与其他许多高收入国家相比,这些国家极少使用抗生素,但又能给国民提供良好的医疗保障,保证良好的国民健康状况,它们可以成为其他国家学习的样板(Klein,2018)。2013—2017 年,英国通过积极整顿抗生素滥用,使基层医疗机构的抗生素处方数量下降了 13%。

## 美国人用抗生素的支出有多少?

抗生素市场很大,2009 年美国人用抗生素的总支出达到了 107 亿美元。一项回顾性研究中,按抗生素品种和医疗机构分类,对美国 2010—2015 年的人用抗生素支出数据分析后发现,美国人用抗生素的总支出从 2010 年的 106 亿美元下降到了 2015 年的 88 亿美元,但这未必是因为美国的抗生素消耗量在减少(Suda,2018),而是因为越来越多的人选择在社区医院接受抗生素静脉注射。2010—2015 年美国人用抗生素的总支出为 560 亿美元,其中近 60％ 是在门诊支出的。2010—2015 年支出最多的抗生素是多西环素、达托霉素、利奈唑胺,其中后两者是售价高昂的新型抗生素。2009 年的一项调查分析发现,喹诺酮类抗生素是支出最多的抗生素,但在调查的时间范围内,其支出已减少了 91％,支出减少的原因可能是左氧氟沙星和莫西沙星的专利保护期限已过,低价的仿制药大量出现。四环素类抗生素的支出呈大幅增长,但消耗量却没有太大的变化,支出增长的原因可能与多西环素的产能问题有关。2013 年 1 月,美国的多西环素生产出现产能问题,导致供应紧张,多西环素的批发价格也因此上涨,后来产能问题虽得到了解决,但价格却没有再降下来。

2015 年,美国主要抗生素的支出占比如下:四环素类(19.2％)、青霉素类(16％)、头孢菌素类(12.2％)、大环内酯类(10.7％)、噁唑烷酮类(6.9％)、喹诺酮类(2.3％)。喹诺酮类抗生素的支出占抗生素总支出的比例从 2010 年的 21％ 降低到了 2015 年的 2.3％,主要原因是价格下降。这些数据没有涉及新型抗生素的研发费用,而抗生素研发和临床试验都是投资不菲的环节。关于新型抗生素研发的问题将在第 8 章讨论。

# 3 抗生素使用后果：人用抗生素不良反应

## 过敏反应和不良反应有什么区别？ 过敏反应的表现和症状是什么？

所有由药物引起的过敏反应都属于药物不良反应,但是药物不良反应还包括其他许多类型的反应。每种抗生素都会对人体产生一些潜在的不良后果,因此,人们每次使用抗生素前都应权衡利弊。由于抗生素在我们的生活中较为常见,有时我们反而会忽视它们对人体有害的一面。也许你经常听到这样的言论:"我们不确定是什么原因引起了这个毛病,但抗生素可能会有所帮助,而且就算没用,它又有什么危害呢?"可答案却是:潜在危害总是存在的!

大多数抗生素的确是相当安全的,然而尽管发生概率不一,所有抗生素仍有可能引起不良反应。现在人们使用的抗生素比早期那些常混有杂质的粗提物要安全得多。得益于数十年来积累的多种抗生素的使用经验,人们对不良反应的症状、监测方法,以及如何识别哪些个体更可能对特定抗生素产生严重不良反应等都有了进一步的了解。尽管在抗生素获得美国食品药品管理局批准应用之前,会相应开展广泛的临床试验,但发生概率为百万分之一的不良反应可能得在数十万或数百万人用药之后才能被发现。比起一般的不良反应(例如背痛、恶心、头痛),特殊的和严重的不良反应更容易被识别。

患者通常不会仅服用抗生素一种药物,也会同时服用其他多种药物。如果出现皮疹,究竟是由抗生素引起的还是其他药物引起的呢? 一般来说,医生不会也不可能专门针对某种药物是否会引起特定的不良反应而开展试验，通常是根据患者开始服药的时间、发生不良反应的潜在风险因素、药物的基本信息等判断不良反应的可能原因。每种药物（包括抗生素）获批之前，研究人员已经通过临床试验了解了它的基本性质。随着对抗生素使用经验的积累，人们对抗生素的了解得到了扩充和完善，既可以从药师、处方信息、医院讲座、与临床医生的非正式交流、专业会议、科学出版物等渠道获取相关信息，也可以从药物警告与警报、药物标签、完整处方信息变更中偶尔了解相关资讯。表 2.1 显示了各类药物的完整处方信息。

药物也有自己的"名声"。通过医学期刊、公共媒体、社交网络大量曝光的不良反应会影响药物的后续使用。药物不良反应还会促使研究人员做出相应的决定，例如进行更多的研究或更改药物使用建议等。

药物不良反应的影响因素很多，包括遗传因素、年龄、性别、并发症、同时服用的其他药物、药物剂量、持续服用时间等。例如，传染性单核细胞增多症（一种病毒感染，抗生素治疗无效）患者中，很大一部分患者在服用氨苄西林（或阿莫西林）后会出现皮疹，并且与只服用氨苄西林的患者相比，同时服用别嘌醇（痛风药）的患者更容易出现皮疹。

什么是药物不良反应？它是指按正常用法、用量应用药物预防、诊断或治疗疾病的过程中发生的与治疗目的无关的有害反应。许多人使用抗生素后会出现轻度的恶心、反胃等不良反应。出现药物不良反应时，在多数情况下患者无法继续用药或需要改变剂量，有时会出现组织或器官损伤。药物不良反应从轻微的自限性反应到不可逆转的致命性反应，范围十分广泛。

表 3.1 列出了部分抗生素不良反应。

**表 3.1　部分抗生素不良反应**

| 不良反应类型 | 例　　证 | 发生概率和结果 |
|---|---|---|
| 过敏、超敏 | 过敏反应 | 罕见，可致命 |
| | 严重的皮肤不良反应（包括史-约综合征、中毒性表皮坏死松解症），可累及内脏 | 罕见，可致命 |
| | 皮疹 | 常见，通常为自限性反应 |
| | 发热 | 停药后会消失 |
| | 血液相关的不良反应（例如白细胞计数偏低、血小板计数偏低、贫血等） | 停用抗生素后通常可逆，以前使用氯霉素等抗生素时可能不可逆 |
| 毒性、代谢性 | 肝损伤，肝功能衰竭 | 罕见，可致命 |
| | 肾损伤 | 常与剂量有关，可能不可逆 |
| | 耳毒性，听力下降，前庭损伤 | 可能不可逆 |
| | 心律失常 | 致命性心律失常，罕见 |
| | 肌腱炎和肌腱断裂 | 跟腱断裂 |
| | 周围神经病变 | 可能不可逆 |
| | 中枢神经系统影响，例如抑郁、幻觉、躁动等 | 通常可逆 |

续表

| 不良反应类型 | 例　证 | 发生概率和结果 |
|---|---|---|
| 毒性、代谢性 | 加重重症肌无力患者肌肉无力的症状 | 在抗生素使用期间出现 |
| | 血糖变化（高血糖和低血糖） | 在抗生素使用期间出现，很少导致昏迷或死亡 |
| | 对胎儿发育的影响 | 导致指标异常 |
| | 牙齿着色（幼儿） | 9岁以下儿童服用四环素类抗生素可见 |
| 微生物相关 | 导致细菌产生耐药性 | 常见，停止使用抗生素后细菌耐药性可能会持续 |
| | 艰难梭菌结肠炎 | 相对常见，可能很严重，致命 |
| | 酵母菌感染 | 常见，通常是口腔、阴道的浅表性感染 |

抗生素不良反应可以分为三大类，不过，并非所有不良反应都能被恰如其分地归入其中某一类，而且某些不良反应兼具多个类别的特征。单个抗生素品种通常会引起多种不良反应。

第一类是过敏、超敏反应。这类反应是不可预测的（就我们目前所知而言），通常与所用抗生素的剂量或数量无关，可引起从轻微到致命的各种不良反应。第二类是毒性、代谢性反应。抗生素会损害人体组织和重要器官及其功能，包括对肾脏、肝脏、肺部、肌腱以及其他器官和组织的损害。一些抗生素会影响听力和身体平衡能力。有些损害是不可逆的，例如对肾脏和听力器官的某些损害。抗生素对肝脏的损害可能是致命的，或许需要进行肝移植才能保住性命。某些毒性和代谢性不良反应可能与抗生素的血药浓度有关。有些抗生素会影响心脏传导系统，引发心律不齐；有些抗生素会影响血糖水平；有些抗生素可能会渗透胎盘并导致发育中的胎儿出现组织损伤或突变，或使胎儿尚在发育的骨骼受损和引起幼儿牙齿着色；还有一些抗生素可靶向骨髓并影响白细胞、血小板、红细胞的形成和分解。第三类抗生素不良反应与它们的抗菌活性有关，是因为它们灭杀了或延缓了细菌的生长，可能会导致即时或长期的不良后果。下文将分别对各类不良反应进行更详细的讨论。

　　过敏反应是使用抗生素后产生的一种不良反应。过敏反

过敏反应是使用抗生素后产生的一种不良反应

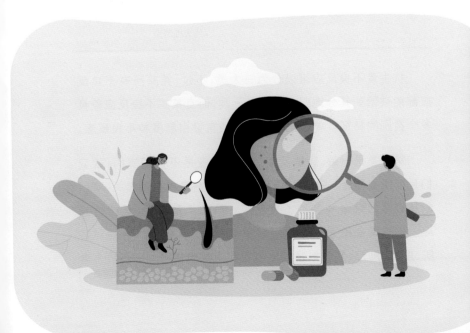

应有多种表现形式，包括皮疹、水疱、荨麻疹、瘙痒、哮喘等，最严重的表现形式为过敏性休克，如果不及时治疗，会有致命危险。过敏性休克是一种对某种药物或其他刺激因素（例如疫苗接种、蜂蜇、食用花生等食物）产生的严重超敏反应，与药物剂量、剂次无关，单剂次给药（包括首次）即可能引起过敏性休克。如果及时给予肾上腺素和临床支持性治疗，过敏性休克可以完全逆转，但如果治疗不及时，通常会致死。

其他严重超敏反应的发生可能没有那么快，但会影响皮肤、黏膜（例如眼部黏膜和口腔黏膜）、内脏器官。这些超敏反应（例如史-约综合征和中毒性表皮坏死松解症等）虽罕见，但有时也可能会危及生命。如果患者能在发生这些不良反应时存活下来，也将不再能使用引发超敏反应的抗生素。

如果抗生素的血药浓度和组织浓度不太高，使用可能损害肾脏、影响听力和身体平衡能力的抗生素也是相对安全的。但是通常情况下，抗生素灭杀致病菌所需的剂量和抗生素损害组织、器官的剂量之间的范围（治疗窗）很窄。常用的万古霉素和氨基糖苷类抗生素（包括链霉素、庆大霉素、妥布霉素等）就属于这种情况。通常，医生会监测患者体内的抗生素血药浓度，既给予足够的剂量以灭杀致病菌，又不会损害患者的组织和器官。

不良反应可能与抗生素的抗菌活性或其他特性有关，还可能与给药方式相关，例如与静脉注射有关的静脉炎或凝血（血栓形成），还有一些抗生素在注射给药时对组织具有刺激性。

赫氏反应由阿道夫·雅里施（Adolf Jarisch）和卡尔·赫

克斯海默（Karl Herxheimer）先后独立发现并报告。他们分别观察到梅毒（可能引起皮疹）患者在接受汞治疗（在抗生素应用之前治疗梅毒的方法之一）后，会出现皮疹恶化的反应。在20世纪40年代，当青霉素成为治疗梅毒的首选药物时，患者在治疗中也出现了类似的反应。患者的这类反应通常在治疗梅毒、莱姆病、钩端螺旋体病、回归热等感染病后的24小时内出现。螺旋体（一类原核细胞型微生物，上述疾病的病原体均属螺旋体）被迅速灭杀后所释放的毒性物质（例如脂蛋白）导致的发热、寒战、肌肉酸痛、低血压、皮疹等现象，会加剧赫氏反应。赫氏反应由肿瘤坏死因子（称为细胞因子）等引发炎症反应的物质介导发生。患者对抗生素本身无反应，但抗生素作用于细菌所释放的毒性物质导致了这种不良反应。赫氏反应通常是自限性的，但也可能是致命的，对婴儿患者来说尤其致命。

抗生素的其他不良反应也与它们灭杀致病菌的作用有关。产生毒素的细菌（例如产志贺氏毒素大肠埃希菌O157）感染肠道时可引起出血性腹泻，有时患者会并发溶血性尿毒综合征，这是一种严重的疾病，而且可能是致命的。人们因为食用被污染的食品（例如被污染的汉堡、生鲜农产品）而感染时，按照常规做法，用抗生素治疗感染是一个好办法，但是，对于大肠埃希菌O157引起的感染，使用某些抗生素可能会导致更糟糕的结果——患者会出现溶血性尿毒综合征等并发症。实际上，有些抗生素可能会促进细菌毒素的产生和释放。

**抗生素不良反应有多常见？**

与抗生素有关的不良反应很常见。约翰斯·霍普金斯大学的研究人员通过一项回顾性研究分析了住院患者的临床记录，调查到底有多少不良反应与抗生素的使用有关（Tamma，2017）。他们查询了患者住院后 30 天内发生的大多数不良反应记录，也查询了患者住院后 90 天内出现艰难梭菌结肠炎或多重耐药菌感染的情况。他们只调查了接受过至少 24 小时全身性抗生素治疗的患者，将仅使用过预防用抗生素、抗结核药、外用药物的患者排除在外。他们发现所调查的患者中，有 20％发生了不良反应。最常见的不良反应是胃肠道（42％）、肾脏（24％）、血液或骨髓（15％）等器官和组织发生的反应。对患者进行的抗生素治疗每增加 10 天，出现不良反应的风险就增加 3％。

在这些住院患者中，最常用的抗生素是第三代头孢菌素类抗生素（41％）、静脉用万古霉素（28％）、头孢吡肟（28％）。此项研究中，有 78％的患者在住院期间使用了至少一种抗生素（其他研究发现，至少 50％的住院患者使用了至少一种抗生素），27％的不良反应发生在患者出院后，20％的艰难梭菌感染是在患者出院后发生的。最易对肾脏造成损伤的抗生素是静脉用万古霉素和复方新诺明。出现过抗生素不良反应的患者住院时间也会更长。

一些评估抗生素不良反应的研究也提出了一个问题：最初使用抗生素时是否有充分的理由？一项研究发现，在接受氟喹诺酮类抗生素治疗的住院患者中，有 40％属于非必要使用抗生素。这与其他许多研究的结果一致，这些研究已证明住院患者中非必要和不合理使用抗生素的比例很高。有一项调查对因药物不良反应前往急诊科就诊的患者进行了分析，结果发现

19％的不良反应与抗生素使用有关。

　　10％～25％的住院患者对β-内酰胺类抗生素过敏（Blumenthal，2018），这类抗生素包括常用的青霉素、阿莫西林、头孢菌素等。如果开展进一步的检查或测试，许多被诊断为对β-内酰胺类抗生素过敏的人并不是真正的过敏者，他们仍然可以使用这类抗生素。作为抗生素管理项目的一部分，人们会花更多的精力去分析有抗生素过敏史的患者。β-内酰胺类抗生素的替代品可能有效果不佳、毒性更大、价格昂贵、更难获取、抗菌谱过广等缺点。具体内容详见第8章。

　　如果患有严重的感染病并且几乎没有可用的抗生素，那么对抗生素过敏的后果可能会很严重。对于只有一两种抗生素疗效显著（疗效远优于其他抗生素品种）的感染而言，如果患者对这些抗生素严重过敏，无法使用它们，那么可能很难找到其他有效的治疗方法。真正的、严重的过敏反应会导致患者再次感染时无法使用特定抗生素，因此鉴别过敏反应和烦人的、与抗生素完全无关的副作用非常重要。

**引起不良反应需要多大剂量的抗生素？**

　　一些毒性和代谢性反应与抗生素剂量有关，但其他许多不良反应与剂量无关。甚至单剂次（包括首剂）就可能引发不良反应。潜在不良反应的范围很广，几乎可以涉及任何器官或组织，包括心脏、大脑、神经系统、肺、肌肉、肌腱、眼睛、血管、胰腺等，更常见的不良反应涉及肾脏、肝脏、血液或骨髓、皮肤等（表3.1）。

## 遗传因素会影响抗生素不良反应吗？

遗传因素会明显影响患者使用某些抗生素后出现不良反应的可能性。一种影响机制和抗生素在人体内的代谢、分解、清除有关。有些人具有缓慢分解并清除抗生素的基因组成和分子机制，导致抗生素容易在体内积累，更可能引起多种不良反应。而有些人可能具有能快速分解抗生素的酶，导致抗生素因血药浓度偏低而无效。

一种最广为人知的影响药物相互作用的遗传因素是葡萄糖-6-磷酸脱氢酶。葡萄糖-6-磷酸脱氢酶是红细胞中的一种酶，可以保护红细胞免受某些类型的伤害和破坏。葡萄糖-6-

遗传因素会影响抗生素不良反应

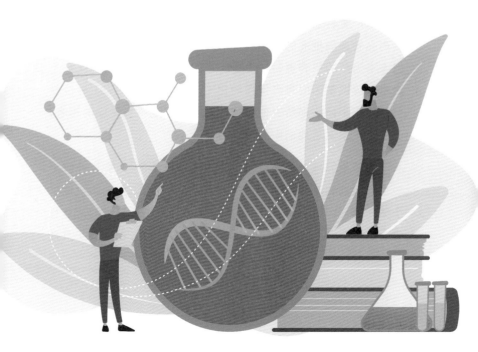

磷酸脱氢酶缺乏症患者容易发生红细胞裂解（溶血），从而引起贫血。这种病是遗传性的，在特定人口中更普遍。据估计，这种病影响着全球范围内的 4 亿人，在热带和亚热带地区人口中更为普遍。一些磺胺类抗生素会在葡萄糖-6-磷酸脱氢酶缺乏症患者中引发各种问题。某些用于治疗和预防疟疾的抗生素在葡萄糖-6-磷酸脱氢酶遗传水平偏低的人口中可能也无法安全使用。在为患者提供抗疟药（例如伯氨喹和他非诺喹）之前，必须为他们验血以检查葡萄糖-6-磷酸脱氢酶水平。严重缺乏葡萄糖-6-磷酸脱氢酶的患者如果服用这些抗疟药，可能会面临大量红细胞溶血（可能致命的严重反应）的危险。

人们已经观察到，具有特定人类白细胞抗原的患者，更可能对某些药物产生严重的不良反应，这也是遗传因素决定的。这种不良反应在阿巴卡韦这种用于治疗艾滋病的药物上体现得最为明显。阿巴卡韦对大多数患者来说是安全的，但携带 HLA-B*5701 等位基因（经基因检测确定）的人使用阿巴卡韦时发生严重甚至致命的超敏反应的风险较普通人高。美国食品药品管理局批准的药物完整处方信息中建议对可能使用阿巴卡韦治疗的患者进行 HLA-B*5701 等位基因筛查，只给不携带该等位基因的患者使用阿巴卡韦。HLA-B*5701 等位基因的筛查不能识别所有使用阿巴卡韦后出现不良反应的患者，但确实可以发现他们中的大部分。

为了更好地理解药物不良反应的遗传基础，人们已开辟出一个名为药物基因组学的研究领域，其中包括识别药物代谢的个体差异（这可能影响药效），确定发生严重不良反应的可能性等。到目前为止，在患者使用大多数抗生素之前，还没有工具能对他们进行检测以识别出可能具有严重不良反应风险的那一小部分人。寻找到这样一种检测工具是未来的重要目标之一。

## 什么是药物相互作用？

抗生素可能会与患者正在服用的其他药物发生相互作用，因此，在开具抗生素处方之前，必须了解清楚患者正在服用的所有药物。和另一种药物发生相互作用会影响抗生素在胃或肠道前端的吸收，会加速或减慢药物的分解（导致血药浓度过高或过低），并可能影响肾脏排泄药物的速度。与其他药物联用可能更容易对患者产生某些类型的副作用。即便是非处方药或抗酸剂之类的简单药物，也可能影响抗生素的吸收效果和血药浓度。幸运的是，现在有一些基于互联网的应用程序，可以帮助药师和其他医护人员快速识别潜在的药物相互作用。

## 晒太阳是否会导致人们产生抗生素不良反应？

有些抗生素会让人对阳光更加敏感。即便没有暴晒在阳光之下，使用某些抗生素的人也可能会出现皮肤发红的症状，但这并非过敏反应。最有可能引起阳光过敏反应的抗生素是四环素类、喹诺酮类（例如环丙沙星）、磺胺类抗生素。建议使用这些抗生素的人避免日晒，室外活动时穿防晒服。

## 环丙沙星等氟喹诺酮类抗生素的副作用为何引起如此多的关注？

环丙沙星等氟喹诺酮类抗生素已被广泛使用，因为它们的抗菌谱相对较广，可以口服，并且可以很好地被吸收入血。这意味着血液和组织中抗生素的浓度足够高，可以治疗许多严重的感染。由于氟喹诺酮类抗生素的易用性和明显的耐受性，它们在伤寒、骨髓炎（骨感染）、肺炎、尿路感染等各种感染的治疗中得到了广泛的认可。2001 年，环丙沙星被美国相关部门推荐用于可能接触了炭疽邮件的人（推荐疗程为 60 天）。2015 年，美国的氟喹诺酮类抗生素处方数量为 3200 万张。

氟喹诺酮类抗生素通过抑制 DNA 促旋酶来灭杀细菌，并可能对其他细胞产生广泛影响。随着氟喹诺酮类抗生素的广泛应用，人们对其不良反应的认识也日益增长，比如有人在 Facebook（脸书）等社交平台上讨论这些问题。有人把氟喹诺酮类抗生素导致的不良反应称作"氟毒"（floxed）。相关网站上发布了数千个帖子，产生了不小的影响。到 2015 年底，美国食品药品管理局已收到超过 6 万份有关环丙沙星不良反应的患者报告，显然，这远多于其他大多数抗生素相关不良反应的报告。

一种和氟喹诺酮类抗生素相关的少见不良反应是肌腱炎，它可以使肌腱变得脆弱，容易断裂。美国食品药品管理局针对氟喹诺酮类抗生素的副作用发布了一系列严重警告，包括 2008 年关于肌腱断裂的警告、2013 年关于不可逆神经损伤的警告等。由于担心氟喹诺酮类抗生素造成"氟喹诺酮类抗生素相关性残疾"（一种潜在的永久性综合征），美国食品药品管理局在 2016 年建议仅将这类抗生素用于治疗严重感染。一些科学家担心氟喹诺酮类抗生素可能会破坏线粒体，线粒体是数十亿年前从类似细菌的细胞中进化而来，在人体细胞内负责能量代谢的细胞器。科学家在实验室观察到了人体细胞线粒体受到的损伤，从而为他们的担心提供了科学依据。还有一些科学家一直在寻找引起这种毒性作用的遗传因素，这种毒性作用似乎只发生在一小部分用药者中。遗传突变可能导致氟喹诺酮类抗生素代谢不良，从而使抗生素在细胞中积累。

现在，大多数熟悉氟喹诺酮类抗生素的医生达成了共识：氟喹诺酮类抗生素不应用于治疗轻度感染。但是这一认识尚未在美国更广泛的社区间得到有效传播。不过，2016 年美国的氟喹诺酮类抗生素处方数量较 2015 年确实下降了约 10％。

最近的研究已将另一种不良反应——急性间质性肾炎和氟喹诺酮类抗生素联系起来。急性间质性肾炎患者的病情非常严重，约 25％的患者需要进行肾透析，25％的患者肾脏功能无法恢复到基础水平。有一些迹象表明，患有氟喹诺酮类抗生素相关肾脏并发症的患者可能出现了过敏反应，这些迹象包括皮疹、发热、血液和尿液中有嗜酸性粒细胞（一种与过敏反应相关的细胞）等。

现在，人们可以利用一些大型数据库（例如卫生保健系统和保险机构的数据库）对某些罕见的抗生素（及其他药物）相关不良反应进行数据评估。法国的一项全国性研究纳入了近 28000 名因视网膜脱离（视网膜与眼后层分离，如不治疗会失明）而接受手术的患者，研究人员发现，患者手术前 10 天内服用氟喹诺酮类抗生素是引起视网膜脱离的危险因素。其中，出现症状前几天服用过左氧氟沙星的患者出现视网膜脱离的风险大约是其他人的 2 倍。不过,在使用氟喹诺酮类抗生素的患者中,发生视网膜脱离的绝对风险还是非常低的(Raguideau, 2016)。

研究人员通过瑞典的一个全国性登记系统,发现了主动脉瘤(主动脉膨胀)和主动脉剥离(血液分离主动脉壁各层)发病率的上升与氟喹诺酮类抗生素消耗量的增加之间的关联(Pasternak, 2018)。这种判断是合理的,因为人们已经知道氟喹诺酮类抗生素会诱导胶原蛋白和细胞外基质成分的降解,而这一过程和肌腱炎、跟腱断裂的风险增加也有关。主动脉剥离是一种急症,可以使患者丧命。不过,发生这种不良反应的绝对风险也是非常低的。

要确定某种不良反应是否与特定药物有关,以及它的发生和药物使用之间是否存在因果关系,可能要花费很长时间,有时可能完全在出乎意料的情况下发现结果。

克拉霉素是一种大环内酯类抗生素。许多年前,丹麦的研究人员认为细菌感染可能会引发心脏病,因此决定测试使用抗生素是否可以降低心血管疾病的病死率。他们对冠心病患者进行了一项大型(4373 名参与者)、长期(10 年)的研究。该研究于 1999 年启动,研究人员给一半患者每天服用 500 毫克克拉霉素,持续 2 周,给另一半患者服用安慰剂。令研究人员惊讶的是,服用克拉霉素(未服用他汀类药物)的患者与未服用克拉霉素的患者相比,心血管疾病的病死率反而更高(Winkel, 2015)。根据这些结果,美国食品药品管理局发布了一则通告,建议医生为心脏病患者开具克拉霉素处方时要谨慎。自克拉霉素首次获批上市,时隔多年后,美国食品药品管理局增加了这条新的警告。人们还需要进行更多的研究来确定这一发现的结果是否具有一致性，如果具有一致性，那么克拉霉素确实是导致心血管疾病风险增加的原因之一。

**什么是艰难梭菌结肠炎？ 它来自何处？**

在当今美国，与使用抗生素相关的一种严重的不良反应是艰难梭菌结肠炎。艰难梭菌结肠炎在美国甚至全球已成为一个巨大而普遍、治疗费用高昂的医疗问题。现在它是美国最常见的卫生保健相关感染之一。艰难梭菌结肠炎的存在很大程度上是使用抗生素导致的，因为抗生素的使用助长了它的持续扩散。艰难梭菌的名字 Clostridium difficile 来自希腊语"kloster"

艰难梭菌结肠炎在美国是一个普遍的医疗问题

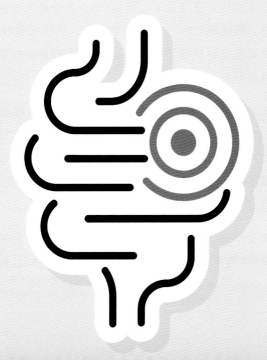

（意为纺锤形的，细菌的外形）和拉丁语"difficile"（意为艰难的或顽固的）。艰难梭菌在商品化抗生素出现及广泛应用之前就存在已久。

艰难梭菌在土壤和其他环境中广泛存在。据近年的统计数据，没有接受过医疗服务的健康成人中，只有不到 2％ 的人肠道中存在艰难梭菌（但在住院患者中，这一比例大约为 8％）。这种细菌的外形呈鼓槌形或纺锤形，是一种在无氧环境中和人体温度条件下生长状态最佳的厌氧菌。它可以在肠道中生存，不会引起任何症状，尤其当它生存在数以万亿计种类繁多的微生物构成的肠道微生物群中时。大量肠道细菌通过争夺养分和寄生"领地"，可以将艰难梭菌的数量控制在较低水平。但是，当其他细菌的平衡受到破坏时（当宿主使用抗生素时会发生这种情况），艰难梭菌就会大量繁殖。描述这种现象的术语是"定植抗力"，意味着健康、多样化的肠道微生物群会排斥或抵抗外源性细菌通过食物、水或其他摄入途径进入肠道并繁殖。抗生素破坏了这种定植保护。在抗生素使用过程中会发生正常菌群被破坏的情况，并且在治疗停止后这种情况也可能持续存在。

艰难梭菌还有其他值得注意的特征。艰难梭菌产生的毒素可引起炎症并破坏肠壁，导致结肠内壁出现膜状结构。这些膜状结构被称为"伪膜"，因为它们不是真正的膜组织。如果在显微镜下观察这些膜状结构，就会发现它们是由炎症细胞、纤维蛋白、垂死细胞共同构成的。

细菌产生的毒素会导致人体产生很多问题，例如高热。结肠发炎（结肠炎）导致腹泻（有时带血）、腹痛、腹胀，以及受炎症累及部分的结肠麻痹，还可能导致肠壁像气球般膨胀（中毒性巨结肠）。严重时肠壁会破裂，会使肠内容物从结肠漏出，导致腹膜炎和败血症，引发致命的后果。

艰难梭菌具备在恶劣条件下生存的能力。它可以以肉眼不可见的芽孢形态生存，并且可以在极端条件下存活数月。芽孢可以在医院的床铺、床栏、床头架、马桶座、听诊器、血压袖带、墙壁、地板，以及接触了艰难梭菌的医务人员的手或被芽孢污染的材料上残留。它还可以在洗衣店中存活下来。许多艰难梭菌感染者反复不停地腹泻，导致艰难梭菌污染物在当地环境中广泛扩散。

人们现在已经知道，艰难梭菌芽孢不能被已广泛用于医疗机构的含酒精免洗洗手液灭杀。要清除手上的艰难梭菌，就需要使用大量肥皂和水洗手。漂白剂可以有效灭杀芽孢，可以用于医院清洁程序，但必须对艰难梭菌芽孢已污染的所有表面都清洁到位。人们还曾尝试用消毒紫外灯对艰难梭菌感染者住过的病房进行终末消毒（患者离开病房后的最终清洁步骤）。通常，成功清洁艰难梭菌感染者住过的病房比清洁其他感染住院患者住过的病房要困难得多。美国传染病学会在一份指南中强烈建议，将所有感染艰难梭菌的患者安排到有独立卫生间的单人病房内（不与其他患者共用病房）。此外，该指南建议医务人员在进入艰难梭菌感染者的病房，与患者进行任何接触时，始终穿戴隔离服和手套。

艰难梭菌感染有多普遍？据估计，2011年美国的艰难梭菌感染者有近50万例，其中有29000例病死。在美国，每年的艰难梭菌感染治疗支出超过50亿美元（Lessa, 2015; Zhang,

2018)。2000—2010 年，美国的艰难梭菌感染病例数增加了一倍。

从最早使用抗生素开始，人们就知道抗生素可能会引起腹泻，有时甚至是严重而持久的腹泻，后来被总称为"抗生素相关性肠炎"。但是在 20 世纪 70 年代，人们观察到与抗生素有关的严重腹泻变得十分普遍了。抗生素相关性肠炎通常与特定的抗生素有关，例如与克林霉素有关的肠炎被称为克林霉素肠炎，但抗生素相关性肠炎也可能由其他抗生素（包括氨苄西林）引起。约翰·巴特利特（John Bartlett）与其同事在 20 世纪 70 年代通过研究发现了艰难梭菌，并发现两种细菌毒素与伪膜性肠炎有关（Bartlett，1978）。从那时起，人们又相继确定其他多种细菌毒素与伪膜性肠炎有关。

近几十年来，随着广谱抗生素的研发和广泛应用，艰难梭菌感染病例有所增加。虽然更多致病菌可被抗生素抑制，但这些新型抗生素对肠道正常菌群的影响更大。与艰难梭菌感染最为相关的抗生素是氟喹诺酮类抗生素（例如环丙沙星）、头孢菌素类抗生素、克林霉素。

**导致艰难梭菌感染病例增加的原因是什么？**

一些艰难梭菌菌株的毒力尤其高（能够诱发疾病），并与严重的疾病暴发和流行相关，已导致许多病例死亡。在实验室中，某些菌株[包括艰难梭菌核糖体 027 型（RT 027）菌株]显示出比其他菌株更高的毒力。2000—2003 年，RT 027 菌株在美国医疗机构的感染暴发中很常见，在 8 次暴发中有 5 次至少

50％的病例感染的是 RT 027 菌株。艰难梭菌普遍对氟喹诺酮类抗生素耐药。在美国,氟喹诺酮类抗生素的消耗量一直很高。艰难梭菌结肠炎的严重程度似乎在增加,这可能与一些特定菌株的出现有关。感染 RT 027 菌株的患者比感染其他菌株的患者更可能在感染后 3 个月内死亡。在法国的一个病区,感染 RT 027 菌株的患者中有 64％的患者病亡。我们应谨记,感染艰难梭菌的住院患者通常还存在其他健康问题,艰难梭菌结肠炎并不是导致他们病亡的唯一因素,但这一因素确实可以加速患者死亡。

RT 027 菌株在全球范围内流行,对抗生素耐药的艰难梭菌(尤其是对氟喹诺酮类抗生素耐药的艰难梭菌)不断增加,以及氟喹诺酮类抗生素在许多地区依旧应用广泛,似乎是艰难梭菌感染增加的主要原因。

为了了解导致艰难梭菌感染增加的其他可能因素,研究人员对许多食品添加剂进行了调查(Collins, 2018; Zeidler, 2017)。一组研究人员发现,RT 027 菌株和 RT 078 菌株导致艰难梭菌感染流行且近年来数量有所增加,它们可以在存在低浓度海藻糖的环境中生长,海藻糖的甜度约为蔗糖的 45％。自 2000 年以来,海藻糖在美国可以用作食品添加剂(增强食品的稳定性和冷藏性能,并改善食品的味道和口感)。将 RT 027 菌株暴露于海藻糖中也能增加艰难梭菌对小鼠模型的毒力。这是否是导致艰难梭菌结肠炎病例增加的重要因素,还有待观察,但它揭示了可能影响肠道细菌和潜在疾病风险的多种因素。自 1995 年以来,海藻糖在日本被用作食品添加剂;2005年,海藻糖在加拿大被批准用作食品添加剂。加拿大在使用海藻糖之前的 21 世纪初期曾发生过多次严重的艰难梭菌结肠炎暴发。海藻糖还可以增强其他细菌的生存能力,例如可增强细菌的抗干燥性、防渗透性、耐热和耐寒性。另一种致病菌鲍曼不动杆菌既可能产生抗生素耐药性,又可能引起医院获得性感染,似乎也能富集海藻糖。

在英国,艰难梭菌感染病例直到 2006 年仍在增加,当时发现的许多病例感染的是耐氟喹诺酮类抗生素艰难梭菌。2006 年,英国实施了一项限制使用氟喹诺酮类抗生素的国家政策,随后,英国的艰难梭菌感染发病率下降了约 80%。虽然艰难梭菌感染没有消失,但是当减少使用氟喹诺酮类抗生素时,耐氟喹诺酮类抗生素艰难梭菌感染的病例明显减少了。

在美国,一项覆盖 25 家医院的医院获得性感染研究发现,2011—2015 年美国的艰难梭菌感染病例没有显著减少。在单日调查中确定的所有医院获得性感染病例中,约有 15% 是由艰难梭菌感染引起的(Magill,2018)。

### 导致艰难梭菌感染与传播的原因有哪些?

多项研究揭示了引发艰难梭菌结肠炎的相关风险因素(Ma,2017;Eyre,2017)。第一个风险因素是使用抗生素,尤其是人们已经注意到的三类抗生素:氟喹诺酮类、头孢菌素类、克林霉素。艰难梭菌感染可以在使用抗生素之后发生,无论是通过口服、肌肉注射还是静脉注射使用。医院或长期护理院的高龄住院患者感染艰难梭菌的风险也较高。其他一些风险因素则包括接受腹部外科手术和使用营养管。服用抑制胃酸分泌的药物(例如质子泵抑制剂和抗酸剂)可能会增加艰难梭菌感染风险。艰难梭菌芽孢可经口进入人体，并在胃酸中存活，如果胃酸减少或缺乏，可能会有更多的芽孢在人体内存活。女性感染艰难梭菌的风险略高于男性。

癌症化疗可能增加艰难梭菌感染风险。癌症化疗药物也可能具有抗菌活性，但更重要的是患者的免疫系统可能受到化疗药物的抑制。

另有一些风险因素并不是很明显。和艰难梭菌结肠炎患者共住一个房间的住院患者感染艰难梭菌的风险会增加。如果住在艰难梭菌感染者待过的病房里，感染风险也会增加。此外，如果住院时分配到的病床是使用抗生素的患者刚用过的，那么感染艰难梭菌的风险也会增加。现有的多项研究记录了环境对感染风险的影响。在急性感染患者中，艰难梭菌芽孢的脱落率特别高，但最近接受治疗的患者即便已停止腹泻，也仍有芽孢产生。无症状患者或尚未被识别出来的艰难梭菌携带者也可能是环境污染的源头。目前，至少有一家医疗机构在尝试使用带有脉冲氙气和紫外线的机器人清洁出院患者住过的病房，以期更有效地消除艰难梭菌芽孢。有一家医疗机构报告，采用该清洁方案 90 天后，医疗机构内的艰难梭菌感染率降低了 49％。

一项针对美国退役军人医疗管理局(Veterans Health Administration)公共卫生辖区内长期护理院的调查发现，不同辖区的艰难梭菌感染率有高达 40 倍的惊人差距(Brown，2016)。研究人员还发现，不同辖区间抗生素消耗量的差异超过 6 倍。在 28 天内到过急症医院就诊的长期护理院患者,其艰难梭菌感染风险将增加 4 倍。如果他们曾使用抗生素治疗,则艰难梭菌感染风险将增加 7 倍。当艰难梭菌结肠炎患者从急症医院转至长期护理院时,还会导致长期护理院内人员感染的风险增加。最引人注目的是,仅仅是生活在抗生素消耗量高的辖区,感染艰难梭菌的风险也比其他辖区的患者更高,这就是所谓的"羊群效应"。如果患者居住在抗生素消耗量高的辖区,即便没有抗生素用药史,也面临着更高的感染风险。抗生素是真正的社会性药物。

尽管大多数艰难梭菌感染者是在医院或长期护理院内感染的,但由于抗生素在医院外应用广泛,且患者在医院和家庭之间流动,人们在社区中也可能感染艰难梭菌。为了评估艰难梭菌芽孢在医院外环境中的传播情况,加拿大研究人员从家庭接触者中收集了粪便或直肠内容物标本。标本来源包括艰难梭菌感染者家庭中的人和宠物。研究人员发现,艰难梭菌感染者的家庭接触者中,6％的成人和 35％的儿童携带艰难梭菌,而受检的 15 只猫和狗中,约 25％携带艰难梭菌。基因检测表明,大多数情况下,从家庭接触者标本中检出的菌株与患者携带的菌株相同。

高达 30％的艰难梭菌结肠炎患者会复发,其中一些患者会多次复发。近年来,在美国的所有地区,艰难梭菌感染都有所增加,而在 2001—2012 年,多次复发性艰难梭菌结肠炎患者的数量增长更快。多次复发的危险因素与疾病发展的初始危险因素相似:年龄较大、女性、在过去 90 天内使用过抗生素、服用抑制胃酸分泌的质子泵抑制剂或抗酸剂、患有慢性肾脏疾病、住在长期护理院等。

## 艰难梭菌结肠炎如何治疗？

　　艰难梭菌结肠炎的常用治疗方法是口服抗生素，其中万古霉素和非达霉素是最常用的抗生素。甲硝唑也曾用于治疗艰难梭菌结肠炎，但现在不再推荐将其作为一线抗生素使用。偶尔会有急性结肠炎患者因病情严重而不得不通过手术切除结肠患处，以挽救生命。

　　在艰难梭菌结肠炎的治疗中，无论如何都应停用任何非必要的抗生素（所有患者都应这样做）。但有一些艰难梭菌感染者同时患有其他可能危及生命的严重感染病，而抗生素又是治

艰难梭菌结肠炎的治疗中应停用非必要的抗生素

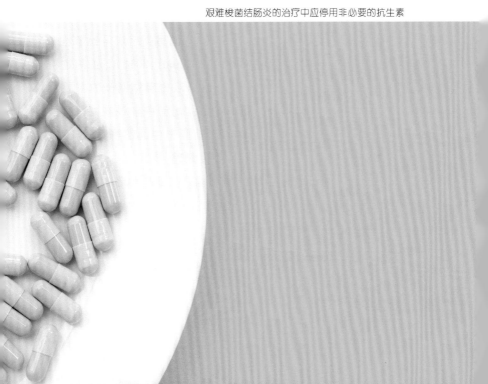

疗这种感染病必不可少的药物。这些疾病包括细菌性心内膜炎(一个或多个心脏瓣膜被感染,在不使用抗生素治疗的情况下通常是致命的)、脑膜炎、脑脓肿、骨感染(骨髓炎)等。在某些情况下,可以通过辅助性外科手术来缩短抗生素治疗时间,例如引流脓肿或清除伤处的坏死组织。

有人提议使用益生菌来预防艰难梭菌结肠炎(Goldenberg,2017)。近来,相关治疗指南的制定者得出结论,除非将益生菌疗法作为临床试验的一部分,否则目前的证据还不足以支持这种预防性疗法。但是,科克伦综述①总结认为,有中等质量的证据表明,益生菌对艰难梭菌结肠炎患者有保护作用,并建议将其用于在住院期间使用抗生素的患者。

**什么是粪菌移植?**

近年来,一种不同于常规治疗方法的另类疗法得到了越来越广泛的接受(Andremont,2018;Hocquart,2018)。正常定植于结肠的菌群遭到破坏是患者罹患艰难梭菌结肠炎的主要原因。因此,有一种合乎逻辑的方法,也就是将与艰难梭菌竞争时占上风的菌群重新定植于结肠,让肠道中的菌群恢复正常。尽管起初人们对这种治疗方法心存疑虑,操作上也存在挑战,还有点令人不适(早期采用的方法需要先获取患者的健康朋友或亲属的粪浆,再将粪浆输入患者的结肠内),但这种治疗方法

---

① 科克伦综述(Cochrane Review)以某一具体临床问题为基础,系统、全面地收集全世界所有已发表或未发表的临床研究结果,采用临床流行病学原则和方法严格评价文献,筛选出符合质量标准的文献,进行统计学荟萃分析,去粗取精,去伪存真,得出综合可靠的结论。(摘自:李静等,*Basic Methods for Cochrane Systematic Review*)。——译者注

现已在多次复发性艰难梭菌结肠炎患者中见效，而这些患者已经别无他选。在考虑采用这种方法之前，许多患者已经患病几个月甚至一年多。不过，美国食品药品管理局仍然认为这种方法只是一种试验性的新疗法，其长期疗效尚不清楚。现在，它是一种大众可接受的替代疗法，但一般仅用于多次复发性艰难梭菌结肠炎患者。

后来，人们将这种方法称作"粪菌移植"（fecal microbiota transplantation，FMT）。如果我们知道健康肠道微生物群的正确"配方"，则有可能在实验室中配制出正确的混合物（理想的微生物群结构）。肠道微生物群成分复杂，呈动态变化，且代谢活跃。对于定植于肠道不同部位的细菌，研究人员已在其种属范围、成分构成的鉴定方面取得了显著进展，但我们还无法"配制"出健康肠道微生物群。粪便微生物群中的许多细菌从未在实验室中成功培养、分离过。迄今为止，一直采用的方法是从健康的供体那里获得粪菌。甚至还有一些患者自行使用朋友或亲属的粪便进行粪菌移植。人们已经建立了各种粪菌库，为医疗机构提供粪菌标本，但这些都还没有受到相应监管。

移植用的粪便中主要是细菌，也包括从肠壁脱落的细胞、胆汁酸、噬菌体、念珠菌以及来自供体的潜在病毒。这意味着必须对供体进行多种感染病筛查，例如进行艾滋病、乙型肝炎、丙型肝炎、梅毒等感染病的筛查。已有的许多筛查指南在一定程度上借鉴了《美国血库协会献血者调查问卷》（American Association of Blood Banks Donor History Questionnaire）。其中也包括对供体高风险活动的筛查，例如在过去 6 个月内是否使用过违禁药物、是否有文身或身体穿刺、是否有胃肠道疾病史,在过去 3 个月内是否有抗生素用药史及包括类固醇在内的其他药物用药史。供体的粪便也需筛查,以确定是否有任何寄生虫感染迹象。

美国食品药品管理局已考虑对粪菌移植进行监管,以确保其安全性,进而帮助从治疗中受益的患者获得更好的保障。2013 年 5 月,美国食品药品管理局宣布将粪便微生物群视为一种生物制品,并要求通过新药临床试验申请后才能使用。随之而来的是对众多操作程序的要求,而这也使粪菌移植的应用变得更复杂。由于这项规定很快在临床医生和患者中引起了负面反响,几个月后,美国食品药品管理局宣布不会强制执行新药临床试验申请,允许在没有通过新药临床试验申请的情况下采取粪菌移植治疗艰难梭菌感染。2016 年 3 月,美国食品药品管理局发布了另一份指南草案,要求粪菌库在将收集到的粪便标本提供给医生之前,先提交新药临床试验申请。医生和医院实验室可以继续收集和制备用于移植的粪菌,供有执照的医务人员使用。

另有一些人提出了一种替代方案,该方案将肠道微生物群视为一个人体器官。有个工作小组提出了一种三轨制监管方法(Hoffmann,2017)。"第一轨",允许医生使用自己或患者所了解的人(供体)的粪便,并根据医生的执业范围和相关护理标准来实施粪菌移植。如果他们想将这种疗法应用于艰难梭菌感染以外的其他适应证,则必须通过新药临床试验申请。"第二轨",对于粪菌库中用于移植的粪便,其监管方式类似于对人类细胞组织的监管,粪菌库必须遵循既定的供体筛选规则和良好操作规范。使用粪菌库产品的医生必须报告治疗中出现的任何不良事件和结果。粪菌库必须向美国食品药品管理局报告产品安全数据,同时向国家注册机构报告治疗结果和安全数据。"第三轨",适用于"粪便基础上的改良产品",这些产品可能包括粪便标本中的菌群,将作为生物制品或药品接受监管,且必须通过新药临床试验申请。

人们面临的这些问题和监管难题不太可能在近期消失。目前,粪菌移植正在应用之中,而随着人们从本质上认识到健康微生物群对人体的重要性,人们有可能进一步研究其他微生物群移植方法。已有报道称,可以用"阴道播种"的方式为剖宫产新生儿移植微生物群:用预先置于母亲阴道内的纱布涂抹新生儿的皮肤、眼睛、鼻子和嘴巴,以让新生儿暴露于母体微生物群中,使微生物群在新生儿体内定植。"阴道播种"通过模仿自然分娩中新生儿经过产道时接触微生物群的过程,让微生物群在新生儿体内定植。

进行粪菌移植时,供体粪便通过鼻-空肠营养管、鼻-十二指肠营养管、结肠镜或保留灌肠法注入患者肠道。一项调查对57例通过粪便胶囊接种微生物群的患者情况进行了评价,发现移植结果是可接受的。看起来,虽有30%的患者称这种治疗"让人不适、作呕、恶心",但实际上,几乎所有患者(97%)表示,如有必要,他们会再次接受治疗(Kao,2017)。最终,供体的微生物群在患者体内定植。

迄今为止,粪菌移植已在大部分受治患者中显示出疗效,且患者的耐受性普遍良好。曾经出现过几例因感染供体未经确认(无症状)导致诸如病毒(一种引起腹泻的病毒)在患者中传播的情况。尽管目前尚不清楚粪菌移植的长期效果,但许多患者在短期内病情已明显好转。法国的一个研究小组在2018 年的一项调查性研究中发现,在早期对重度艰难梭菌结肠炎患者进行粪菌移植,可将患者 3 个月内的病死率从常用抗生素治疗组的 42％降至粪菌移植组的 12％。该调查是在一家医疗机构内完成的回顾性研究(Kao,2017)。这项研究的观察结果虽有一定价值,但大多数临床医生认为,该调查应进一步确定是哪些因素使粪菌移植如此有效,进而完善治疗方法。

挪威奥斯陆的一个团队在 2018 年发表了一项小型研究的结果,对采用其他治疗方法但治疗失败的患者,不是将粪菌移植作为候选方法,而是直接将其用作首选方法,取得了良好的疗效。目前,评价该治疗方法的 3 期临床试验正在进行之中(Juul,2018)。

美国食品药品管理局批准的一种新药——贝洛托舒单抗,是一种人源单克隆抗体,可对艰难梭菌毒素 B 产生被动免疫。艰难梭菌感染的标准治疗中可以将其添加进去 (Bartlett,2017)。这种单抗的主要优点是可以有效地降低艰难梭菌感染的复发率,但价格昂贵,因此尚不清楚如何推广这种单抗。但是,艰难梭菌结肠炎复发的治疗花费也很高,估计超过 11000 美元(Prabhu,2018)。阿克托舒单抗则可以针对艰难梭菌毒素 A 提供被动免疫,但与贝洛托舒单抗联用时会产生更多副作用。

目前正在尝试的其他方法还包括:研发新药,使用不产毒素的艰难梭菌菌株与产生毒素的菌株竞争,研发针对毒素的疫苗。

## 粪菌移植可用于治疗其他疾病吗？

　　由于粪菌移植在艰难梭菌感染治疗方面的成功，人们进而考虑将其应用于粪便微生物群紊乱引起的其他疾病，后者有时又被称为微生态失调（一个用来表示微生物失衡的术语）。针对某些炎性肠道疾病，人们已尝试采用粪菌移植进行治疗。波兰有研究人员还对粪菌移植在一些血液病患者中的应用进行了研究，这些患者的肠道已有抗生素耐药菌定植（Bilinski，2017）。患者由于免疫功能受损，极易发生细菌感染，引发感染的细菌多来自患者自身肠道中的细菌。假如肠道中存在广泛耐药菌，可能会引发难以治疗甚至无法治疗的感染病。波兰的一项研究发现，接受粪菌移植的 20 名患者中，有 15 名患者体内的抗生素耐药菌被清除。研究人员发现，在接受粪菌移植的患者体内发现了比健康人体内丰度更高的细菌，且细菌种类更丰富，这是一个很好的结果。

　　一项有关采用粪菌移植治疗复发性艰难梭菌感染的研究指出，该疗法给患者带来的另一个好处是减少了复发性尿路感染的发生（Tariq，2017）。尿路感染是一种常见的需用抗生素治疗的疾病。复发性尿路感染患者因感染经常发作，抗生素耐药性也逐渐增强，往往需要用更广谱的抗生素控制感染，因而也面临更高的艰难梭菌感染风险。艰难梭菌引起的严重腹泻也会导致患尿路感染的风险增加。引起尿路感染的细菌通常来自肠道微生物群，例如大肠埃希菌和克雷伯菌。一项针对艰难梭菌感染伴复发性尿路感染的患者接受粪菌移植的研究发现，患者接受粪菌移植后，肠道中多重耐药大肠埃希菌被更多的抗生素敏感菌所替代,尿路感染的发病率也有所降低。

另一项研究证明,对于耐万古霉素肠球菌呈阳性的患者,通过粪菌移植可帮助约75％的患者清除肠道中的耐万古霉素肠球菌(Dubberke,2016)。耐万古霉素肠球菌和艰难梭菌的定植、感染危险因素相似,有许多患者同时感染了这两种细菌(这类患者的占比在一些研究中超过了50％)。

## 为什么使用抗生素治疗期间和之后会发生真菌感染?

与服用抗生素有关的另一种不良反应是念珠菌性阴道炎。这种真菌感染通常由白念珠菌引发,可引起阴道瘙痒和灼热感,并在阴道黏膜(阴道内膜)上形成一层白色的附着物或白色斑块。白念珠菌也可引起鹅口疮,即口腔或舌头感染,产生白色附着物或白色斑块。白念珠菌也可能与婴儿尿布疹有关。通常,少量的白念珠菌生活在人的口腔、咽喉、阴道、胃肠道中,但被寄生在这些部位的大量正常细菌所压制。尽管各种真菌都可能对抗生素耐药,但也有特定的抗真菌药可以治疗念珠菌和其他真菌引起的感染。抗生素会破坏微生物间的平衡、灭杀或削弱各种正常细菌,促使口腔和阴道等部位黏膜表面的真菌过度生长。免疫系统对于抑制白念珠菌也很重要。免疫系统尚未发育成熟的婴儿,以及药物、其他治疗、人类免疫缺陷病毒感染等导致免疫功能被抑制的个体,尤其容易感染白念珠菌和其他真菌。在这种情况下,白念珠菌可感染喉咙、食道、胃肠道,甚至侵入组织,进入血液并感染其他器官。在健康人体内,白念珠菌通常不会突破表面组织的屏障,除非刚进行过手术或经历过其他破坏皮肤屏障的操作。白念珠菌和其他真菌是医院获得性感染的主要致病菌，因为在医院中，适合白念珠菌黏附的试管、导管和其他异物无处不在，抗生素的使用频率也很高。

## 什么是微生物组？ 为什么它如此重要？

微生物群是栖息于特定生态系统中的所有微生物。该术语经常用于指人体某个部位的微生物种群集合，动物、植物、昆虫、鱼类、土壤、水也都有自己的微生物群。术语"微生物组"则指特定环境或生态系统中所有微生物全部基因组的集合。尽管受关注最多的是细菌，但包括病毒、古核生物、微型真核生物（例如真菌和原生动物）在内的其他物种也是这个功能性生态系统中的一部分。

如果不了解微生物群的关键功能，就无从讨论抗生素的作用。许多人受到了误导，认为细菌是有害的，是病菌，是被针对、被消灭的对象。这是由于链球菌、葡萄球菌之类的致病菌扭曲了我们的观念。事实上，只有少数细菌是有害的，很多细菌是中性的或有益的，而有些细菌更是生命必不可少的。细菌不依赖人类而生存。它们在人类出现在地球上之前很久就已经存在。它们在洪水、干旱、飓风、地震、海啸、流星袭击、火山爆发中幸存下来。它们可能会因地球上的某种重大事件而发生局部变化（至少在短期内会发生变化），但细菌和其他微生物具有多样性、丰富性和适应性，能够在大多数可以想象得到的威胁下生存。人类在微生物的海洋中进化，亿万细菌生活在我们体内和体表。我们的发展和功能发育依赖微生物。没有它们，我们就不能像现在这样生活。

　　我们生活在丰富多样、富有创造力和极强适应力的微生物世界中。从进化角度来看,细菌比人类古老得多,并且能够比人类更迅速地对环境变化做出反应。它们具有数量优势,有复制速度快、变化无穷的特点。它们以我们才刚刚开始了解的方式塑造了地球,塑造了我们的生命形式。我们与这些微生物一起进化。

　　我们应该将它们视为伙伴,而非敌人,应该保护、保留它们中的大多数。它们是我们生活中宝贵的一部分,与其试图破坏和改变它们的群落并消灭它们,不如看到它们宝贵的一面。

　　我们每个人可能携带 2～3 磅①重的微生物,人体内的细菌数量远多于细胞数量。我们的身体可以被看作人类基因组和微生物遗传物质合伙"经营"的产物。我们的口腔中可能有600 多种细菌。迄今为止,最大的微生物群集中在肠道。肠道表面积巨大,可能相当于一个网球场大小。细菌和其他微生物占肠内容物,尤其是结肠(肠道的最后一段)的很大一部分。我们称这些内容物为废物,但是各种重要的相互作用和吸收过程早在"废物"排泄之前就已经发生了。

　　在这里,有必要描述一下这一锅粥似的微生物中所包含的东西。"微生物"一词通常用于描述太小而必须借助显微镜才观察得到的生物,通常主要包括细菌、病毒、原生动物和真菌等。它们构成了生命必不可少的微生物群。几十年前,科学家意识到,某些被称为细菌的生物跟普通细菌差异很大,需要被划归为另一个"域",即古核域。古核生物(archaea,源自古希

---

　　①　1 磅≈0.45 千克。——译者注

腊语,意为古老的东西)是单细胞生物,在遗传学和生物化学上不同于细菌,它们的膜脂由醚键连接。古核生物存在于各种生境(水、土壤、空气、岩石等)中,包括极端环境(例如温泉),它们也是人类微生物组的一部分。

身体的每个部位都有自己的微生物偏好,各种微生物的组成与身体特定部位相得益彰。尽管人与人的微生物群有很多相同之处,但每个人都有自己独特的微生物组合或网络,而且不同部位的微生物群也不同,例如腋下皮肤的微生物群与腹股沟的微生物群不同,右手和左手的微生物群也不同。

与生活在工业化地区的人相比,狩猎采集部落人群的肠道微生物组更具多样性,且会随着饮食的季节性改变而变化。一

每个人都有自己独特的微生物组合或网络

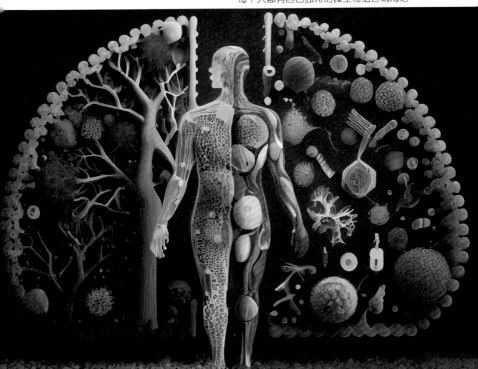

项针对坦桑尼亚哈扎族狩猎采集部落人群的研究,收集了部落人群一年的粪便标本,经过检测发现,粪便微生物组呈季节性变化,这反映了他们饮食的变化。在雨季,他们较多地食用浆果和蜂蜜;在旱季,他们更多地食用肉类;而全年他们都会食用富含纤维的植物块茎。研究人员观察到,在干旱季节,他们的微生物组更具多样性。虽然某些微生物在旱季时降低至无法检测的水平,但在雨季又能恢复。微生物组的功能也随季节变换而有所变化。研究人员发现,哈扎族狩猎采集部落人群中抗生素抗性基因的组成与美国居民的不同,且多样性较低。另外,一些研究表明,南美洲印第安人的微生物组多样性大约是美国健康人的 2 倍(Clemente,2015)。

研究人员还将哈扎族人的微生物组数据同来自全球 16 个国家、生活方式各异的 18 个人群的微生物组数据进行了对比。总体上,他们发现狩猎采集部落的人群和生活在工业化地区的人群相比,微生物组更为多样。和美国人的微生物组相比,哈扎族人的微生物组中分解碳水化合物的途径更多,利用植物碳水化合物的功能更强。在哈扎族人的肠道中,随季节变换而变化的微生物群,现在在工业化地区人群的肠道微生物组中已属罕见或已不存在,其所对应的微生物组只有当饮食中富含植物来源的复杂碳水化合物时才会呈现。除饮食结构之外,和工业化相关的其他因素也会对人类的肠道微生物组产生影响(Smits,2017)。

研究人员还调查了非西方国家的人移民到美国后微生物组所发生的变化(Vangay,2018)。他们对生活在泰国的赫蒙族人、喀伦族人和他们在美国的第一、第二代移民进行了比较分析。研究发现，这两个民族的人移居美国后，微生物组的多样性有所降低，一些会产生酶分解植物纤维的细菌从微生物组中消失，而与肥胖有关的微生物组则出现了变化。

人类的微生物群似乎是由母亲垂直传递给新生儿的。在动物和其他生物中，多种机制被用于为下一代提供必需的微生物群。每个新生儿都必须组建自己的肠道微生物群，而母亲为孩子提供了最初的微生物标本，它们和人体细胞中的遗传信息一起，成为母亲传递给新生儿的生命财产。如果工业化地区的女性比前几代人拥有的微生物群多样性更低，可能会影响下一代的健康状况和身体机能。马丁·布拉泽（Martin Blaser）在其《消失的微生物》一书中提出，现代社会所特有的、反复使用多种抗生素的现象，会导致如今传递给新生儿的微生物群比过去几代人少（Blaser，2009；Blaser，2014）。这将产生许多潜在的不利后果。传统上存在于人类肠道中的某些微生物可能已经灭绝，这促使研究人员开始从原住民中收集和保存各种多样性较丰富的微生物群，并在这些微生物群消失之前建立各种"生物银行"（Dominguez-Bello，2018）。

新生儿体内，微生物群的初始微生物都来自母亲。经阴道分娩出生的新生儿会接触母亲产道中的细菌，且在母亲分娩过程中还会吞下这些细菌。但经剖宫产出生的新生儿却是伴随着另一套不同的、多样性较低的微生物群开始自己的生命进程的。这启发了人们尝试将母亲的阴道内容物涂抹在剖宫产新生儿身上，以此帮助新生儿受益。

如果产妇在距分娩较近的时间内接受过抗生素治疗，可能会对传递给新生儿的微生物群产生影响。对于分娩前生殖器部位携带 B 组链球菌的产妇,分娩时通常会被预防性地给予抗生素,以免这些致病菌感染脆弱的新生儿。

新生儿的微生物群发育,受饮食(母乳喂养和配方奶喂养)、遗传因素、环境暴露及其他诸多因素的影响。微生物群一旦在新生儿很小的时候建立起来,就会非常稳定。影响微生物群稳定性的因素有很多,包括饮食、环境、疾病、活动、遗传因素、药物治疗,及最重要的因素——抗生素。除抗生素外,其他许多药物也可以影响肠道微生物群。老年人体内的微生物群多样性较低,他们对多种病原体的免疫应答也较弱(Lynch,2016)。

在美国,一项针对成人的研究发现,每个个体的微生物群都非常稳定,不会随时间推移出现很大的变化。一项调查在长达约 5 年的时间内对 37 名成人进行了多次采样,结果表明约 60% 的细菌菌株保持稳定。他们的发现表明,那些在生命早期占据肠道的细菌,例如从母亲、父亲、兄弟姐妹那里获得的细菌,有可能存留在肠道内,并在数十年乃至终其一生的生命历程中发挥着代谢和免疫作用(Faith,2013)。这在动物中也是如此。研究人员观察了 11 代实验室小鼠的肠道菌群,发现整个小鼠品系的肠道菌群保持稳定,并在整个观察期间都是由母本传递给后代的(Moeller,2018)。

这其中,宿主遗传因素起到了一定的作用,而其他许多因素也很重要。一项针对 1000 多名健康人的研究发现,共同生活在同一居家环境中的无血缘关系的人,他们的微生物组的构成存在显著的相似性（Rothschild，2018）。通常，我们和我们的亲密接触者、周围的环境共享着相同的细菌。一杯干净的饮用水中可能含有 1000 万个细菌。不同房屋、同一房屋中的不同房间、不同医院和其他建筑环境有着不同的微生物组。

对于微生物群在健康人和病患体内的多种功能，人们才刚刚开始了解。肠道微生物群的紊乱，或组成、功能方面的失衡（称为菌群失调）和肠道疾病有关。正如前面在艰难梭菌相关内容中所论及的，一种简单的治疗方法是试着用健康人的微生物群代替紊乱的微生物群，即粪菌移植。到目前为止，科学家还没有完全了解到底是什么构成了最佳或理想的微生物群。它可能会因个人、宿主遗传因素和其他因素而异。使用具有特定属性的特定细菌进行治疗的方法正在积极研究中，将来可能会成为一种重要的治疗方法。

**什么是人类微生物组计划？**

自 2008 年开始，由美国国立卫生研究院主导的人类微生物组计划，在人类微生物组领域引发了新知识的爆炸式增长。这一雄心勃勃的计划纳入了众多的合作实验室和机构，旨在阐明人类相关微生物群的生态特征。研究人员对细菌、古核生物、真核生物、病毒分别进行 DNA 测序，由 4 家测序中心采用标准化的测序方案和方法进行。该计划能够生成 5177 个独特的微生物分类图谱（基于 16S 核糖体 RNA 基因序列）。在该研究的第一阶段，研究人员收集并分析了来自 242 名健康成人（129 名男性和 113 名女性）的近 5000 份标本。研究人员从女性的 18 个不同身体部位和男性的 15 个不同身体部位收集了标本,包括来自口腔和口咽的 9 个部位(唾液、面颊内部、牙龈、上颚、扁桃体、喉咙、舌头,以及牙龈上方和下方的牙齿生物膜)以及左耳后、右耳后、内肘、鼻孔等 4 个部位的标本。他们还从下消化道(参与者自行收集的粪便)取样。对于女性,他们还从阴道的 3 个区域采集了标本。在从每个参与者那里获取初始标本后,他们在几个月(平均约 7 个月)后再次收集了重复标本。他们还从参与者那里收集了血液标本。

研究人员并未试图在实验室中培养每个部位的细菌来确定细菌群落的组成,而是使用生物标记测序,即采用 16S 核糖体 RNA 基因测序进行分析。这种方法提供半定量的分析结果,能确定到微生物"属"的级别,有时能确定到"种"的级别。他们还使用宏基因组学来收集有关功能和通路的信息。

结果如何呢?研究人员发现,不同参与者之间以及所采样的不同身体部位之间,微生物群的构成呈惊人的多样性。这项重要的研究提供了大量有关健康人体微生物群的结构和功能的信息,并为其他许多研究奠定了基础。美国国立卫生研究院人类微生物组计划第一阶段的结果于 2012 年发布。该项目的第二阶段将重点关注微生物组和人类宿主相互作用有关的纵向数据集的整合。三个方向的纵向研究分别以妊娠和早产、炎症性肠病的发病、2 型糖尿病的发病作为研究对象。

现在，根据来自美国、欧盟、中国的 1200 人的数据，研究人员已开发了人类粪便微生物宏基因组的分类目录，并从这些粪便微生物组中发现了 990 万个微生物基因。

微生物组还包括真菌和原生动物。研究人员对人类微生物组计划的 317 份粪便标本进行分析后发现，其中 98％含有可检测的真菌类群。念珠菌是北美洲的常见真菌之一，来自其他地区的有限分析数据表明，真菌的组成可能会因社会地理环境而异。

为了表明微生物组研究的重要性和广泛性，美国国家科学技术委员会微生物组跨机构工作组于 2018 年发布了《2018—2022 财年微生物组研究跨机构战略计划》，为联邦政府跨机构微生物组研究提供总体指导和方向。该计划的发布，肯定了各个微生物组在动物、农业、海洋环境、食品生产、废水管理等领域的重要性。

并非只有人类才需要细菌来行使基本功能。一个有趣的例子来自墨西哥湾石油泄漏事故后，在这一区域进行的微生物研究。对该区域的持续研究表明，能够分解和降解石油的微生物在该环境中生机勃勃。如何利用微生物去除其他领域的有害化学物质呢？微生物在许多化学元素的全球循环中起着关键作用，也可能影响某些气候过程。尽管土壤和水中的微生物含量很高，但它们也存在于空气中，并可以被气流所携带。目前，有许多相关研究项目正在进行中，这些研究项目将增进人们对多个领域和多个学科中微生物组的了解。

## 人类微生物组的功能是什么？

　　肠道微生物组是人类微生物组中被研究得最多的部分。科学家试图了解数以万亿计的微生物集合如何影响人类免疫、生理、生化和功能的各个方面。肠道微生物群被喻为身体的另一个器官，就像人体的肝脏或肾脏一样，发挥着不可替代的作用。它存在于人类的整个生命历程中，但是受到多种内在（遗传）和外在（环境）力量与事件的影响。肠道和外界相连通，各种类型的微生物每天都通过鼻腔和口腔进入人的肠道，并汇入人体的微生物集合体中。肠道与身体的其他部位紧密关联，它位于身体的中央，并迂回曲折地穿过其间，化学物质和细胞从

人类微生物组中，肠道微生物组被研究得最多

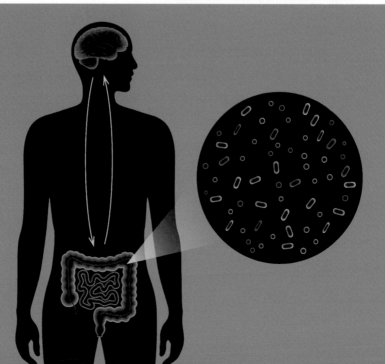

这里排出和脱落。肠道微生物数量巨大，肠道上皮屏障(肠壁)持续不断地经受着它们的考验。肠腔内部的表面积超过 30 平方米。肠道微生物组是人体中规模最大、最多样化的微生物组，但人体所有皮肤和黏膜表面也都有自己的微生物组。即使再干净的皮肤也非无菌状态。

构成肠道微生物群这个"器官"的大多数细菌，无法通过常规分离技术在实验室中培养。人类已经使用下一代测序方法和其他分子技术，对其丰度和多样性进行描述。这些不依赖于培养技术的测序方法，使得人们可以对微生物群实施检测和分类。人们不再需要培养细菌就可以研究它们，也使基因和基因组的分析成为可能。

由于胃和上消化道存在胃酸(酸可以灭杀某些细菌或抑制它们的生长)且蠕动相对较快，这些部位的细菌相对较少。在小肠的下段，细菌变得更多、更多样化。结肠则是人体各部位中细菌数量最多和最多样化的。

肠道微生物群既是防止病原微生物(病原体)入侵的屏障，又是潜在致病菌和抗性基因的储存库。常驻微生物群和其他微生物相互作用。它们在营养、空间、代谢物等方面可能胜过病原微生物。常驻微生物群也可能通过产生某些副产物或物质(例如细菌素、肽和酸)抑制或灭杀其他微生物。它们甚至可能具有某些特定功能。例如，产生胆汁酸的细菌可能会增强肠道对艰难梭菌的定植抗力。常驻菌群(通常为厌氧菌群)中细菌多样性的丧失，会导致某些特定细菌过度生长并处于垄断地位，这可能会使细菌发生易位(从肠道内移向肠道外)而进入血液。

肠道微生物群的具体功能是什么？人们通过研究小鼠和

其他动物模型,已获得了一些具有启发性的结果,但还需要更复杂的人体研究来进一步证实这些结果。在动物研究中,人们观察到包括糖尿病、肥胖症和哮喘在内的多种疾病与生命早期微生物群的变化有关。

在人体中,肠道微生物群起到了关键的作用,包括从影响免疫系统到维生素的生物合成等各个方面。在对免疫系统的影响中,它们参与了免疫系统的发育和维持。微生物可以调节机体的免疫系统,既可以产生一些促进炎症反应的分子,又可以产生一些抑制炎症反应的分子。炎症会增加肠道的通透性,使微生物所产生的内毒素等有害物质从肠内渗出。微生物会分泌一些代谢活性产物,这些产物可以被该部位的微生物群所利用,并影响微生物群的组成。微生物在人体的营养摄取和消化中起着关键作用,它们从食物中摄取营养,产生参与多糖水解和发酵的酶,细菌所产生的这些酶可进而将多糖转化为易消化的能量来源。微生物还有如下功能:参与胆汁转化,细菌产生的胆汁盐水解酶可以水解初级结合型胆汁盐;降解或分解毒素;在维生素 K、维生素 B 等多种维生素的生物合成中发挥作用,而且是激素和其他生物活性物质的来源之一;产生乙酸盐、丁酸盐和其他化学物质,影响胃促生长素的产生。胃促生长素是胃肠道中产生的一种肽类激素,作用于中枢神经系统并能调节食欲,在胰岛素水平的调节中发挥着作用。

肠道微生物群可能影响肥胖症和 2 型糖尿病的发展。在一项研究中,研究人员分别将肥胖型小鼠和瘦型小鼠肠道中的微生物给予无菌小鼠,然后在相同条件下饲养所有小鼠。观察发现,饲养一段时间后,接受瘦型小鼠微生物的无菌小鼠依然瘦小,而从肥胖型小鼠身上获取微生物的无菌小鼠则变得肥胖。

在人类中,肥胖者和消瘦者的微生物群之间也能观察到多种差异。有的微生物群能够帮助宿主更有效地从食物中摄取能量。

有证据表明,微生物组可能在动脉粥样硬化的发生、发展中发挥作用。其中一些佐证来自动物模型。不过,要确定微生物组在人体内是否也发挥类似的作用,需要进一步研究,而且还要做更多的工作才能了解其在疾病治疗和预防方面的影响。譬如,可以通过改变一个人的微生物组来降低心血管疾病的患病风险吗？

一些研究表明,婴幼儿哮喘和其他过敏性疾病发病率的增加可能与他们体内微生物群多样性的降低有关。当他们暴露于环境微生物时,黏膜免疫也可能受到影响。

包括哮喘、慢性炎性肠病、艰难梭菌结肠炎在内的多种常见慢性病,均与肠道微生物群紊乱(菌群失调)有关。

许多有趣的研究为将来的治疗干预提供了潜在的新途径。人们现在正初步考虑采用类似于"鸡尾酒疗法"的疗法,将特定微生物混合制品用于人类疾病的治疗,上述医疗领域内活跃的研究现状表明,这可能是将来的一种治疗选择。

肠道微生物群的组成可能会影响癌症患者对化疗的反应。程序性细胞死亡蛋白-1抑制剂可以抑制T细胞的炎症活动,使用该抑制剂的免疫疗法受治患者中,接受过抗生素(可以破坏肠道微生物群)治疗的癌症患者复发更快,生存期也不及未使用过抗生素的患者长。研究人员观察到,在患者具有某些特定肠道微生物的情况下,化疗对其具有更好的疗效。在实验动物中,研究人员已经能够证明某些特定细菌能够诱导T细胞,从而使宿主动物对化疗产生更好的反应(Zitvogel,2018)。

一些细菌还可能通过代谢化疗药物来影响癌症的治疗效果。例如,大肠埃希菌的一些菌株可以通过代谢(分解)化疗药物(吉西他滨)使其丧失活性,从而降低化疗药物的抗肿瘤疗效。

其他身体部位的微生物群也可能影响健康状况和疾病发展。2018 年发表的一项研究对来自撒哈拉以南地区 6 个国家的女性进行了研究,发现阴道微生物群的组成影响了她们对人类免疫缺陷病毒的易感性。阴道中乳酸杆菌(阴道常驻细菌)丰度相对较低的女性,感染人类免疫缺陷病毒的可能性更高。研究人员还能识别出那些与感染人类免疫缺陷病毒相关的丰度较高的细菌种类。

湿疹患者的皮肤微生物群与皮肤健康的人也不相同。通常,某些在健康人皮肤上发现的细菌,在湿疹患者皮肤上可能会缺乏,而另一些细菌的数量却会畸高。因此,研究人员尝试将"好"的细菌移植于湿疹患者的皮肤,以恢复其皮肤菌群的平衡。其中一些研究目前正在进行中。

### 抗生素如何影响人类微生物组?

抗生素是影响微生物组的常见因素,它们降低人体细菌的数量和多样性,改变微生物组的组成和功能。停止服用抗生素后,这种影响仍会持续。有必要记住的一个背景数据是,在当今的美国,每名儿童 2 岁前平均接受过 3 个疗程的抗生素治疗,10 岁前平均接受过 10 个疗程的抗生素治疗。

一项研究评估了来自英国和瑞典的志愿者接受为期一周

的抗生素治疗后口腔和肠道微生物组受到的影响。该研究用
到了4种不同的抗生素。志愿者接受抗生素治疗后12个月，
研究人员对他们的唾液和粪便的重复标本进行了分析。结果
发现，所有受试者的微生物组都受到了抗生素的影响。但相对
于肠道微生物组，口腔微生物组要稳定得多。在接受克林霉素
或环丙沙星治疗的志愿者中，12个月后仍可看到微生物组的
明显变化。其中，对人体有益的丁酸产生菌种类不足。微生物
组功能的恢复速度，要快于微生物群结构恢复到基线水平的速
度，这表明，微生物组的某些功能可能由多条通路共同提供。
在肠道中，丁酸已显示出积极作用，包括为结肠细胞提供能量
来源，以及抑制肠道炎症、抗肿瘤、抗氧化应激等作用。

芬兰的一些研究人员对2岁至7岁的幼儿园儿童进行了
相关研究。他们通过芬兰的一个全国性处方药购买数据库，获
取了具体的抗生素处方和使用日期。研究人员分析了这些儿
童的粪便标本，并取得了这些儿童的健康状况数据。这些儿童
用到的抗生素，大多数是用于治疗呼吸道感染的。研究人员发
现，儿童体内的细菌多样性及菌种组成的减少与低龄阶段使用
大环内酯类抗生素（例如阿奇霉素和红霉素）存在关联，接受过
抗生素治疗的儿童，体内的细菌种群即便在2年后也无法完全
恢复。肠道内水解胆汁盐的细菌数量偏少也与低龄阶段使用
大环内酯类抗生素有关。研究人员还发现，儿童体重指数、哮
喘发病率与大环内酯类抗生素的总体消耗量之间呈正相关关
系，即抗生素消耗量越多，儿童的体重指数就越高、哮喘发病率
就越高。与大环内酯类抗生素相比，使用青霉素对微生物组的
组成和功能影响较小。

其他的一些研究表明，接受过抗生素治疗的儿童，出现哮

喘和其他过敏反应的概率会增加。而在某些研究中,研究人员已将炎性肠病发病风险的升高、体重的增加和低龄阶段使用过抗生素联系在了一起。

对 3 例口服环丙沙星 5 天的受试者进行粪便标本的基因(16S 核糖体 RNA)测序发现,服用该抗生素影响了肠道中大约 1/3 细菌菌种的丰度,导致细菌数量和多样性减少,但抗生素的具体作用因人而异。研究人员还进行了标本的后续分析,令人感到宽慰的是,在停止口服环丙沙星后的 4 周内,粪便标本中细菌群落的组成在很大程度上恢复了口服环丙沙星前的状态。但同时让人警醒的是,即便经过 6 个月,某些菌种的丰度仍然无法恢复。这项在人类微生物组计划结束之前完成的研究证实了人类肠道中存在超过 5000 种细菌(Dethlefsen,2008)。

尼日尔的一项研究纳入了 80 名 1 到 60 个月大的儿童,这些儿童在过去 6 年中未接受过大剂量抗生素治疗。研究人员对其中 40 名儿童给予单剂次阿奇霉素,而对另外 40 名儿童给予安慰剂。研究人员在给予阿奇霉素前和 5 天后分别收集这些受试儿童的粪便标本,随后采用基因(16S 核糖体 RNA)测序对标本进行了分析。研究人员在标本中鉴定出了 760 个属的细菌。治疗前,两组儿童的基线水平之间没有差异,但在治疗后,接受阿奇霉素治疗的儿童肠道微生物组多样性降低了。阿奇霉素在人体内的半衰期很长(11～14 小时),因此单剂次给药后其对细菌的抗菌活性可以持续数天(Doan,2017)。

抗生素还可以通过清除或减少那些与胆汁盐结合的细菌来增加肠道中初级胆汁盐的浓度。而艰难梭菌在肠道的定植、增殖(生长)可能受到初级胆汁盐浓度的影响,因此,这也是接受抗生素治疗的患者容易感染艰难梭菌的另一个可能的原因。

不同微生物组具有不同的组成成分（由特定的遗传物质和微生物构成）和相应功能。微生物组的组成成分虽不同，但功能却可能相似。微生物组中，微生物不同的排列、组合可能实现一些相同的功能，也就是说，人们可以通过许多方法组装、制备出具有特定功能的微生物组。至少就某些功能而言，微生物组具有功能冗余或功能重复的特点，这在用一些细菌来阻抑另一些细菌的机制中体现得尤为明显。

## 人类使用抗生素和其他药物会影响动物微生物群吗？

包括蚊子、蜜蜂、蠕虫在内的所有动物，都有各自的微生物

所有动物都有自己的微生物群

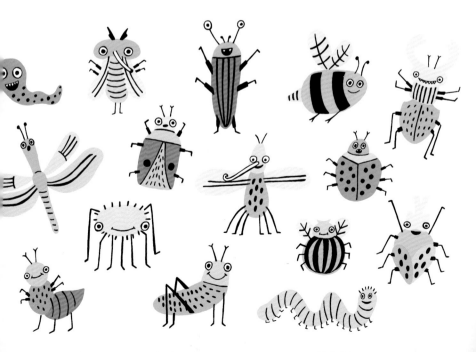

群。人们已利用这方面的知识来改善人类健康状况。

在对引起人类感染的丝虫的观察中,出现了一个耐人寻味的现象。丝虫可通过蚊子和螫蝇①叮咬传播给人类,引起象皮病等严重的、毁容性的寄生虫病。丝虫的微生物群中包括一种革兰氏阴性菌——沃尔巴克氏体。这种细菌通过被感染的雌性丝虫传给丝虫的子代(幼虫)。某些丝虫需要沃尔巴克氏体才能正常发育、生存和繁殖,一旦丝虫体内的沃尔巴克氏体菌群失调,就会导致丝虫死亡或不育。人们正是利用这一点,对丝虫感染患者进行治疗。常用的药物可以灭杀微丝蚴,微丝蚴是丝虫在血液中的存在形式,可通过蚊子叮咬致人感染(灭杀微丝蚴很重要,可以阻断这种寄生虫的传播)。但灭杀微丝蚴的药物对丝虫成虫没有影响,成虫寿命长,可以在人体中生存数年。当用四环素类抗生素治疗丝虫感染患者时,可以灭杀寄生在丝虫体内的沃尔巴克氏体,导致丝虫死亡。现在,人们已将多西环素及其他四环素类抗生素纳入了各种丝虫感染治疗药物清单中。

蚊子可以携带多种病原微生物并将其传播给人类。蚊子体内也有微生物群。同样,人们已尝试利用这方面的知识来遏制蚊子将病原微生物传播给人类。在自然界中,许多昆虫携带有沃尔巴克氏体,而传播登革病毒、基孔肯亚病毒、寨卡病毒等病毒的埃及伊蚊通常不会感染沃尔巴克氏体。虽然埃及伊蚊在感染沃尔巴克氏体后仍可存活,但证据显示,一旦感染这种细菌,埃及伊蚊可能无法传播某些病毒,例如登革病毒、基孔肯

---

① 吸血蝇类,雌、雄成蝇均吸食哺乳动物的血液。——译者注

亚病毒,及其他一些致病性病毒。研究人员正在研究是否可以利用这一特点来阻断这些病毒的传播。他们饲养埃及伊蚊,并特意用沃尔巴克氏体感染雄蚊,然后将雄蚊释放到野外。雄蚊不吸血也不传播沃尔巴克氏体。但被释放的雄蚊与自然环境中的雌蚊交配后,沃尔巴克氏体就可以通过受精卵传给子代。而子代埃及伊蚊感染沃尔巴克氏体后就可以抑制登革病毒等病毒的传播。该技术已应用于澳大利亚的一个地区,在阻断登革病毒的传播方面极为有效。在其他地区的测试也正在进行中。

蜜蜂也有它们自己的微生物群。幼蜂在孵化后的前几天,在蜂巢中通过与其他工蜂的社交互动,经口器形成正常的微生物群。如果缺乏正常的微生物群,工蜂的体重就不会增加,也就无法正常工作。最近的研究表明,蜜蜂如果暴露于存在草甘膦(一种除草剂)这类化学制剂的环境中,它们的肠道微生物群就会受到影响,导致某些正常细菌减少(Motta, 2018)。和没有接触过草甘膦的蜜蜂相比,接触过这种除草剂的蜜蜂对细菌感染更加敏感,即便是那些只能感染免疫系统较弱的蜜蜂的细菌,也会导致接触过这种除草剂的蜜蜂感染并死亡。尽管蜜蜂并非除草剂的作用对象,但由于它们肠道内的细菌能够合成除草剂靶标酶,因此通过灭杀细菌可能就足以使接触过除草剂的蜜蜂死亡。

**除抗生素外，其他药物也会影响人类微生物组吗？**

抗生素并非影响人类微生物组的唯一一类药物。在一项研究中,研究人员评估了 1000 多种市售药物对 40 种不同细菌的生长的影响,这些细菌都是人类肠道中有代表性的菌种(Maier,2018)。他们根据药物的主要治疗用途,对一系列药物进行了测试。其中 1/3 的药物是抗感染药物(抗生素、抗真菌药、抗病毒药、抗寄生虫药),其他的药物则是作用于人体细胞的药物,例如治疗高血压的药物。他们发现,50% 的抗病毒药和抗寄生虫药也具有抗菌活性。此外,24% 的其他药物(未作为抗感染药物上市)抑制了所测细菌的生长。对人类微生物组相关细菌具有抗菌活性的药物中,包括多种具有不同生理作用的药物:质子泵抑制剂、5-氟尿嘧啶、氨甲蝶呤、他莫昔芬和胺碘酮,以及多种抗精神病药物。最有可能抑制细菌生长的是人们广泛使用的药物:钙通道阻滞剂(降压药)和抗精神病药物。对抗感染药物耐药的细菌更可能对以人体细胞为靶标的(非抗感染的)药物耐药。这些发现表明,使用抗生素之外的药物也可能会影响人类微生物组和微生物多样性。这项研究所评估的多种药物是需要长期服用的用于治疗慢性疾病(例如高血压)的药物。

在如今的工业化社会,人们日常生活中使用的其他许多产品都可能会对人类微生物组产生或多或少的影响,含氯饮用水、牙膏、漱口水等都具有防腐和抗菌特性。例如,三氯生这种对细菌和真菌具有抗菌活性的抗菌剂,自 20 世纪 70 年代首次引入医院就得到了广泛应用。目前,它仍应用于个人护理品(例如牙膏、肥皂、洗面奶)、纺织品、医疗器械等产品中。

对于人类宿主而言,肠道微生物组是重要的组成部分。它负责生化转化,消化食物并为人类和正常微生物群提供营养,代谢包括药物和毒素在内的外来化合物,修饰包括胆汁酸在内的宿主代谢产物,介导微生物与微生物之间的相互作用,并塑造免疫系统,甚至还可能对人体的昼夜节律产生影响。

## 肠道微生物群能否免受抗生素的影响?

消化道是向身体其他部位输送抗生素的常用途径。鉴于抗生素对肠道微生物群的影响,研究人员一直在寻找一种办法来减少它们对肠道正常细菌的附带损害。研究人员曾尝试过的一个办法是让患者在服用抗生素的同时服用另一种特殊制剂,即一种含强效吸附剂——活性炭的制剂 DAV132。这种制剂将活性炭输送到回肠末端(小肠最后一段,在结肠之前),在这里活性炭能吸附几乎所有残留在肠腔内的抗生素。研究人员在服用了喹诺酮类抗生素莫西沙星的受试者身上进行了测试。受试者每天服用 1 剂莫西沙星,持续服用 5 天。其中一部分受试者同时服用含活性炭的 DAV132,另一部分则服用外观与 DAV132 相似但不含活性炭的制剂。受试者每天服用 3 次 DAV132,连续服用 7 天,一直到抗生素疗程结束之后。当对受试者粪便中残留的抗生素进行检测时,研究人员发现 99% 的莫西沙星已被活性炭去除。通过细菌分析,研究人员发现服用了含活性炭制剂的受试者肠道微生物群的多样性和菌种组成未受到影响。他们还检测了受试者血液中莫西沙星的水平,以确定其血药浓度是否受这种制剂的影响。他们发现,两组受试者的莫西沙星血药浓度在第 1 天和第 5 天都没有差异。针对另外 14 种经常通过口服给药的抗生素进行的研究也表明,这种制剂可以去除大多数抗生素 95%～99% 的残留,但对阿莫西林的去残留效率较低,为 92%。由于这些结果只是来自受试者相对较少的初步研究,因此在推荐人们使用这种制剂之前,还有更多的工作需要做。许多使用抗生素的患者同时也在服用其他药物。那么,这种情况将对肠道微生物群产生什么影响? 含活性炭制剂 DAV132 会降低其他药物的有效性吗? 这只是人们为了保有抗生素益处的同时减少它们对人体微生物组的不利影响而正在探索的方法之一(de Gunzburg,2018)。

# 4　抗生素的其他用途
## （非人类用途）

## 除了用于治疗人类感染，抗生素还有哪些用途？

抗生素除了在人类医疗中用途广泛，还用于包括食用动物、役用动物、伴侣动物、各种植物在内的其他物种。抗生素还可用于实验室中抑制致病菌生长、疫苗制备和其他生产工艺。我们一般会把抗生素视作治疗人类感染的药物，但实际上抗生素和其他具有抗菌活性的物质也会用于包括食品加工在内的很多生产工艺中。我们生活在一个充满微生物的世界，而抗微生物活性物质本身就是地球生态的一部分。

我们应时刻谨记，抗生素应用非常广泛，且所有的用途同等重要。无论抗生素是用在人身上，还是用于牛、鱼、蜜蜂或者喷洒在苹果树上，细菌的反应都是一样的。

## 近年来生产的抗生素有多大比例用于人类？

2013 年，全球食用动物的抗生素消耗量估计为 131109吨，预计到 2030 年将超过 20 万吨（Van Boeckel, 2015）。虽然食用动物和人类的单位体重抗生素含量可能在相近的范围内，但全球食用动物的总数量现在已经大大超过了人口数量。

当前，无论以千克、磅还是吨为单位来计量，食用动物消耗的抗生素都比人类消耗的要多很多。据估计，在美国生产的所有抗生素中，70％～80％用于食用动物。全球生产的抗生素中，估计有一半以上进入了食用动物体内，但大多数国家缺乏确切的统计数据。2016 年，英国生产的抗生素中约 33％用于食用动物,8％用于伴侣动物。

## 为什么给健康的动物使用抗生素?

　　给动物使用抗生素主要有三个原因。第一个主要原因是治疗感染病。动物和人类一样会患上感染病。它们会被某些感染人类的细菌(例如链球菌和葡萄球菌)所感染,这些细菌在人类和动物中都很常见,而一些对人类无致病性的细菌也可能感染动物。动物也可能携带某些对自身无致病性的细菌,但这些细菌会感染人类并引起严重疾病。总的来说,导致人类和动物感染的细菌有很多是相同的,但每种动物都有各自独有的病原菌。有些导致人类或某种动物患上严重疾病的细菌(以及病毒和其他微生物),却不会导致其他物种患病,这样的例子不胜枚举。

　　给动物使用抗生素的第二个主要原因是预防感染。食用动物通常是成群饲养的,或者在饲养密度高、卫生条件差的环境中饲养。几十、数百甚至数千只动物可能被安置在同一个饲养棚内。如果一只动物感染,其他动物可能都会因暴露于感染环境而生病。将抗生素投入饲料或水中喂食给所有动物,对养鸡或养猪的养殖户而言,可以保住整群的家禽或家畜。在养鸡场中,同一栋鸡舍内可能饲养着成千上万只鸡,这会带来很大的收益,成群的鸡一旦生病则损失巨大。而抗生素价格低廉,可以解决这个问题。

　　第三个主要原因是所谓的促进生长。近年来,许多国家给动物使用抗生素的最大用途就是促进动物生长。几十年前,在抗生素问世后不久,人们就观察到,喂食低剂量抗生素的动物

（例如猪）比不喂食抗生素的动物增重更快（Jukes, 1950）。当动物在拥挤、不卫生的环境中生长时，情况尤其如此。在全球范围内，人们已经从散养鸡和猪转变为越来越多地采用集约化或工业化养殖方式。在集约化养殖环境中，动物数量巨大，往往紧紧挤在一起。从经济学角度讲，养殖户可以从抗生素的使用中获益。在美国，几十年来动物用抗生素基本上是不受管控的，不需要处方或兽医监督。

人们曾经在动物中开展实验，发现抗生素对仔猪（猪幼崽）更有效，可以减少仔猪死亡。从那以后，人们观察到，和在较好条件下饲养的猪相比，在饲养密度高、易传播疾病、饲料质量差的环境中饲养的猪，使用抗生素获益更多。当猪在较好的饲养环境和营养条件下生长时，抗生素带来的益处就会减少。美国

抗生素对仔猪更有效

近期的研究也表明,给仔猪使用低剂量抗生素对仔猪的生长有一些益处,但给老龄猪使用抗生素则没有任何益处。仔猪和婴儿一样娇嫩,比老龄猪更容易受微生物侵染。由于担心动物使用抗生素会导致抗生素耐药性,丹麦在1998年和2000年分别禁止给肥育猪和断奶仔猪使用抗生素来促进生长。这导致断奶仔猪的产能短期内有所下降,但从长期来看其产能有所提高。尽管相关禁令使1997—2008年丹麦养猪业的抗生素总消耗量一度得到控制(从81.2毫克/千克猪肉减少到48.9毫克/千克猪肉),但2001年后用于猪的疾病治疗的抗生素消耗量又所有增加,而这又推动了抗生素限制使用新措施的出台。看来,当动物的营养、卫生、遗传条件达到最佳时,低剂量抗生素对猪的益处是有限的。

2006年,欧盟禁止在食用动物中使用抗生素促进生长,之后2011—2014年动物的抗生素消耗量下降了12%。而在英国,因为政府为控制抗生素耐药性水平采取了立场非常鲜明的策略,同时期动物的抗生素消耗量下降了22%。

在家禽养殖业,丹麦出台的抗生素促生长使用禁令使得饲料转化率(以干物质计量的饲料消耗量和畜禽水产品重量增量比值的百分率)略有下降。家禽和猪一样,在使用现代化设施、环境良好、饲养条件佳的情况下,使用低剂量抗生素的益处不太明显。那些棚舍陈旧、现代化设施较少的养殖场可能会从低剂量抗生素的使用中获益更多。良好的卫生条件、通风效果、生物安全防护措施(防止老鼠等啮齿动物、鸟类和其他野生动物混入家禽群中)以及疫苗的管理和使用,都有助于控制感染和减少抗生素的使用。

联合国建立了一个跨部门小组，以协调应对抗生素耐药性问题，并建议逐步停止将抗生素用于促进食用动物的生长。截至 2019 年，世界动物卫生组织报告称，至少有 45 个国家仍在继续使用抗生素促进动物生长。

消费者的偏好对当下减少抗生素在食用动物中的使用起着推动作用。尽管"不使用抗生素"的含义可能还不那么明确，但许多人宁愿多花一点钱买那些饲养过程中不使用抗生素的畜禽肉。"不添加抗生素""无抗生素""饲养过程中未使用抗生素"，这些广告用语都是什么意思呢？生产商必须向消费者做出明确解释。包括麦当劳在内的一些大公司已下令禁止将抗生素用于在其门店销售的鸡肉产品选用的肉鸡。其他一些公司也纷纷效仿。诸如《消费者报告》等颇具影响力的出版物，也刊登了关于抗生素在农业中的使用，以及肉制品中是否含有抗生素的信息。

饲养动物时，如不使用抗生素，它的直接经济成本是多少？在洁净的现代化设施中，饲养过程中未使用抗生素的动物，其批发价上涨幅度估计在 1%～2.6%（Teillant，2015）。这还没有涵盖养殖食用动物时广泛应用抗生素所带来的负面社会成本（与抗生素耐药性有关，见第 5 章）。

在抗生素应用早期，人们对抗生素负面影响的认识十分有限，这可以从一个有趣的历史插曲中窥知一二（McKenna，2017）。抗生素刚问世时，还是一个抗生素被认为完全安全的时代，它们的使用情况会让今天的我们大跌眼镜。除了在饲料中添加低剂量抗生素促进动物生长外，一些生产商还要在肉鸡被宰杀并去除内脏之后使用一种叫作金霉素（四环素类抗生素的一种)的抗生素来防腐保鲜,该过程称之为"金霉素保鲜"(acronize)。"金霉素保鲜的"(Acronized)一词还被生产金霉素的美国立达制药公司注册成了商标。家禽生产商可以向美国立达制药公司申请许可,从而使用金霉素对鸡肉进行防腐处理,但必须支付一笔许可费。杂志上的广告会展示"金霉素保鲜的"鸡肉和它们的所谓好处(这些内容现在仍然可以在网上看到)。这种做法在当时十分流行,美国约一半的屠宰场获得了家禽金霉素保鲜处理许可。家禽生产商为什么要这么做?因为这样做的好处是金霉素保鲜处理可以减少鸡肉表面的细菌,这样鸡肉不会很快腐烂,可以运输更远的距离,保质期也更长,生产商可以通过海路将鸡肉运送到阿拉斯加和夏威夷,不必选择花费更高的空运。另一家制药公司辉瑞推出了一种名为"生物稳定"(Biostat)的工艺,将土霉素(和金霉素同属四环素类抗生素)用于类似的用途。在抗生素保鲜工艺中,抗生素的消耗量不受管制,有时甚至比建议消耗量要高得多。该工艺在1955年发布于《联邦公报》,并得到了美国食品药品管理局的批准。肉类和鱼类的加工也采用了类似的保鲜工艺,这使得生产商可以扩大市场,降低运输成本。

在此之后的几年内,人群中暴发了多次严重感染,人们才认识到是抗生素保鲜工艺导致了耐药菌的发展。用抗生素给禽肉"洗澡"灭杀了敏感菌,结果却导致耐药菌存活下来并占据了主导地位。这些耐药菌感染鸡群,并导致处理死鸡尸体的家禽业工人感染,有些甚至还导致工人的家属感染。抗生素保鲜工艺因此被叫停。现在,人们查询在线词典时会发现,"acronize"一词已不像原先那样用于描述金霉素保鲜处理,而是变成了一个词组的首字母缩略语。

## 抗生素都用于哪些动物了?

给食用动物使用的抗生素大部分用于猪和鸡了,但是其他许多食用动物(例如火鸡、鸭、牛、绵羊、山羊等)、伴侣动物、役用动物和表演用动物(例如马)也都使用抗生素来预防和治疗感染。在抗生素未被禁用的地区,许多食用动物仍被喂食抗生素促进生长。食用动物的抗生素消耗量远远超过用于治疗狗、猫和其他伴侣动物感染的抗生素的消耗量。英国 2016 年的数据显示,约 8% 的抗生素用于伴侣动物,约 33% 用于食用动物,其余约 60% 用于人类。绝大多数促进动物生长的抗生素用于鸡和猪。

通常,伴侣动物比食用动物寿命更长,且经常需要使用抗生素来治疗疾病。英国的一项研究发现,约有 25% 的猫、狗在就诊时用到了抗生素。伴侣动物有时因手术和其他医疗处理的需要,也要预防性地使用抗生素。

随着许多中低收入国家人均收入的增加,全球食用动物的养殖数量已出现巨大增长。人们有食用更多动物蛋白的愿望,同时也负担得起。1960—2000 年,全球肉类产量增加了 2 倍多,牛奶产量几乎增加了 1 倍,鸡蛋产量几乎增加了 3 倍(Speedy,2003)。自 2000 年以来,这种增长态势一直在持续。1964—1966 年,全球畜肉产品的人均年消费量为 24 千克,但高收入国家人均年消费量和南亚人均年消费量之间差距较大(FAO,2016)。在所有国家,包括高收入国家,畜肉、禽肉产品的人均年消费量都有所增加。肉类产品产量的增长受益于畜禽(尤其是鸡和猪)的集约化养殖。

决定肉类消费水平的一个重要因素是经济因素,尽管文化因素和宗教因素也会影响饮食偏好。在一些富裕的国家(例如日本),鱼类消费量远高于肉类。在一些岛国(例如冰岛、基里巴斯和马尔代夫),鱼类也是主要的膳食蛋白质来源。

### 动物使用了哪些抗生素? 人类使用的抗生素会用于动物吗?

用于治疗人类感染的抗生素同样适用于动物,因此,许多用于人类治疗的抗生素也被用于治疗食用动物、伴侣动物、观赏鱼和其他非人类生物。一些用于人类治疗的抗生素也用在了水产养殖业中。

2009 年食用动物中最常用的抗生素是大环内酯类、青霉素类和四环素类。与人类抗生素使用情况类似,在动物中已经开始使用抗菌谱更广的抗生素。

由于抗生素对人类医疗卫生至关重要,人们一直试图阻止将抗生素用于动物,现在也仍在坚持。世界卫生组织意识到在食用动物中使用抗生素会增强细菌的耐药性,且这些细菌和抗性基因会传播给人类,因此世界卫生组织与其他组织合作,根据抗生素在人类医疗卫生中的重要性制定了《世界卫生组织基本药物标准清单》。随着可用药物的变动、耐药菌的出现和传播、药物应用和可替代品方面知识储备的增加,这份清单进行了多次修订。该清单根据抗生素对人类健康的影响将抗生素分为"可用类""慎用类""备用类"三类。判断标准是基于该类抗生素用于治疗人类严重细菌感染时,究竟是唯一可用品种还是少数几个可选品种之一。标准清单还考虑了致病菌是否可能从非人类来源传播给人类,或者人类是否能从非人类来源获得抗性基因。标准清单结合感染人数,及清单中的抗生素是否曾用于治疗非人类感染,对抗生素的优先级别进行了排序。优先级别最高的抗生素是喹诺酮类、第三代和第四代头孢菌素类、大环内酯类(例如红霉素)和糖肽类(例如万古霉素)等。碳青霉烯类和多黏菌素类的优先级别较低,这两类抗生素通常是在其他抗生素无效的情况下才使用的。理想情况下,所有对人类健康具有高度优先级别的抗生素都应该避免用于食用动物,或只在特定的情况下才能用于食用动物。

英国关于抗生素使用情况的可靠数据显示,在给猫使用的抗生素中有近40%属于标准清单中的"可用类"抗生素,但在给狗、猪或牛使用的抗生素中该比例却小得多。

美国食品药品管理局正在与下属机构兽医中心合作,进一步加强对食用动物抗生素使用的管理。过去,抗生素(包括那些对人类健康很重要的抗生素)不需要兽医的处方就可以使用。美国未来的目标是消除抗生素在促进动物生长方面的使用,并规定动物的抗生素治疗(抗感染治疗)需要在有执照的兽医的监管之下进行(要求开具抗生素处方,就像人类药物一样)。这项工作现正在进行中。2018年,美国食品药品管理局局长斯科特·戈特利布(Scott Gotleib)表示,用于食用动物的重要抗生素中,95%的抗生素现在都在兽医监管之下使用。美国食品药品管理局还在致力于制定可接受的抗生素使用时限(列出药物连续使用多少小时或多少天的建议清单),但目前,许多添加到动物饲料、饮水中的抗生素,它们的适应证说明中都还没有包含这些内容。

在美国,具有抗微生物性能的砷基抗生素,几十年来一直被用作肉鸡和火鸡的饲料添加剂来提高产量。砷基抗生素的使用在 1999 年已被欧盟禁止。美国食品药品管理局于 2013 年撤销了两种砷基抗生素用作家禽饲料添加剂的使用许可,并于 2015 年又撤销了一种砷基抗生素用于火鸡饲料添加剂的使用许可(Nigra,2017)。自 2015 年 12 月以来,美国已经没有任何食品药品管理局批准用于食用动物的砷基抗生素。砷基抗生素在其他国家可能还在继续使用。研究表明,在美国禁止使用砷基抗生素之前,经常食用禽肉的人尿液中砷和砷代谢物的水平要高于那些不常食用或从不食用禽肉的人。

### 美国以外的国家会把抗生素用于食用动物吗?

抗生素被广泛用于食用动物,尽管各国的消耗量存在巨大差异——就像人类抗生素消耗量在各个国家之间存在巨大差异一样。由于人口增长和食用动物数量的大幅度增长,抗生素在全球的消耗量迅速增加。随着印度等国家的经济环境不断改善,对动物蛋白质的需求也随之增长,导致食用动物的产量以及抗生素的消耗量激增。2018 年的一项研究认为,全球人口总量约为牲畜数量的 60%,不到鱼类数量的 10%(Bar-On,2018)。全球猪的数量可能在 10 亿头级别,而家禽的数量可能在万亿只级别。无论以何种标准衡量,养殖动物的数量都很大,它们无论是作为生态系统的一部分,还是各种抗性基因的来源,所具有的影响力都是非常大的。

### 水产养殖业的抗生素使用情况如何?

据估计,水产养殖业供应的鱼类占全球鱼类消费总量的一半（FAO，2016）。全球鱼类人均年消费量已超过 20 千克，鱼类提供了人类蛋白质消费总量的 6.7%。水产养殖是一个快速增长的食品生产门类，预计未来会继续增长，这是因为过度捕捞使得越来越多地区的野生鱼类数量不断下降，而目前全球一半以上的天然渔场存在过度捕捞的问题。一些跨国公司正在很多低收入国家发展水产养殖产业。2015 年，全球水产养殖业生产了 7660 万吨水生动物（价值达 1600 亿美元，其中 1/3 由软体动物、甲壳类动物和其他非鱼类动物组成）和 2500 多万吨水生植物（价值近 60 亿美元），而且水产养殖业产量的近 80% 来自亚太地区。始于 20 世纪 70 年代的虾类商业养殖发展迅速，尤其是在亚洲地区。近年来，亚洲水产养殖业已经暴发了多次严重的流行病。

当前，中国的水产养殖业产量位居世界之首，出口量居世界第一，挪威和越南也是世界水产出口大国。智利和印度尼西亚的水产养殖业产量增长迅速，与印度、孟加拉国、埃及同居世界前列。尼日利亚的水产养殖业产量在过去的 20 年中增长了近 20 倍。

水产养殖可以在许多环境中进行：淡水和咸水中均可进行水产养殖，例如在海边、陆上水箱、池塘、海中围栏、鱼笼里，甚至在人造的珊瑚礁结构中。水产养殖对象涉及各种水生生物，包括鱼类、水生植物（例如海带）、食物链底层的植食性动物（例如牡蛎）等。如今，全球人工养殖的水生生物已超过 500 种。始于 20 世纪 70 年代的虾类商业养殖产业规模庞大，其中大约 75% 的人工养殖虾产自亚洲。软体动物（例如牡蛎、贻贝、蛤蜊等）也可以商业养殖。因为软体动物多是滤食动物，不需要投喂鱼或其他饲料,所以对当地生态系统造成的破坏较小。

传统养殖鱼类的饲料是用廉价的野生饵料鱼做成的鱼粉和鱼油。全球 70% 的鱼粉和 90% 的鱼油用于养殖鱼类。然而,越来越多的养殖户转而使用替代性饲料,包括植物和昆虫等。

在许多养殖方式中,鱼虾生长在密集拥挤的环境,加之它们的遗传背景相似,因此它们暴露于多种高风险的感染,包括一些由细菌引起的感染(也有一些由病毒引起)。显而易见,在拥挤的池塘里,一条被细菌感染的鱼很容易污染水体,导致其他鱼被感染。因此,为了预防感染,抗生素在鱼类养殖中被广泛使用,化学消毒剂也被用于水体消毒。尽管抗生素广泛应用于水产养殖业,但目前水产养殖业的抗生素总消耗量无从考证。抗

抗生素在鱼类养殖中被广泛使用

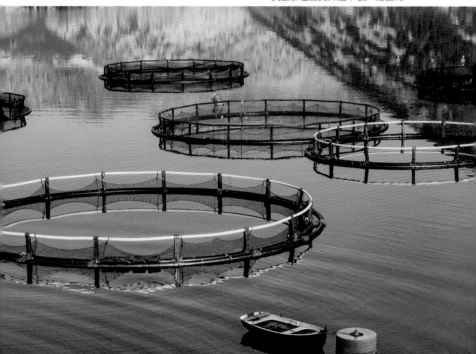

生素在水产养殖业的应用似乎在很大程度上没有受到监管。

在各地的相关研究中,有几个具体的例子值得注意。智利是一个水产养殖业庞大而活跃的国家,在某些年份,水产养殖业氟喹诺酮类抗生素(例如环丙沙星等抗生素)的消耗量是人类消耗量的 10 倍以上(Cabello,2016)。2013 年发表的一项针对越南 32 个养鱼场的调查发现,它们都使用了抗生素。

用于鱼类的抗生素添加在它们的饲料中,或者在清洗时添加在水中。未被食用的饲料和鱼类排泄物中未被吸收的抗生素及其代谢产物,可存在于水体沉积物中。抗生素在水体沉积物中持续存在数月后仍可能具有抗菌活性(Cabello,2016)。在越南,在养虾的水体中可检测到甲氧苄啶、磺胺甲二唑、诺氟沙星等抗生素的残留(Nguyen Dang Giang,2015)。

已有几种疫苗用于水产养殖以降低某些感染风险,包括用于虹鳟、鲑鱼、海鲷、海鲈鱼等有鳍鱼类的养殖。它们在软体动物和甲壳类动物身上没有那么见效,这两类动物缺乏对现有疫苗做出免疫应答所需的适应性免疫系统。某些能够感染鱼类或生活在健康鱼类体内、体表的细菌(包括一些弧菌),也会感染人类。

人类对水产养殖的诸多担忧之一是其对沿海生态系统的破坏,例如印度尼西亚和其他地方因虾类商业养殖而遭破坏的红树林。有些地区建有许多养虾场,后来由于养分流失和毒素堆积又逐渐被废弃。人工养殖的鱼可能会从围栏或鱼池里逃逸,入侵自然种群。它们也可能与野生鱼类杂交,稀释野生遗传资源。当鲑鱼排泄物未经处理就排入水中时,鲑鱼养殖场会污染沿海生态系统。水产养殖垃圾中含有的抗生素、杀虫剂、重金属会改变当地的生态系统,甚至导致其他生物死亡。这些废物还会导致水中的溶解氧含量降低,进而对其他生物产生负面影响。

### 鱼类和其他动物使用的抗生素可以用于人类吗?

养鱼的人可能会注意到,许多用于人类的抗生素也被用于治疗鱼类感染。由于鱼用抗生素容易获得,而且比人用抗生素便宜,因此网络上出现了关于人类使用鱼用抗生素的讨论。网络上列出的鱼用抗生素包括阿莫西林、氨苄西林、头孢氨苄、环丙沙星、甲硝唑、红霉素、青霉素(以及治疗鱼类真菌和寄生虫感染的药物)等。这些药物可溶解在鱼缸里,然后被鱼吞食和吸收。

人类若要使用鱼用抗生素,面临的主要问题是这些抗生素完全不受监管。美国食品药品管理局监管用于人类和某些动物(伴侣动物如狗、猫、马,以及食用动物如牛、猪、鸡)的抗生素,但并不监管鱼用抗生素。获批用于动物(伴侣动物和食用动物)的抗生素可能含有在人用抗生素中不允许使用的填料、添加剂和杂质。这些抗生素的人用剂量和动物用剂量可能不同,配方也可能存在差异。

美国市场上销售的鱼用抗生素,目前没有政府监督来确保其质量、安全性、纯度、有效性,也没有被美国食品药品管理局批准或收录。美国食品药品管理局声明,希望有一天能对目前未受监管的"小型物种"(例如鱼类)用抗生素进行监管。

简而言之,人类使用鱼用抗生素可不是一个好主意。

## 给动物使用抗生素会产生什么后果?

给动物使用抗生素有许多潜在不良后果,有些是明显的、直接的、立竿见影的,而另有一些则是微妙的、间接的、潜在而持久的。许多研究表明,在使用抗生素促进动物生长的农场,农场工人和动物携带的耐药菌的水平比不使用抗生素的农场更高。

为动物(特别是伴侣动物和产蛋产奶的食用动物)治疗感染是为了让它们更健康,活得更久。抗生素的普及促进了食品生产的发展,使得在小空间里大量养殖食用动物变得更加容易。抗生素的使用也会降低养殖食用动物的成本,增加产量。

给动物使用抗生素的后果可以从多个方面来看。最重要的是抗生素对生活在动物体内和体表的细菌的影响。和人类一样,动物的皮肤、口腔、肠道和其他部位也有细菌。其中一些细菌与人类携带的细菌相似,另一些则完全不同。每一种动物都携带着自己特有的菌群(以及病毒和其他类型的微生物),同时也有其独特的脆弱性和易感性。例如,一种鸡肠道内的常见细菌可能会在人体内引起严重疾病,但对鸡或其他动物则没有影响。

给动物使用抗生素,会导致对该抗生素耐药的细菌被选择出来,即耐药菌得以存活(Marshall,2011)。由于细菌之间随机共享遗传信息,携带抗性决定区的抗性基因或基因盒①可能

---

① 又称基因组件,与某种基因功能有关的一系列基因序列元件的组合。这里指含有能够调控和表达抗性相关产物的成套基因元件。——译者注

传递给其他细菌。有时遗传物质会携带耐多种抗生素的抗性基因，这意味着给动物用一种抗生素有时会导致动物对另一种或几种抗生素同时产生耐药性。人们可能认为因动物饲养于农场，只有直接接触动物的农场工人可能面临接触耐药菌的风险，但事实上风险可通过许多途径传播到更远距离的人群中。

对常见的食源性病原体（例如耐喹诺酮类抗生素的弯曲菌和沙门菌）而言，动物用抗生素的使用和影响人类健康的耐药菌之间联系尤为紧密。这些耐药菌也可以感染食用动物，并导致其患病。

在屠宰过程中，肉可能会被动物的肠道及其他部位的细菌污染，因为这些部位的细菌数量很多。屠宰厂处理的动物非常多，一个动物个体携带的细菌可能会污染其他动物，因此加工和包装条件非常重要，包括卫生条件、制冷设施、可加工处理的规模等。即使在现代化的工厂中，鸡肉、牛肉、猪肉等肉类产品也经常受到大肠埃希菌、弯曲菌、沙门菌和其他细菌的污染——其中一些会导致严重的人类感染。在超市里出售的碎牛肉中可能含有几十头或更多头牛的肉。肉类产品到达家庭厨房之前的整条冷链的条件（例如包装、运输、储存条件）都会影响到肉类产品中的细菌数量。

多年来的许多研究一再证明，超市售卖的肉类产品经常受到潜在致病菌的污染。这正是强调正确存储（不要让冰箱里生鸡肉上的汁水或血滴到生菜、胡萝卜或其他可生吃的食物上）、正确加工（不要在同一砧板上切生鸡肉和生蔬菜，除非每次使用砧板后均仔细清洗）和充分烹饪的原因。充分烹饪会灭杀大部分污染肉类产品的细菌。

### 人们购买的肉鱼蛋奶中会有抗生素残留吗？

如果动物在屠宰前不久接触过抗生素(特别是使用了远远大于促生长剂量的治疗用剂量)，那么抗生素可能会残留于人类食用的肉类产品中。这相当于让人一次服用小剂量的抗生素，因此可能会造成问题，尤其是如果有人对这种抗生素过敏的话，问题就会更严重。美国规定，食用动物从停止使用抗生素到允许屠宰上市的间隔时间必须超过规定天数(标准休药期)；而在一些低收入和中等收入国家，这类法规可能缺失、不那么严格或执行不严。全球范围内，越来越多的食品标准正在制定和强制执行之中。

如果给产奶的奶牛使用抗生素，那么在牛奶和奶制品中也

牛奶中也可能有抗生素残留

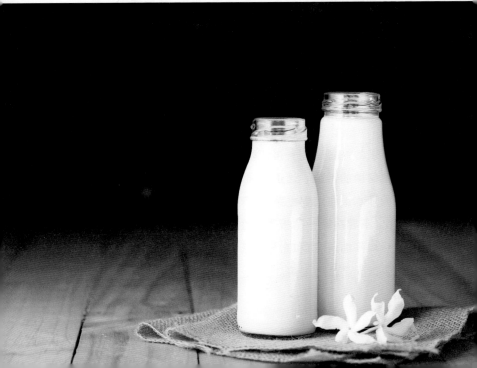

可能存在抗生素残留。同样,美国和其他许多国家的法规明确规定了食用动物中允许使用抗生素的时间范围。对此,肉类产品和牛奶检测中有明确的约束性标准。

在肯尼亚,牛奶自动售货机变得很受欢迎,用于出售当地生产的巴氏杀菌奶。2016年和2017年,研究人员从肯尼亚的牛奶自动售货机、街头小贩和供应商那里获得了80份牛奶样品,分别进行了抗生素检测(Kosgey,2018)。他们检测了样品中的四环素类抗生素、庆大霉素和β-内酰胺类抗生素。结果显示,从牛奶自动售货机和街头小贩处获取的牛奶样品中,各有24%检测出了抗生素残留,而从供应商处获取的所有牛奶样品中,均未检测出抗生素残留。早先的一项研究发现,肯尼亚邻近国家小农户的牛奶样品中有44%含有β-内酰胺类抗生素残留。在肯尼亚,作为一种提高生产效率的方式,抗生素的使用在乳制品行业十分普遍。尽管东非国家有明确规定兽药最大残留限量(maximum residue limit, MRL;来自《食品法典》)的法规,但小型生产商没有严格遵守相关法规。小型生产商提供的牛奶样品中,检出多重耐药金黄色葡萄球菌残留的比例经常达到大型农场所提供牛奶样品的2倍。

《食品法典》是一系列标准、准则和操作规范的集合。1961年第11届联合国粮食及农业组织大会和1963年第16届世界卫生大会分别通过了创建国际食品法典委员会的决议,该委员会负责制定相关标准。国际食品法典委员会目前有180多个成员、多个政府间组织,已经制定了数百份标准、准则和操作规范,发布了关于食品中添加剂、污染物、化学残留物(包括杀虫剂)允许水平(含量安全级别)的文件。该委员会还就食品中允许的兽药(包括抗生素)残留水平发布了文件。各国政府可以选择遵循这些标准、准则和操作规范以保障食品安全。这些标准、准则和操作规范适用于加工、半加工和生鲜食品,还涉及进出口检验和认证。

在许多国家,人们对食用动物抗生素使用情况认识不足。2017年,泰国一项关于抗生素的全国性调查发现,近2/3的人不知道抗生素被用于食用动物。

## 为什么要给蜜蜂使用抗生素?

抗生素可用于患病蜂群的治疗。美国食品药品管理局将蜜蜂归类为"食用动物",因为人类食用蜂蜜和其他蜂产品。

蜜蜂生产蜂蜜、蜂蜡、蜂花粉和其他蜂产品,但它们最大的经济价值是充当农作物的传粉昆虫。据估计,蜜蜂传粉的经济价值是蜂蜜和蜂蜡总价值的10~20倍。

蜜蜂也会受感染病的影响,其中最主要的是一种被称为"美洲幼虫腐臭病"的感染病,它是幼虫芽孢杆菌这种产芽孢的细菌引起的,这种细菌在世界各地皆有发现,但对人类无致病风险。它影响蜜蜂的幼虫和蛹的发育,并能危害甚至毁掉整个蜂群。控制这种毁灭性感染病的传统办法是处理掉受感染蜂群的所有蜜蜂,然后烧掉死去的蜜蜂和蜂巢材料,包括巢脾①。

有三种抗生素已被批准用于控制"美洲幼虫腐臭病",分别是土霉素、泰乐菌素、盐酸林可霉素,它们不能治愈感染,但可

①  以蜂蜡为原料建造的供蜜蜂生长发育、储藏酿造饲料的场所,在那里,芽孢可以持续存在。——译者注

以控制感染。由于这些抗生素（或与之类似的抗生素）在治疗人类感染方面也具有重要的医学意义，美国食品药品管理局现已要求在兽医的监督下用这些抗生素治疗蜜蜂，而在过去，治疗蜜蜂的抗生素无须处方。

### 植物也会发生感染吗？抗生素为什么被用于植物？使用频率如何？

植物也会发生感染，有时也会用抗生素预防或治疗感染，其中许多抗生素是用于治疗人类感染的抗生素。

20 世纪 50 年代，当抗生素开始用于治疗多种人类感染时，有近 40 种抗生素被尝试用于治疗植物感染，但其中只有少

抗生素也被用于植物感染防治

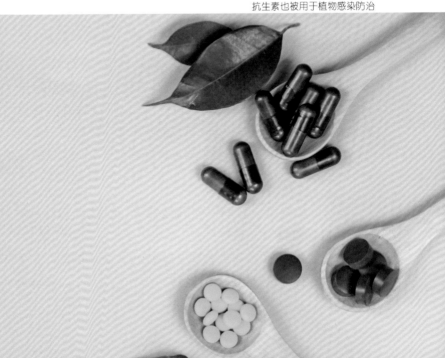

数几种被确认有效。美国现在主要使用的两种植物用抗生素都是使用历史悠久的抗生素——链霉素和土霉素。就像在人类和动物中一样,在植物中,细菌对抗生素的耐药性也已经影响到了抗生素的使用。

对人类和动物而言,大多数抗生素是全身用药(口服或注射以扩散到全身),而植物则不同,大多数抗生素是喷洒或施用于植物外表的。某些植物用抗生素和人用抗生素品种一样,但总体而言,在美国植物用抗生素消耗量只占抗生素总消耗量的很小一部分。

大多数植物感染是由真菌和病毒引起的,但也有少数是由细菌引起的。这些感染可影响观赏植物和食用植物并造成巨大的经济损失。许多植物感染具有传染性,这意味着感染可以从一株植物传播到另一株植物(或整块农田、整个地区甚至更大范围)。植物感染造成的影响很大,有时会灭杀大部分或所有的植物。植物不像人一样可以四处移动,但感染可以通过多种方式在植物间传播。不同的植物感染可通过直接接触传播,通过土壤、水或风传播,通过昆虫(例如蜜蜂、黄蜂、白蝇等)授粉传播,通过鸟类传播,通过人类传播,通过修剪与收割设备或其他方式传播。有一些感染也可以通过植物种子传播。植物(和其种子)的全球贸易是植物病原微生物从一个地区传播到另一个地区的重要途径。

许多植物感染与天气和生态条件相关,因此每年可能会有很大的变化,这取决于天气和生态条件。极端天气,如干旱、大风、飓风、洪水,会使植物更容易受到感染(或者被毁掉),而冰雹会砸伤和破坏植物组织,使植物更容易受到感染。

## 植物感染会传播给人类吗?

　　大多数感染植物的细菌和病毒并非人类病原微生物。虽然有一些例外情况,但植物与动物不同,动物可能携带或感染大量能使人类致病甚至死亡的微生物,而植物只携带很少能使人类致病的微生物。人类食用植物性食物后生病,通常是因为植物受到了来自人类或其他动物的微生物污染。例如,被可以引起出血性肠炎的大肠埃希菌 O157 污染的莴苣,被沙门菌污染的哈密瓜,或者被甲型肝炎病毒污染的石榴,都是在生产过程中被食用动物或人类的粪便污染的。自然条件下,这些植物本身并不携带以上病原微生物。偶尔,水生植物会为寄生虫提供一个"家"作为临时住所,如果水生植物被人类生吃,人类就会被寄生虫感染,但这并不是水生植物的固有特性。植物性食物可能会被产黄曲霉毒素这类致命毒素的真菌(霉菌)污染,或被杀虫剂和其他化学物质污染而使人类致病。

## 植物感染如何影响人类健康?

　　植物感染除了对种植者的经济收益产生影响外,还可能威胁到粮食安全,特别是当一个地区的人口依赖一种或几种主要的植物性食物生存时。如果没有粮食,人们就会挨饿。可以回想一下 19 世纪中期爱尔兰的马铃薯饥荒,这次饥荒是由一种马铃薯感染病引起的,估计有 100 万人因这种主要农作物的减产而死亡,另有 150 万人离开了爱尔兰。

　　在美国种植业,使用抗生素治疗的最主要的细菌感染是一种被称为梨火疫病的感染,它是由能感染果树的梨火疫病菌引起的。在美国,此类感染导致的树木损毁和相应的防控管理,每年给种植者造成的损失超过 1 亿美元。"梨火疫病"这个名字,来自被感染植物出现的颜色改变——树木会呈现一种略带红色的、类似被烤焦的外观。细菌会感染树叶、花朵、茎,甚至树皮,还可能灭杀树木。梨火疫病的传染性很强,可通过绽放的花朵、昆虫、风、雨在植物间传播。然后梨火疫病菌从花朵迁移到树枝和其他部位,最终到达树干。这种细菌可以熬过冬季,即使在寒冷的环境中也能在枝干的溃疡病斑中生存。当气温回升时,梨火疫病菌迅速繁殖,并在植物内部和附近的其他植物中传播。当天气条件有利于传播时,树木可能会严重受损。例如,2000 年在密歇根州,苹果园的梨火疫病大流行给苹果种植者造成了 4200 万美元的经济损失。

链霉素(最初发现于 20 世纪 40 年代,并用于治疗结核病)一直是梨火疫病防治的"主力军"。最早在 1955 年,链霉素就在种植业得到了商业化应用(Stockwell, 2012),并沿用至今。然而,细菌对链霉素的耐药性最初被发现于密歇根州西部,后来在北美洲其他地区以及以色列和新西兰也有发现。多年来替代使用的抗生素为土霉素,它对敏感菌的抗菌效果不如链霉素。链霉素能够灭杀敏感菌,而土霉素只能抑制敏感菌的生长。一旦一座果园梨火疫病肆虐,为控制持续存在的感染,需要定期喷洒抗生素以防止感染失控和病菌持续传播。链霉素不能治愈感染,但可以提高果树的产量和存活率。2009 年,美国只有15%的苹果种植区和 40%的梨种植区使用了链霉素、土霉素。

在美国,链霉素已被用于苹果树、梨树、芹菜、辣椒、西红柿、土豆、几种观赏植物,以及烟草植物的致病菌防控。

土霉素也被用于治疗核果类果树的感染，例如桃树和油桃树。这类果树很容易被核果类细菌性斑点病致病菌感染，出现细菌性斑点病的症状。墨西哥和中美洲国家也采用同样的治疗方法。

如前所述，大多数植物的抗生素治疗通过植物表面来进行，即将抗生素喷洒到植物外表。土霉素有时会被注入树木（例如棕榈和榆树）的树干，但这种做法成本高昂且需要大量劳动力，一般用于价值较高的树木。

另一种抗生素奥索利酸（恶喹酸）是一种喹诺酮类抗生素，在一些国家被用于控制梨火疫病（特别是对链霉素耐药的梨火疫病菌导致的病害）和水稻细菌性谷枯病——一种由水稻细菌性谷枯病病原菌引起的感染。在日本，此抗生素被用来处理种子和开花植物，但在应用后的 10 年内即出现了水稻细菌性谷枯病致病菌耐药菌群，并且该耐药菌群对环丙沙星等其他喹诺酮类抗生素也出现了交叉耐药。而环丙沙星等喹诺酮类抗生素是人类常用的重要抗生素。

整体来说，关于每个国家使用了哪些抗生素、哪些植物使用了哪些抗生素、使用了多少抗生素都还没有现成的可靠数据。另一种氨基糖苷类抗生素——庆大霉素，也被用于墨西哥和中美洲国家的种植业，但在美国未被批准使用。在美国尚未获批使用的其他抗生素在世界其他地方也有使用，但是具体的数据非常有限。

美国环境保护署允许将 3 种抗生素用于农业。链霉素从1958 年开始使用，土霉素从 1972 年开始使用。2014 年，含有另一种抗生素的杀菌剂获批在美国使用。植物用抗生素通常被称为杀菌剂(旨在灭杀细菌),但它们与用于人类的抗生素分子结构相同。2014 年获批使用的杀菌剂含有 2%～3% 的春雷霉素盐酸盐(不同品牌含量略有不同)。春雷霉素最初于 1965 年从春日链霉菌中分离获得,这是在日本春雷神社附近发现的一种链霉菌。春雷霉素是一种氨基糖苷类抗生素(此类抗生素还包括链霉素、庆大霉素、妥布霉素等),从未作为人用抗生素使用过,但其他氨基糖苷类抗生素已经被人类广泛使用至今。

在美国,春雷霉素的商品名为 Kasumin,装于 2 升的容器里出售,注明使用时与 100 加仑①的水混合后喷洒在 1 英亩②的树木上。它获批用于樱桃树和核桃树,以及控制危害苹果树和梨树的梨火疫病。研究证实,Kasumin 在梨火疫病的花朵枯萎阶段有很好的控制效果,是治疗链霉素耐药菌感染的有效替代品。但是,研究人员甚至在春雷霉素获得使用许可之前就已证实,细菌暴露于低剂量水平的春雷霉素会增加自发突变的风险,导致细菌对该抗生素产生耐药性(McGhee,2011)。

### 植物性食物是否会被抗生素污染?

在植物生长季节,通常会多次使用抗生素。在停止使用后28 天,抗生素生物降解率会超过 60%。杀菌剂的使用时间和次数部分取决于天气条件。在美国,包括加利福尼亚州在内的某些州对每种作物可以使用杀菌剂的用量或次数进行了限制。杀菌剂的标签还明确标示了"安全间隔期",也就是最后一次使用杀菌剂和作物收割、采摘之间必须间隔的天数,例如樱桃是

---

① 1 美制加仑≈3.79 升。——译者注
② 1 英亩≈4046.86 平方米。——译者注

30 天,苹果和梨是 90 天,核桃是 100 天。

"安全间隔期"因杀菌剂的不同和适用植物种类的不同而有所差别。例如,美国规定,链霉素在梨采摘前 30 天内不能使用,在苹果采摘前 50 天内不能使用;土霉素的安全间隔期为 45 天。每种抗生素允许的最大残留量也都有各自明确的规定,范围从 0.20 毫克/千克到 0.35 毫克/千克不等。对抗生素残留的研究发现,即使按在水果中发现的最高水平的抗生素残留量计算,通过饮食接触的链霉素也只及治疗人类感染病所用链霉素的 1/3000~1/21000(Stockwell,2012)。在其他一些国家,对这些限制条款的执行情况的监管可能会更宽松一些。

Kasumin 在加拿大也获得了使用许可,加拿大的法规允许在比美国环境保护署所列的应用范围更广的植物中使用 Kasumin,例如将它用于温室栽培的水果和蔬菜(包括西红柿、辣椒、茄子等)。

铜也能有效对抗许多细菌,有时用于受梨火疫病和其他感染影响的植物。铜的抗菌谱比许多抗生素都要广(对许多真菌和藻类也有抑制作用)。含铜杀菌剂的有效成分是硫酸铜,产品形态多样,包括液体、粉末和晶体,其中一些已经被批准用于有机食品。铜也因抗菌谱较广而被用于其他许多领域。

在印度销售的春雷霉素的商品名为 Kasu(含 3% 春雷霉素盐酸盐),用于各种谷物、水果和蔬菜,包括水稻、花生、辣椒、土豆、西红柿、卷心菜、花椰菜、葡萄、石榴等。中国的一些网站上也列出了许多在售的农用杀菌剂,有些标明具备广谱杀菌作用。其他国家用于农作物的抗生素的消耗量也很可观。

在美国,其他主要农作物也容易受到感染的威胁,包括受水稻细菌性谷枯病影响的水稻。柑橘树也受到了柑橘黄龙病的威胁,这是另一种由韧皮部杆菌引起的感染,2005 年首次在佛罗里达州被发现,但已经达到了流行性病害的程度,现在威胁着佛罗里达州产值 90 亿美元的柑橘产业。柑橘黄龙病影响所有的柑橘类植物——橙子、葡萄柚、柠檬和酸橙等,是由一种微小的昆虫媒介——亚洲柑橘木虱(一种侵袭美国柑橘种植区的外来昆虫)传播的。检疫和病媒生物防控已用于控制柑橘黄龙病的传播,但是佛罗里达州已经有超过 13 万英亩的柑橘农场被废弃。佛罗里达州的柑橘类水果产量在 10 年里下降了一半以上。一些常用抗生素如链霉素、土霉素,还有含铜杀菌剂,对柑橘黄龙病的治疗都不是很有效。目前正在试验的方法之一是使用链霉素和青霉素的复方组合,尽管青霉素在美国尚未获批用于植物(Zhang,2011)。自 2009 年以来,美国农业部已经投资了 4 亿多美元来研究这一问题,试图找到能抗病的植物。柑橘黄龙病的最初表现为叶变黄、叶片斑驳,之后叶早枯、生长迟缓、根部腐烂,最终植株死亡。细菌首先进入的是植物维管系统的韧皮部,随后扩散到整株植物。铜的毒性太大,不适合系统应用(通过注射方式)。美国农业部目前已经研究了链霉素和各种类型的四环素类抗生素的不同给药方式,包括植物树干注射。

美国并不是需要抗击柑橘黄龙病的唯一国家,中国、南非的柑橘种植区也有报告。到 2009 年,至少有 33 个国家发现了柑橘黄龙病。

目前,一种由叶缘焦枯病菌引起的致命性细菌感染正在意大利的橄榄树中传播。2013 年,这种感染首次在意大利南部的橄榄树上被发现,最初引起了橄榄树快速衰退综合征,之后快速蔓延开来。这种病通过一种叫沫蝉的昆虫在橄榄树间传播。人们试图通过隔离、销毁被感染的橄榄树和喷洒杀虫剂来控制疫情,他们发现没有一种抗生素可以治疗这种感染,并担心这种感染可能会蔓延到欧洲的其他橄榄树种植区。

　　长期以来,研究人员一直在尝试培育或寻找对这些有害感染具有天然抵抗力的植物,但培育这种恢复力强的植物种群是一个缓慢的过程。在此期间,许多果园已经遭受了严重影响。研究人员还在探索基因工程方法来培育能够抵抗感染的植物。

　　工业化农场动物饲养和商业化农业种植之间有许多相似

工业化农场动物饲养

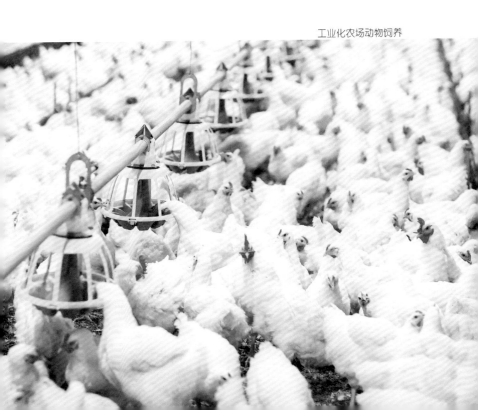

之处。如今,为我们提供了大量营养的许多农作物是商业化种植的,且常常是在高密度的环境中采用单一品种和单一栽培方式种植的。如果作物对某种病原体敏感,该病原体的入侵通常可以迅速摧毁整个田地或农场。野生植物的产量虽然相较于种植作物要低得多,但遗传多样性更高,因此具有更强的恢复力。在野生种群中可能有一些植物能够抵抗入侵的病原体。如今,通过我们的全球食品供应链和广泛的贸易网络,各种植物及其病原体有更多的机会在世界各地传播。

在美国,要想贴上有机标签,产品必须符合美国的严格规定,这些规定可能因不同的州而异。自 2014 年起,任何标有"有机"标签的水果都必须未使用过抗生素。但其他一些处理方法(包括使用含铜制剂)则是被允许的(铜有抗菌作用,但不是抗生素)。在美国,获批使用的生物制剂 Blossom Protect 被称为生物农药,用于控制梨火疫病。该生物制剂含有出芽短梗霉,一种类似酵母菌的腐生真菌。出芽短梗霉在植物中被发现,并从土壤和水环境中被分离获得。这种腐生真菌从无生命的或腐烂的有机物中获取营养,并能通过竞争花朵上的空间和营养来对抗多种植物病原体。该生物制剂得到了华盛顿州农业部"有机食品项目"认证,可用于生产有机苹果和梨,因此该生物制剂可以在健康的苹果树和葡萄树上找到。在一些欧洲国家,该生物制剂也已获批使用。该生物制剂每一季最多可使用 4 次,既可以预防梨火疫病,也可以在贮藏过程中保护水果。因为该生物制剂不是化学品或抗生素,所以没有"安全间隔期"要求(Federal Register,2015),且被认为对蜜蜂也是无害的。

理论上,人们有理由担心大量抗生素喷洒在果树和其他农作物上会对环境造成影响。尽管许多目标致病菌对抗生素产生了耐药性,但尚未发现抗生素对非目标微生物以及土壤和水中微生物生态系统的广泛影响,当然,目前这方面的研究也确实非常有限。许多抗生素在土壤中不能保持活性。尽管如此,这些抗生素及其残留可能最终会进入土壤和地表水。它们的使用导致一些植物病原体对它们产生了耐药性,但与人类和动物的抗生素使用情况相比,植物使用抗生素的整体负面生态效应似乎很小。尽管每一种植物都有各自的微生物群,其中的细菌可能不如人类和动物消化道中发现的微生物群那么丰富和多样。此外,植物和人类共有的致病菌很少,因此我们不必太担心植物成为导致人类感染的抗生素耐药菌的来源。

### 在大型养殖场(例如工业化的鸡、猪、牛养殖场)给动物使用抗生素是否会对当地环境产生影响?

来自食用动物和植物的抗生素残留、耐药菌、抗性基因可以通过许多途径扩散到更广阔的环境中(Marshall,2011):动物排泄物中存在着大量耐药菌,而这些排泄物可能被用来给农作物施肥,从而可能污染水果、蔬菜和其他食物;携带耐药菌的灰尘可雾化散播;鸟类可能在受污染的环境中被感染并因此携带耐药菌;老鼠、苍蝇和其他野生动物也可能在移动中传播耐药菌;农场工人的皮肤、靴子和其他衣物上都可能携带耐药菌;用于看护和喂养动物的设备可能会受到耐药菌污染。还有一个主要的扩散途径是排泄物排放及其导致的水污染——大多数养殖场不处理动物排泄物,而是将其收集在一个潟湖或某个地点,这可能容易受到洪水和其他极端环境事件的影响。当地河流可能会被耐药菌及其抗性基因严重污染。

全球范围内,养殖动物(牛、鸡、羊)的排泄物总量约为人类的 4 倍(Berendes,2018)。排泄物和废水中都存在抗生素残留和抗生素耐药菌。

土壤是生物多样性的重要来源。它们拥有地球上最多样的微生物群,在营养循环和碳循环中发挥着关键作用。表层土壤和海洋生境中抗性基因的存在揭示了物种之间持续的交流和竞争。土壤是具有抗菌活性的物质的重要来源,并被用于研发抗生素。

土壤标本作为农业研究的一部分会被存档。在丹麦某地,有一份始于 1894 年的土壤档案,收集了不同类型(例如使用粪肥、使用无机肥)的农田土壤标本。近年的一项研究中,研究人员利用聚合酶链反应研究了 1923 年以来的多个土壤标本。通过检验 4 种不同的 β-内酰胺类抗生素抗性基因的水平(Graham,2016),他们发现 β-内酰胺类抗生素抗性基因在1940 年以后的粪肥农田土壤中水平明显更高。他们还发现,这 4 种抗生素抗性基因的水平在 1940—2010 年显著升高了。施用有机肥的土壤中抗性基因水平约为施用无机肥的土壤中的 2 倍。此外,某些特定的 β-内酰胺酶基因在临床标本中的检出率与土壤标本中的检出率相当。他们的发现表明,临床上和农业中的抗生素和耐药性的发展是有联系的。

### 环境中抗生素的其他来源有哪些?

环境中抗生素的另一个来源是医院和制药公司排放的废

水。医院排放的废水被抗生素残留和耐药菌严重污染。在孟加拉国的首都达卡，从医院附近采集的废水标本中，71％的标本中检出了Ⅰ型新德里金属 β-内酰胺酶（NDM-1）阳性菌，而在社区其他地方采集的废水标本中仅 12％检出了 NDM-1 阳性菌（Islam，2017）。即使经过先进的废水处理设施处理，抗生素耐药菌仍可能持续存在。目前的污水处理系统无法完全去除多种抗生素，这些抗生素能够以污泥和废水的形式进入环境（Zhang，2011）。除通常的废水处理外，对于大量排放抗生素和耐药菌的医院与设备，可能需要进行废水就地预处理。

在某些情况下，制药公司也是环境中抗生素的一个来源。在印度曾有过相关报道，那里的大型制药公司生产了世界上很大一部分的仿制药（销售时没有商品名）。为了评估这种环境污染的性质和程度，研究人员在印度南部的制药公司附近收集了废水标本。他们检测了标本中抗生素和抗性基因的水平，发现所有标本中都含有抗生素，包括莫西沙星、利奈唑胺、左氧氟沙星、克拉霉素、环丙沙星等。在一些标本中，抗生素的残留水平是治疗人类感染所需血药浓度的 20 倍以上。环境标本中还发现了产超广谱 β-内酰胺酶和碳青霉烯酶的细菌，这些细菌还携带着其他多个抗性基因（Lubbert，2017）。

制药公司所排放废物的处理成本很高。印度的许多制药公司的确能够生产低成本的抗生素，但它们同时也助长了抗性基因的转移，这可能在未来导致其他国家产生损失。

# 5 抗生素耐药性

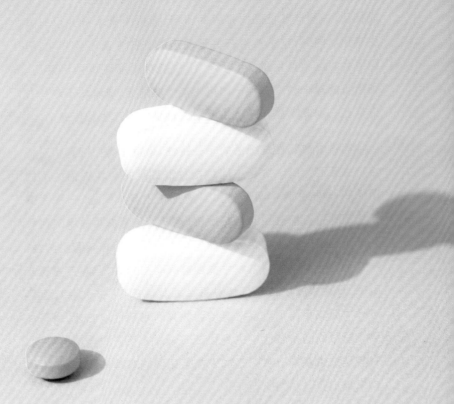

## 什么是抗生素耐药性？

抗生素耐药性是指当细菌暴露于通常可灭杀它们或抑制它们生长的某个浓度的抗生素时，细菌仍可存活的特性。虽然我们称之为抗生素耐药性，但实际上耐药性是细菌的一种属性或特征，细菌能够抵御抗生素的作用，而抗生素本身并没有发生变化。同时，抗生素耐药性是动态的。抗生素不会变化，但细菌会。细菌是活的，可以繁殖，并能对周围环境做出反应。细菌可能对一种或多种不同抗生素天然耐药，或者从不耐药变成耐药。图 5.1 显示了抗生素耐药性是如何产生和传递的。

抗生素耐药性是细菌的一种特性，是特定类型细菌相对特定抗生素而言的。细菌不同种或种群甚至同一种细菌的不同菌株间，对抗生素的耐药性都可能存在差异。例如，一株金黄色葡萄球菌可能对甲氧西林敏感（意味着该菌株可被甲氧西林灭杀），但另一株金黄色葡萄球菌可能对甲氧西林具有耐药性；一株细菌可能对青霉素和甲氧西林具有耐药性，但对万古霉素敏感；一种大肠埃希菌可能对氨苄西林敏感（可被灭杀），但另一种大肠埃希菌则可能对氨苄西林具有耐药性。此外，耐药性也会随时间的推移而发生变化。一个令人不安的全球趋势是，对多种抗生素具有耐药性的人类致病菌越来越多，而且传播得越来越广。

耐药性是相对的。其中，存在一个细菌对抗生素轻度耐药的灰色地带，这意味着在一些情况下，提高抗生素的浓度能克服细菌的低水平耐药性，而在另外一些情况下，即使高浓度的

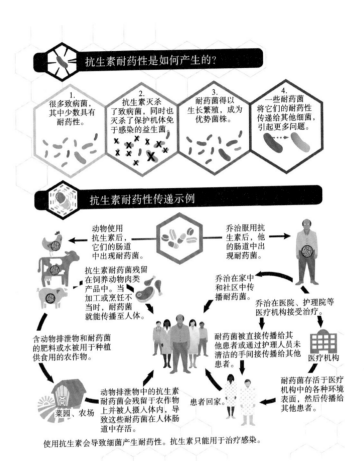

**图 5.1 抗生素耐药性的产生和传递**

资料来源：Centers for Disease Control and Prevention（CDC）. Antibiotic Resistance Threats in the United States，2013. Atlanta，GA；CDC. CS239559，p. 14。

抗生素也不能克服细菌的耐药性。

有很多细菌天然地对多种抗生素具有耐药性(天然耐药性)。由于基因组成、菌体结构等特性,这些细菌可以抵御某些抗生素的作用。因此,即使这些细菌从未接触过任何一种抗生素,也可天然抵御多种抗生素的抗菌活性。例如,绿脓杆菌对大多数常用抗生素具有天然的耐药性,而其他细菌(例如大肠埃希菌和金黄色葡萄球菌)在抗生素刚发现的年代通常对多种抗生素敏感,但现在也已对多种常用抗生素具有耐药性。正因为如此,我们需要不同类型的抗生素来应对各种人类致病菌。耐药性不是细菌独有的特性,其他生物也有这样的特性,这些生物包括病毒、真菌、寄生虫、蚊子等。

如今,更令人担忧的是获得性耐药性的发展。这指的是,起初对一种或多种抗生素天然敏感的细菌变得对一种或多种抗生素耐药,在某些情况下,细菌甚至对所有或几乎所有现有抗生素耐药。在青霉素最初被发现并应用于人体时,大多数葡萄球菌对青霉素敏感,而如今大多数葡萄球菌对青霉素耐药,不少菌株还对其他青霉素类抗生素(例如甲氧西林、苯唑西林、萘夫西林)耐药,而这几种抗生素当初正是为了应对葡萄球菌对青霉素耐药而研发的。一种抗生素在临床上开始使用后,随之出现的耐药致病菌会快速传播。1943 年,青霉素首次应用于临床,1946 年便出现了临床耐药菌。青霉素耐药与 $\beta$-内酰胺酶有关,实际上,在青霉素应用于人体之前,一些细菌就有合成 $\beta$-内酰胺酶的能力。甲氧西林首次应用于临床是在 1960 年,但在 1961 年人们就发现了一个对甲氧西林耐药的菌株,而后随着甲氧西林的临床应用,甲氧西林耐药性不断发展并蔓延。

1968 年,环丙沙星首次应用于临床,同年就出现了临床耐药菌。

对特定抗生素的耐药性可能只产生于一种或几种细菌中,因此在某些细菌中出现耐药性并不意味着抗生素马上就没用了,只是抗生素可应用的范围可能会比最初预期的更小一些。即使在一些细菌中出现了耐药性,抗生素仍可被用于治疗其他细菌感染,继续使用几十年。例如,虽然青霉素已经使用了 80 年,对 20 世纪 40 年代和 50 年代可以治疗的很多细菌不再有效,但是青霉素现在仍可有效地治疗一些感染。

与耐药性相关的术语有很多,常用的几个列举如下。

多重耐药:multidrug resistant(MDR),对一种药物耐药的同时,对其他两种结构和机制不同的药物也产生耐药性的现象。

多耐药结核病:multidrug-resistant tuberculosis(MDR-TB),对两种或两种以上一线抗结核药耐药(同时耐异烟肼和利福平除外)的结核分枝杆菌所致的结核病。

广泛耐药:extensive drug resistant(XDR),对大部分常用抗菌药物耐药的现象。

广泛耐药结核病:extensive drug resistant tuberculosis(XDRTB),结核病患者感染的结核分枝杆菌不仅对异烟肼和利福平耐药,也对任何一种氟喹诺酮类抗生素及注射用二线抗生素中的至少一种耐药。

泛耐药:polydrug resistant(PDR),对目前推荐用于相应细菌感染的经验用药(除多黏菌素、替加环素外)都耐药的现象。

耐甲氧西林金黄色葡萄球菌：methicillin resistant Staphylococcus aureu(MRSA)，对甲氧西林耐药的金黄色葡萄球菌。

耐万古霉素肠球菌：vancomycin-resistant enterococcus (VRE)，对万古霉素耐药的肠球菌。

β-内酰胺类抗生素：一大类重要的抗生素，包括青霉素类、头孢菌素类等，化学结构中有一个 β-内酰胺环。

β-内酰胺酶：细菌产生的酶，可以打开或破坏 β-内酰胺环。

碳青霉烯类：广谱 β-内酰胺类抗生素，可逃避大多数 β-内酰胺酶的作用。

超广谱 β-内酰胺酶：extended spectrum β-lactamase(ESBL)，主要由大肠埃希菌和肺炎克雷伯菌产生的物质。

CTX-M 型超广谱 β-内酰胺酶：cefotaxime extended spectrum β-lactamase(CTX-M ESBL)，对头孢噻肟有高水解活性。

碳青霉烯酶：carbapenemase，细菌产生的酶，可使细菌在碳青霉烯类抗生素存在时存活。

Ⅰ型新德里金属 β-内酰胺酶：细菌产生的酶，可使细菌对几乎所有抗生素耐药。

可移动基因元件：mobile genetic element，可在基因组内移动或从一个菌种转移至另一个菌种的遗传物质，例如质粒和转座子。

整合子：在细菌中发现的基因捕获系统。

质粒：存在于菌体中、独立于染色体外的环状双链 DNA 分子，能携带抗性基因。

转座子：可以在基因组中改变位置的 DNA 序列或片段，可以自我复制。

## 抗生素耐药性来自何处？

抗生素耐药性由来已久。抗性基因来自细菌，已经伴随细菌存在了几十亿年。我们生活在一个微生物世界，抗性基因既存在于致病菌中也存在于非致病菌中，存在于人类的体表和体

细菌无处不在

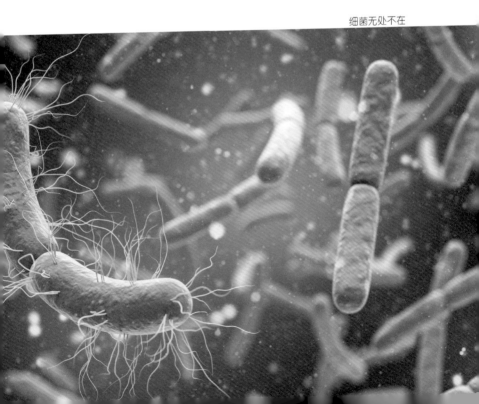

内,存在于水、空气、土壤里的细菌中,也存在于动植物体内的细菌中。一项全球生物量分布研究显示,细菌的生物量约占全球生物量的15%。地球上细菌的数量远远超出我们人类的数量,两者根本不在一个数量级(Bar-On,2018)。事实上,我们每个人体内和体表携带的细菌数量比当今生活在地球上的人口总数都多,每个人体内的细菌数量也比人体细胞数量要多。据估计,以生物体储存的碳计算,当前全球生物量约5500亿吨,其中细菌的生物量约700亿吨(占总生物量的12.7%),所有动物(包括人类)的生物量只有约20亿吨。鱼和家畜(不包括野生哺乳动物)的生物量大于人类。虽然人类对地球有巨大的影响,但人类的生物量只占全球生物量的一小部分。什么物种占据生物量的大部分呢?植物,它们占全球生物量的约80%。

细菌、真菌等微生物一起生活在土壤和水生态系统中,它们在群落中相互影响。许多微生物有产生抗菌物质的能力。我们回想一下抗生素的起源,就会发现它们很多来自从土壤中分离出的细菌和真菌。千百万年来,细菌也进化出了抵御这些抗菌物质的能力。可以确定,在人类研发和利用抗生素之前,自然界中早就存在可以抵御抗生素作用的细菌,人们通过分析数千年前那些从未接触过抗生素的、来自闭塞地区的人和动物种群的研究标本,证实了这一结论。抗生素抗性基因古老而多样,但在进入抗生素时代之前,它们在引起人类感染的那些细菌中并不多见。总体而言,耐药菌只有在抗生素存在的情况下才具优势,因为抗生素在灭杀其他细菌的同时会让耐药菌存活下来。耐药菌并非因抗生素的发展而产生的,而是被广泛使用的抗生素选择出来的。

　　微生物世界庞大、古老、多样，有应对不利环境条件的卓越能力，例如，微生物可以产生抗生素。细菌可以快速复制（每20～30分钟产生一代），所以跟人类相比，它们拥有巨大的进化潜力。如果产生某种利于生存的突变，细菌就可以存活下来。即使每1000万到1亿次复制中只发生一次突变，也会出现一些具有罕见属性的菌株。当生存环境中有抗生素存在，或在其他特殊条件下，发生突变的细菌就会展现出更强的适应性或选择优势，从而得以继续生存或者繁衍壮大。微生物的抗性基因库是人类致病菌持续获得潜在耐药性的源泉。

　　细菌的耐药机制是多样、精巧、简捷、久经考验的。细菌有很多办法来破坏、阻断抗生素的作用。

　　无论是天然抗生素，还是针对细菌的某种弱点合成的抗生

细菌有多种耐药机制

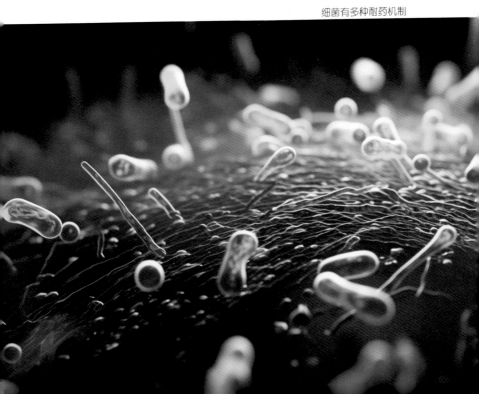

素,细菌总是能从它们的微生物系统中,或通过突变、或通过其他分子方法找到抵御抗生素的生存之道。

细菌不断获取抗生素耐药性的途径之一,就是自身遗传物质的突变。如果突变菌株存活下来,它们会将耐药性传递给后代(抗性遗传物质的垂直转移)。这是新型耐药菌的起源之一,但并非最常见的耐药性获取途径。

如今,细菌广泛暴露于抗生素和其他各种抗菌物质,这无疑有利于稀有的耐药突变菌株的后代的存活。但现在大多数耐药菌源于耐药性的水平传递,即耐药性的传递是不同种类细菌之间的传递,而不是从上一代到下一代的代际传递。耐药性的水平传递十分普遍,且非常高效。

抗性基因古老、多样、分布广泛。从 5000～30000 年前的永久冻土标本中发现的抗性基因与当今流行的抗性基因相似。最近一项针对美国新墨西哥州列楚基耶洞穴 ( Lechuguilla Cave ) 深处的细菌的分析研究,也再次提醒人们,自然环境中的抗性基因相当古老。这个洞穴是一个与地表隔绝了 400 多万年的生态系统,研究人员从洞穴内采集的标本中分离出了一种类芽孢杆菌属细菌,这种细菌对 40 种抗生素中的 26 种耐药,其中包括达托霉素这样的新型抗生素。这种细菌还表现出了 5 种新的,此前没有发现过的耐药机制。即便这种细菌从未接触过人类研发的抗生素,但它们也携带相应的抗性基因。

委内瑞拉的亚诺玛米人是半游牧狩猎民族,第一次与外部世界接触是在 20 世纪 60 年代中期。最近,研究人员从 34 名年龄在 4 岁至 50 岁的亚诺玛米人的下臂皮肤、口腔、粪便中采集标本进行了研究。结果显示，与所有的对照组（其他没有生活在隔离环境中的人）相比，亚诺玛米人标本中的细菌种群多样性最为丰富。研究人员检测了 131 株从 11 份亚诺玛米人粪便标本中分离出的大肠埃希菌，发现所有这些菌株对 23 种抗生素均敏感。实际上，这些细菌虽携带抗性基因，但这些基因并不表达（也就是说它们不发挥作用，但如果暴露于抗生素，则可能会变为抗性基因）。

环境中的非致病菌携带着各种各样的抗性基因，自然界有这样一个大的基因库，致病菌便可以从中获得抗性基因。耐药是一种自然现象，但抗生素的应用为耐药菌提供了展示其优势的"舞台"。通过研究细菌的耐药性，我们还清楚地认识到，细菌通常有多重机制来抵御抗生素，这意味着细菌可能通过多种途径来达到相同的目的：对抗生素耐药（Pawlowski，2016）。

对药物或化学物质产生耐药性并非细菌独有的特征，而是一种非常普遍的现象。在抗逆转录病毒药物应用多年后，如今约 10% 的人类免疫缺陷病毒已对这种专门设计的抗病毒药产生了耐药性。在许多非洲国家长期应用拟除虫菊酯类杀虫剂处理数以百万计的蚊帐以阻断蚊媒传播疟疾（以及其他多种感染）的背景下，那里的蚊子也已对这种化学杀虫剂产生了耐药性。同样，癌细胞也会对化疗药物产生耐药性，抵御化疗药物的杀伤作用。

**细菌逃避抗生素的机制是什么？**

细菌进化出了无数种机制来抵御、逃避、破坏、中和、遏制、消除抗生素及其衍生物对自身的影响。虽然这些机制可以分为几个大类,但是具体细节和多样性惊人,且细菌逃避抗生素作用的新机制还在不断出现和发展。

为了阐明细菌抵御抗生素的机制,有必要再回顾一下抗生素是如何发挥作用的。抗生素有好几种主要的灭杀细菌或抑制细菌繁殖的作用机制,它们可以影响细胞壁的合成或完整性(细胞壁合成抑制剂),可以破坏细胞膜的完整性,可以阻碍细菌必需蛋白质的合成(蛋白质合成抑制剂),可以靶向携带细菌繁殖必需的遗传信息的 DNA、RNA 的转录(DNA 合成抑制剂,RNA 合成抑制剂),可以阻断细菌必需物质的生物合成等。

细菌的耐药机制则能与抗生素作用机制一一对应。很多细菌不是仅依赖于一种耐药机制,而是通过多种机制来逃避特定抗生素的作用。

一般来说,细菌的耐药机制可分为这几种:破坏或改变抗生素,阻止抗生素进入细菌细胞,将进入细菌细胞的抗生素泵出,改变(修饰)抗生素的靶点,绕过被抑制的反应。此外,每一种耐药机制都有许多版本和变化。细菌进化出的各种抵御抗生素的耐药机制通常很复杂,很独特,且数量惊人。

我们有必要更仔细地研究一些实例,来弄明白细菌可能采取的多种机制,而且要记住,目前我们所知的细菌耐药机制仅是人类迄今为止已确认和明确定义了的有限部分。

## 细菌如何破坏抗生素或使抗生素失效?

细菌的第一种主要耐药机制是破坏抗生素。青霉素和其

他 β-内酰胺类抗生素属于最早被广泛应用的抗生素,直至今天仍广泛应用。β-内酰胺环是这类抗生素共有化学结构的一部分,对于抗菌功能至关重要。有一些细菌能产生一种破坏 β-内酰胺环酰胺键的酶——β-内酰胺酶,这种酶通过水解过程打开 β-内酰胺环,使抗生素失效。现有证据表明 β-内酰胺酶很古老,已经存在了数百万年之久。青霉素酶是一种可以使青霉素失效的 β-内酰胺酶,最早是在 1940 年由化学家 E. P. 亚伯拉罕(E. P. Abraham)和恩斯特·鲍里斯·钱恩在大肠埃希菌中鉴别出来的,这个时间早于青霉素上市时间。

但青霉素一经广泛使用,青霉素酶就在细菌中迅速传播开来,使青霉素对金黄色葡萄球菌失效,而金黄色葡萄球菌是一种主要的致病菌,是抗生素治疗的常见对象。青霉素酶由质粒(菌体内的一种环状双链 DNA 分子)编码,在金黄色葡萄球菌菌株中广泛传播。对此,科学家研发了新型 β-内酰胺类抗生素,如氨苄西林和甲氧西林,它们对青霉素酶的敏感性较低,但随后又出现了质粒编码的新型 β-内酰胺酶,能破坏这些新型抗生素的 β-内酰胺环,抵御新型抗生素的抗菌治疗作用。

迄今,已有多代 β-内酰胺类抗生素问世,同时也有越来越多可水解 β-内酰胺环的各种 β-内酰胺酶出现。编码 β-内酰胺酶的基因通过多种机制在细菌中转移,它们既可以存在于一些细菌的染色体上和包括质粒在内的可移动基因元件上,也可以是整合子(细菌中的基因捕获系统)的一部分。编码 β-内酰胺酶的基因广泛转移,而且多种多样。至今,我们已发现超过 1000 种 β-内酰胺酶。

尽管在青霉素使用的早期,金黄色葡萄球菌(一种革兰氏阳性菌)产生的青霉素酶很引人注目,但现在 β-内酰胺酶水解 β-内酰胺环已经是革兰氏阴性菌(例如大肠埃希菌等肠杆菌科细菌)中最重要的耐药机制。当环境中存在抗生素时,革兰氏阴性菌便能产生和分泌 β-内酰胺酶。自然界中的细菌可以利用它们现有的抗性基因库或通过新的突变来找到破坏抗生素的办法,然而,与这些微生物相比,科学家很难以更快的方法找到或合成新型抗生素。

革兰氏阴性菌中最常见的 β-内酰胺酶为 TEM-1,于 1963 年首次被发现。现在人们已鉴定了至少 140 种不同的 TEM 型酶。TEM 型酶以希腊雅典的患者 Temoniera(特莫尼埃拉)的名字命名,因为这种酶是从该患者体内的大肠埃希菌中分离出来的。而对于近期发现的一些 β-内酰胺酶,人们有时习惯用首次发现地命名,例如,VIM 表示维罗纳(Verona)整合子编码的金属 β-内酰胺酶,首次在意大利维罗纳被发现;NDM-1 表示Ⅰ型新德里金属 β-内酰胺酶,2009 年在新德里首次被发现。

β-内酰胺酶命名上的多样化,反映了抗生素与细菌之间的对决是何等的复杂、变化多端和持久。超广谱 β-内酰胺酶首次发现于 1979 年,指可以水解(使抗生素失效)第三代头孢菌素和氨曲南的酶。超广谱 β-内酰胺酶通常由质粒编码,且这些质粒上往往还携带针对其他重要抗生素品种(例如氨基糖苷类抗生素)的抗性基因。

CTX-M 型超广谱 β-内酰胺酶是一种质粒编码的超广谱 β-内酰胺酶,因其对 β-内酰胺类抗生素头孢噻肟有水解活性而得名,通常存在于肺炎克雷伯菌和大肠埃希菌中。关于 CTX-

M 型超广谱 β-内酰胺酶的历史与起源也是很有意思的。最可信的证据表明,质粒最初是从一种名不见经传的细菌——克吕沃尔氏菌的遗传分子上获得这种 β-内酰胺酶基因的,而克吕沃尔氏菌常见于河流、污水、土壤中,很少有临床感染报告。但如今,临床上已报告了 80 多种 CTX-M 型超广谱 β-内酰胺酶,它们已经在全球蔓延开来,这些酶能介导对多种抗生素的耐药性,让感染的治疗变得非常复杂。

人们还研发了碳青霉烯类抗生素,最初它们用于治疗那些对其他抗生素耐药的细菌所引起的严重感染。碳青霉烯类抗生素通过与细菌细胞壁上的蛋白质(称为青霉素结合蛋白)结合,阻碍细胞壁的合成。亚胺培南就是其中的一种,于 1985 年获批用于临床治疗,此后多种同类抗生素相继问世。这类抗生素不受超广谱 β-内酰胺酶的影响,但由质粒介导的能水解亚胺培南的碳青霉烯酶于 20 世纪 90 年代在日本被发现,随后蔓延到其他国家。另外一些类型的碳青霉烯酶,包括 20 世纪 90 年代出现的维罗纳整合子编码的金属 β-内酰胺酶,也在不断蔓延。金属 β-内酰胺酶(这种酶利用金属离子作为辅助因子来攻击 β-内酰胺环)是由一些非致病菌的染色体上的基因编码的。这种酶的出现,是细菌在抗生素存在的情况下,有能力通过分享遗传物质的方式生存的又一例证。

Ⅰ型新德里金属 β-内酰胺酶(NDM-1)恶名远扬,我们已经在多种不同质粒中发现了它的编码基因,而这些质粒可以在革兰氏阴性菌的不同菌种间随意转移,其中许多是主要的致病菌,如霍乱弧菌(霍乱的病原体)、绿脓杆菌、沙门菌,及多种肠杆菌科细菌。此外,在一些菌株中,$bla_{NDM-1}$ 基因定位于细菌染色体上。编码Ⅰ型新德里金属β-内酰胺酶的可移动基因元件通常携带编码其他酶的基因,许多拥有这类耐药元件的菌株对几乎所有的抗生素都耐药,而糟糕的是,这些可移动基因元件已经迅速扩散开来。

## 细菌如何通过修饰抗生素产生耐药性?

细菌的第二种主要耐药机制是修饰抗生素。细菌能合成修饰抗生素分子的酶。这些酶不像β-内酰胺酶那样破坏或分解抗生素,但会使抗生素产生一些化学变化来改变抗菌活性。这些修饰降低了抗生素对靶点的亲和力(附着、结合、联结的能力)或抗生素与靶点相互作用的能力。革兰氏阴性菌和革兰氏阳性菌都具备这种机制。

实例之一就是氨基糖苷类修饰酶,它能阻碍氨基糖苷类抗生素识别细菌核糖体30S亚基上的RNA结合位点,使得抗生素无法抑制细菌蛋白质的合成。编码这些酶的基因通常位于细菌的可移动基因元件上,也有一些位于染色体上。有的氨基糖苷类修饰酶可影响所有氨基糖苷类抗生素的抗菌活性,而有的只对部分氨基糖苷类抗生素起作用。

## 细菌如何阻止抗生素通过细菌细胞壁?

细菌抵御抗生素的第三种主要耐药机制是阻止抗生素到达细菌细胞内的靶点。许多抗生素的作用靶点可能位于细菌细胞内或内膜上,抗生素必须穿过细胞壁才能到达靶点。许多抗生素利用水溶性物质扩散通道来穿过细胞壁屏障。膜孔蛋白是能穿过细胞膜并形成孔蛋白通道的特殊蛋白质,位于革兰氏阴性菌和某些革兰氏阳性菌的外膜上,参与亲水性分子的跨膜转运。

许多抗生素,如 β-内酰胺类、四环素类、部分喹诺酮类,可以通过孔蛋白通道穿过细胞膜。细菌可合成一些蛋白质来修饰外膜上的膜孔蛋白,或者可以改变通道中孔的数量或大小,从而限制分子从外界进入细胞内。细菌的膜孔蛋白修饰可能与低水平耐药相关,而且这个机制可以与其他耐药机制同时存在。

### 细菌如何将抗生素排出细胞外?

细菌的第四种主要耐药机制是在抗生素发挥杀菌作用前将其从细胞中泵出,这种系统被称为"外排泵"。20 世纪 80 年代最早发现的外排泵之一是大肠埃希菌从细胞内部(细胞质)泵出四环素类抗生素的结构系统。自此以后,在革兰氏阴性菌和革兰氏阳性菌中相继发现了其他很多外排泵。外排泵通常与其他耐药机制共存。与参与其他耐药机制的编码基因一样,外排泵编码基因可以定位于染色体上或可移动基因元件上。最常见的外排泵编码基因是泵出四环素类抗生素的 *tet* 基因和泵出大环内酯类抗生素的 *mef* 基因,这两类基因也和 β-内酰胺类抗生素、氟喹诺酮类抗生素在临床上表现出的耐药性有关。研究人员现已鉴别出了 20 多种不同的 *tet* 基因,它们大多数定位于可移动基因元件上。细菌细胞膜上的外排泵蛋白中,有许多蛋白质还具有其他的生理功能。值得注意的是,能产生抗菌物质(有时是抗生素的来源)的细菌,通常会使用外排泵去除细胞内(细胞质中)的抗生素,以避免自身细胞中的抗生素累积到毒性水平。尽管在抗生素时代,对于在细菌中发现的这些外排泵,人们关注的是其在帮助细菌逃避抗生素作用方面发挥的作用,但在进化史上,这些外排泵还具有其他重要作用。例如,在人类肠道中,细菌的外排泵还可以将人类宿主分泌至肠道中的胆盐排至细胞外。

这些外排泵进化得很完善,从进化的角度来看,细菌细胞膜上发现的外排泵蛋白可以分成 5 个不同的家族。因为外排泵逆浓度梯度泵送物质,所以工作时需要消耗能量。在革兰氏阳性菌中,外排泵是嵌在细胞膜中的单个蛋白质分子,而在革兰氏阴性菌中,外排泵需要穿过两层膜,由三个蛋白质分子组成一个复合泵系统。

## 细菌如何改变抗生素的作用靶点?

细菌的第五种主要耐药机制是让抗生素作用靶点无法被识别或无法奏效。和某些细菌通过修饰抗生素使其无法与靶点结合不同,这种耐药机制是细菌对抗生素的靶点稍加修饰,便足以帮助细菌逃避抗生素的作用,而同时细菌仍然具有生存、繁殖的能力,并维持正常的功能。细菌可以进行多种靶点修饰,有一种是在许多细菌中广泛存在的靶点保护机制,在这种机制中,细菌产生一些与核糖体(合成蛋白质的关键结构)相互作用的蛋白质,将抗生素(例如四环素类抗生素)从核糖体上挤掉并释放出来。细菌对核糖体的这种修饰方式,可以防止抗生素与核糖体再结合,而与核糖体相互作用的那些蛋白质取代了核糖体中的抗生素分子,使蛋白质合成得以继续。

　　此外,细菌核糖体上的基因突变会导致抗生素对核糖体靶点的亲和力降低(不易结合)。细菌能合成可以修饰靶点的酶,例如一种由 *erm*(红霉素核糖体甲基化酶)基因编码的酶可进行核糖体靶点上的甲基化修饰,使靶点与抗生素的结合受到影响,导致细菌对红霉素耐药。抗生素无法与靶点结合就意味着抗生素丧失抗菌活性。

## 细菌如何在关键功能受到抗生素影响时得以生存?

　　细菌的第六种主要耐药机制是替换或绕过靶点。金黄色葡萄球菌可以产生新的青霉素结合蛋白,这些蛋白具有与原青霉素结合蛋白相同的功能,但不会被甲氧西林抑制。

　　细菌也利用这种替换和旁路策略来抵御万古霉素的作用。在肠球菌中,肽聚糖是重要的细胞壁原材料,也是万古霉素的作用靶点,而细菌可以获得调控生物化学机制的新基因,重构肽聚糖的合成,阻止万古霉素与细胞壁前体(用于构建细胞壁的材料)结合,从而使细菌能够抵御万古霉素的作用。

　　人们在 2002 年发现了对万古霉素具有高度耐药性的金黄色葡萄球菌,是一株耐甲氧西林金黄色葡萄球菌从一株耐万古霉素肠球菌中获得 *van*A 基因簇后产生的,幸运的是这种情况很罕见。

　　旁路策略的另一个例子是细菌对磺胺甲噁唑-甲氧苄啶耐药。这种复合抗生素于 1968 年上市,包含两种不同的药物组分——磺胺甲噁唑和甲氧苄啶,可以分别抑制叶酸合成中的一种关键酶,而叶酸是细菌生存不可或缺的维生素。这种复合抗生素刚上市的时候,人们认为两种药物组分联合使用可以防止耐药性的产生,但事实并非如此,细菌已对这种复合抗生素形成了多种耐药机制,包括外排泵和靶点修饰,此外,还有能让叶酸合成关键酶过度合成的基因,这些机制都抵消了抗生素阻止叶酸合成的作用。

这些例子表明,细菌具有利用各种分子方法生存下去的卓越能力,而前文所述也仅是迄今为止已确认的一部分机制。细菌种群是动态的,相互影响,并且适应性强。它们分享遗传信息,能从邻近的细菌获得有用的耐药元件,哪怕相邻的细菌之间没有任何密切的种属关系。

使用抗生素治疗感染时,抗生素会与许多细菌种群相互作用,而不仅仅是灭杀致病菌。细菌是高度复杂的生物体,具有诸多利于它们生存的优势,例如增殖迅速、数量庞大,和亿万年来适应各种环境的能力。

**细菌逃避抗生素作用的其他耐药机制有哪些?**

细菌还可以通过其他一些耐药机制逃避抗生素的作用,这些耐药机制不包括常规意义上的抗生素耐药机制。细菌可以形成芽孢,也就是在自身周围形成"盔甲"或"堡垒"。在不利环境条件下或缺乏营养时,一些细菌能够在细菌内部形成芽孢。细菌能够以芽孢的形态在干燥、高温、紫外辐射、化学物质作用等可灭杀大多数细菌的条件下存活。有证据显示,有些细菌可以存活好几个世纪。众所周知,可形成芽孢的细菌包括破伤风梭菌(引起破伤风)、炭疽杆菌(引起炭疽)、肉毒梭菌(引起肉毒毒素中毒)、产气荚膜梭菌(引起气性坏疽)、艰难梭菌(引起结肠炎,通常需要使用抗生素治疗)等。这些细菌能够以两种形态存在,一种是在营养充足、条件适宜时的营养生长形态或活跃、可繁殖的生长形态;另一种是饥饿或营养不足时的芽孢形态,虽然活力下降,但也很难被灭杀。艰难梭菌芽孢可以存活2年,而有些细菌的芽孢在蛰伏几个世纪之后,仍然可以恢复活力。例如,在埃及坟墓中发现的某些芽孢,在有利的条件下能够活化、生长、繁殖。

细菌还可以"装死",进入生长和复制不再活跃,缓慢进行新陈代谢的活性状态。许多抗生素只有在细菌生长和繁殖活跃时才能发挥作用,因此可能无法影响处于休眠状态的细菌,或需要用药很久才能发挥作用。对于结核潜伏感染或者非活动性结核病,患者体内的结核分枝杆菌就是如此,它们可以潜伏或休眠几年甚至几十年后再引发感染。大多数的感染只需要给予患者几次或几天抗生素就能治愈,但要阻止结核潜伏感染变成活动性结核病,却需要长时间的抗生素治疗。

细菌还可以通过形成生物被膜逃避抗生素作用,这可以发生在人体内部或人体外部,或某种惰性材质物品(如排水管)的表面。细菌可以聚集形成一个个密集的群落,就像一座座细菌聚集的"城市",它们会共享营养物质,并通过化学分子与其他细菌交流有关群落规模的信息(群体感应);它们会合成并分泌胞外多糖,保护自身免受宿主免疫应答的影响。即便细菌本身对抗生素敏感,抗生素也不能轻易穿透那层黏液样物质而接触到细菌,故而无法发挥作用。生物被膜在自然界很常见,参与牙菌斑(由大量细菌形成的附着在牙齿表面的黏性薄膜)的形成和许多慢性感染,如囊性纤维化患者的肺部感染。塑料静脉导管、人工关节,以及其他植入或嵌入人体内的异物上都可以形成生物被膜。因为抗生素不易接触到受生物被膜保护的细菌,所以治疗这些细菌引起的感染十分困难。

### 如何检测细菌对抗生素的耐药性?

实验室检测可以确定抗生素能否灭杀细菌,或者阻止细菌的生长,还能确定所需的剂量。如果一种抗生素原本可以有效治疗某种感染(例如葡萄球菌皮肤感染),但现在却无效或起效很慢,这时医生可能就会推测细菌已对抗生素产生耐药性,但这种推测必须通过实验室检测来验证。一般来说,在抗生素获

实验室检测可以确定抗生素能否灭杀细菌

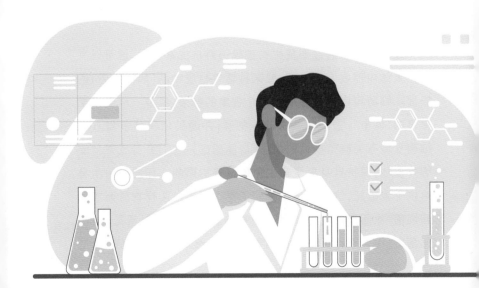

批用于临床治疗之前,研究人员会对它进行大量的实验室检测,且实验室检测会与这种抗生素的应用生命周期相伴始终。

在一种抗生素上市之前,研究人员会先在实验室对它进行测试,然后开展一系列临床试验。研究人员会检测某种潜在抗生素对所有已知能引发人类感染的细菌的抗菌活性。他们会先在动物身上进行实验并测试各种浓度的安全性和有效性,确认抗生素在对人类安全的浓度下治疗哪些类型的感染有效。

美国食品药品管理局批准某种抗生素上市时,会指明该抗生素所适用的特定临床适应证,例如,适用于泌尿系统感染还是皮肤软组织感染,以及适用于哪种或哪些细菌引起的感染。此外,基于实验室检测和临床试验,人们可以了解抗生素对各种感染的疗效,而且美国食品药品管理局批准抗生素上市时也会向大众公布这些信息,这意味着临床医生使用抗生素为患者治疗时,可以得到良好的指导。

医院的微生物实验室会检测来自患者的各种标本,包括疑似或已确诊的感染患者的血液、尿液、痰液、脑脊液等标本。根据感染类型和实验室的具体需要,实验室技术人员可能会对引起感染的细菌进行培养。如果培养成功,就可以对它们进行鉴定(例如,大肠埃希菌、金黄色葡萄球菌、肺炎克雷伯菌)并检测其抗生素敏感性,然后将结果报告给临床医生。这项工作对于鉴定从血液中分离出来的细菌尤为重要,因为血流感染通常代表严重感染。

当治疗无效时,也就是说治疗本应见效但患者并未好转时,临床医生可能会怀疑细菌对抗生素产生了耐药性。或者,当用本应有效的抗生素治疗后,患者的痰液、尿液等标本中仍有细菌生长时,临床医生也会怀疑细菌已经产生了耐药性。在实验室中也可以检测细菌是否对抗生素敏感。过去,人们使用柯比-鲍尔纸片法(Kirby-Bauer Approach)①进行检测,这种传统方法需先培养细菌,然后在一个大的琼脂平皿(浅的塑料培养皿,内有一层为细菌提供营养的琼脂)中涂布薄薄一层细菌,再在琼脂平皿上放置多张浸有不同抗生素的圆形纸片(见图2.1),抗生素纸片中含有与人体内浓度相当的抗生素,最后将琼脂平皿在培养箱中放置一夜。抗生素会从纸片扩散至周围的琼脂中,越靠近纸片抗生素浓度越高,而纸片间隔需足够远,使每张纸片周围的琼脂中只有一种抗生素。在培养箱中培养一段时间后,再检查琼脂平皿上目标细菌的生长情况,测量每张抗生素纸片周围无细菌生长区域(细菌生长被抑制的区域)的大小。未见细菌生长的环形区域表明抗生素抑制了细菌的生长。这种方法在微生物实验室使用了几十年,只有一些细微的改进,而且在某些地区仍在使用。

现在,美国的大多数医院用自动化系统取代了传统的柯比-鲍尔纸片法。临床医生拿到药敏报告后,会按照判断标准和官方指南做出解释。例如,抗生素最小抑菌浓度分别多大时可以认为某个菌株对抗生素敏感、中度敏感、耐药,抗生素对特定感染是否有效,还取决于感染部位。如果在实验室检测中某种抗生素只显示出微弱的抗菌活性,但该抗生素在人体内是通

---

① 又称 K-B 法、K-B 纸片法、纸片扩散法,是由美国华盛顿大学的威廉·柯比(William Kirby)和 A. W. 鲍尔(A. W. Bauer)等人于 20 世纪 50—60 年代发明的一种经典药敏试验方法。——译者注

过肾脏排泄的,而且在尿液中的浓度很高,那么,也许它可以有效地治疗细菌引起的尿路感染。

医院微生物实验室的技术人员必须决定检测哪种抗生素,以及向临床医生报告哪些结果。由于一些医院因为治疗费用、药物毒性等原因,会限制抗生素的使用,因此临床医生在选择抗生素治疗感染时,通常会查看药敏报告中的抗生素清单,并选择使用其中某种标记为"敏感"的抗生素。

医院的微生物实验室在决定报告哪些信息,如何展示这些信息方面发挥着重要作用。微生物实验室还会收集、分析分离出的细菌及其耐药模式的相关数据,并对某一段时间内的变化趋势进行总结、沟通。微生物实验室会提供特定抗生素的抗菌谱,也就是该医院或特定地区的各种细菌的抗生素耐药模式概况。微生物实验室发现广泛耐药的菌株时会提醒临床医生,因为这时可能需要对患者进行隔离,或采取其他特殊预防措施,以避免细菌传播。微生物实验室的技术人员可能是第一个发现某个菌株在重症监护室、新生儿监护室、社区中被重复检出的人,因为重复检出可能预示着某种细菌感染的大暴发,所以医院需要进行调查以确定传染源和传播途径。微生物实验室为临床医生使用抗生素治疗感染提供了必要的信息,发挥着重要的作用。

## 抗生素耐药性是如何在细菌间传递的?

细菌抵御抗生素的能力可以通过两种主要方式传递给其他细菌。第一种相对简单;第二种要复杂得多,但更常见。

第一种传递耐药性的方式是细菌的基因突变。如果细菌发生基因突变,它就能在抗生素存在的情况下存活,存活下来的细菌会将突变传递给后代(垂直转移)。其中一个例子是编码抗生素作用靶点的基因发生突变。在某些情况下,对抗生素耐药的突变细菌的适应性会降低(繁殖能力降低),所以它们可能无法生存,或者只能在或主要在有抗生素存在的情况下(环境中与其竞争营养物质的其他细菌被灭杀了)才能够存活。基因突变可以导致细菌形成多种耐药机制,而有些耐药机制需要经历多重基因突变才可形成。在很多情况下,由于耐药的适应性代价(耐药株竞争不过非耐药株),产生突变的后代可能不能存活。但是,一旦它们真的存活下来,就可能成为优势株,并取代同种群中对抗生素敏感的菌株。

如前所述,突变很罕见,但由于细菌的世代时间短(每20~30分钟复制一代),数量庞大,因此有很多突变的机会。据估计,导致抗生素耐药性的自发性突变每复制1亿~10亿代就出现一次,但突变发生率因不同抗生素和细菌而异。对于某些抗生素来说,细菌需要突变很多次才能对其产生耐药性。

第二种传递耐药性的方式主要是细菌获取外源DNA。这个过程被称为水平基因转移,指的是介导耐药性的抗性基因从一种细菌转移到另一种细菌的过程。然后,抗性基因可以在受体菌的后代中传递。更为重要的是,这种基因转移可以发生在不同种属的细菌之间。这个过程可以在自然界中发生,也可以在人类和动物的体内发生。可移动基因元件常参与此过程,它们能在菌体内和菌体间转移,有助于耐药性的传递。

水平基因转移主要有三种方式:游离DNA转化、噬菌体

（能够感染细菌的病毒）转导、接合。游离 DNA 转化最为少见，宿主细菌从环境中摄取游离 DNA 片段，这些片段通常来自附近已死亡的细菌，摄取的 DNA 会成为宿主细菌 DNA 的一部分并传递给后代。

另一种主要方式是转导，涉及噬菌体感染细菌。噬菌体可以将 DNA 注入细菌内，如果噬菌体不灭杀细菌，就会将自己的 DNA 插入宿主细菌的染色体，并切除宿主细菌的一些DNA，然后细菌基因连同噬菌体基因会在种群中转移。噬菌体经常感染革兰氏阴性菌和革兰氏阳性菌。

最后一种方式是接合，有时被称为细菌的"性行为"，即通过两个细菌直接接触，DNA 在活细菌之间转移。这是最常见的细菌耐药性传递方式，往往有质粒参与。质粒是小的、可自我复制的、独立于染色体外的环形 DNA 片段，它们携带额外的遗传信息，通常包括抗生素抗性基因。多个质粒可以共存于同一个细菌中，同时一个质粒可以携带多个抗生素抗性基因，并且通过接合传递抗性基因。细菌中的质粒由来已久，但一项对"前抗生素时代"临床标本中肠道细菌的研究发现，当时的很多质粒并不携带抗生素抗性基因，但现在的质粒却截然相反，不携带抗性基因的质粒反而少见。质粒也存在于土壤和海洋标本中的细菌内。让多种抗生素失活的 β-内酰胺酶编码基因中，有许多基因就定位于质粒上。通过接合，细菌可以快速将质粒转移到其他细菌中，这种耐药性传递过程经常发生在医院环境中和人体消化道内。

抗性基因转移还有其他几种方式。一种称为转座子的 DNA 片段可以携带一个或几个抗性基因，可以从一个细菌细胞的质粒或染色体转移至另一个细菌细胞中。整合子是一种帮助遗传物质进行水平转移的基因捕获系统,可以将耐药元件在细菌之间进行转移。整合子是一个遗传平台,允许含有可移动基因元件的整个基因盒在细菌间转移,帮助细菌快速适应不断变化的环境,包括抵御抗生素或其他抗菌物质的作用。正是抗生素和其他抗菌物质的大量应用,导致现在这些可移动的遗传单位在细菌中普遍存在。

人们还观察到,使用一种抗生素治疗某种细菌引发的感染可导致另一种细菌对该抗生素耐药。例如,使用阿莫西林治疗淋病(以往治疗有效的时候),却可以增加粪便中大肠埃希菌对阿莫西林的耐药性。使用一种抗生素也会导致细菌对多种抗生素耐药,因为当多个抗性基因共同编码时,这些抗性基因可以一起转移。肠道内的常驻细菌可以携带抗性基因,并将其传递给包括致病菌(病原体)在内的其他细菌。有一点需要注意的是,抗生素抗性基因不仅存在于可导致人类疾病的细菌中,也存在于常驻人体体内和体表的正常细菌中。

### 细菌间抗性基因转移发生在何处?

如前所述,细菌有多种机制将抗性基因从一个细菌传递至另一个细菌。它们不仅可以和同种的细菌交换抗性基因(例如大肠埃希菌与大肠埃希菌交换),也可以与不同种的细菌交换抗性基因。前面已经提到过,细菌可以一次性转移整个抗性基因盒,这会导致细菌对多种抗生素耐药。这种情况可能发生在人体内、动物体内、环境中等有多种细菌共存的任何地方。环境中存在的抗生素可以清除一些原始的敏感菌,使对抗生素耐药的细菌更容易存活和大量繁殖。需要提醒一下的是,虽然我们谈论的是抗生素耐药性,但实际上耐药的是细菌,而非抗生素。细菌可以快速进化、变异,从而获得耐药性。抗生素不会改变,但因为细菌在改变,所以抗生素在使用一段时间后就会变得无效。

目前,人体内细菌数量最多、种类最多、密度最大的部位是肠道,这为细菌提供了一个相对受保护的环境,利于它们从一个地方传播到另一个地方。人类是细菌和抗性基因从一个地方传播到另一个地方的可移动载体,同时为细菌提供了食物(营养)和庇护所。细菌是有生命的、充满活力的、新陈代谢活跃的,并且不断交换和获取基因,促进了细菌多样性的形成。此外,细菌的世代时间仅为 20～30 分钟,可以适应不断变化的环境。

人体内细菌数量最多的部位是肠道

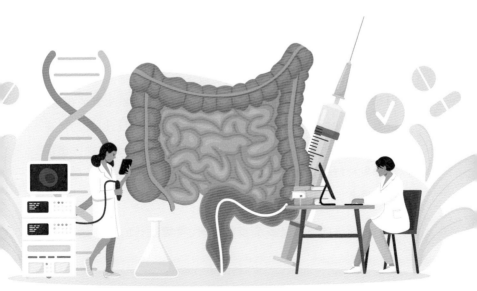

病原体(引起疾病的微生物)和其他细菌(例如生活在肠道中,为我们的健康和生存提供必要服务的常驻细菌)之间往往没有明显的区别。细菌都有特定的致病谱,而其所处的环境条件也很重要。一些细菌,比如引发瘟疫的细菌,一旦在人体内外定植就会引起疾病。其他细菌,包括脑膜炎球菌(引起严重的脑膜炎)在内的一些可引起严重疾病的细菌,有时虽会出现在咽喉部,但并不侵犯人体,不引起疾病或任何症状。另一些细菌,像大肠埃希菌和肠道中的其他许多细菌,通常不会引起疾病,但如果出现在某些部位(尿路或腹膜腔)或人类宿主免疫系统严重受损时(例如接受化疗时),就有可能引起严重的疾病。

总而言之,细菌有多种途径传递抗性基因元件,那么这些抗性基因又是如何在世界各地转移的呢?其中,多个潜在转移途径很值得研究。

**耐药菌和抗性基因是如何在世界各地传播与转移的? 旅行在其中发挥着什么样的作用?**

人类携带细菌并帮助它们通过多个途径传播。在前文,我们已经了解到了细菌如何通过多种机制来抵御抗生素的作用,抗性基因如何在细菌中垂直转移(从亲代到子代),以及如何在相互接触的细菌之间水平转移。但现在,全球大部分地区出现了对多种抗生素耐药的细菌,这是如何发生的? 耐药菌是如何在世界各地传播的呢?

耐药性的传递是多个步骤同时、持续进行的。例如,细菌在持续变异,并在复制时将抗性基因传递给后代,它们还持续从邻近细菌中获取抗性基因。已产生耐药性的细菌可以获得更多的抗性基因,甚至整个抗性基因盒。细菌还通过后文会提到的一些方法在世界各地传播,其实所有的过程都是同步发生的,并且相互影响,促进了多重耐药菌的广泛传播。有些菌株适应性更强(能够更好地生存),因此能够更好、更快地传播。医院往往是耐药菌聚集和传播的地方,易感人群在医院更容易感染耐药菌。

当前,生物之间有着广泛的联系。虽然人类一直在迁徙和探索新的土地,但是当前人类旅行的规模、距离、速度是前所未有的。每年的国际旅行者数量可以超过 10 亿人次(2015 年达到了 11.8 亿人次)。现在,人类通过航空、陆路、海路旅行,几乎一两天内就可以到达地球的任何一个角落。以前,人类仅能靠徒步、骑马、乘坐帆船旅行,而今已有多种便捷的交通方式可以选择。公路、隧道、铁路、小径形成的交通网络可以跨越边界,连接曾经阻碍人类、动物、微生物迁移的河流、山脉和生态系统。

人类旅行是耐药菌和抗性基因在世界各地传播与转移的重要方式。人类旅行时,人体常驻微生物也随行。人类为细菌等微生物和抗生素抗性基因提供了一个移动平台。人类为自己这个"微生物器官"(一些人认为肠道微生物群是一个器官)提供食物、住所、交通工具,使微生物可以到达地球上最遥远的所在。人类可能在旅途中或到达目的地后获得和传播新的微生物,也可能将新的微生物带回家,但未必会有迹象或症状能反映出其体内的微生物组成已发生改变。

现有的技术可以确定两个菌株是否相同,这对追踪感染的起源和传播途径非常重要。在进行实验室鉴定时,许多细菌表面上看起来很相似,但基因测序和其他分析技术可以帮助鉴定人员辨别它们(例如两株大肠埃希菌或两株沙门菌)是否相同。在调查感染暴发或确定感染的起源和传播时,这些信息可能至关重要。当前,随着人类旅行的规模变大、速度变快,同一起源的暴发病例可能在很短的时间内就会出现在两个或两个以上大洲。如果没有进行细菌基因测序,或者没有建立监测系统和信息沟通渠道,我们就不可能建立联系,也无法采取必要的措施来阻止细菌传播。

我们生活在一个动态的世界,人类旅行是全球人口移动的一个关键组成部分。世界上的生物多种多样,人类暴露于多种细菌的风险因地而异。有些细菌的地理分布范围比较小,仅在有限的区域内被发现,而有些细菌(例如葡萄球菌和链球菌)则遍布世界各地。旅行者可以将大多数仅在某些地区发现的细菌携带到其他任何地方,他们可以携带病原体(例如像 A 组链球菌这样会导致疾病的细菌),还可以携带抗性基因,而且抗性基因通常不表达。抗性基因一旦转移至某些病原体内,会使这些病原体引起的感染更难治疗。

旅行者在耐药菌和抗性基因的传播与转移中扮演着多重角色,首先是受害者。早期探索未知地区,特别是前往热带地区时,旅行者常常死于他们无法免疫的感染,比如他们家乡没有的黄热病和疟疾。如今,有了疫苗和预防药物,旅行者去新的地方之前,可提前做好准备,以免暴露于疟疾、伤寒、流行性乙型脑炎等未曾面临的感染。

其次,旅行者可以充当"哨兵"(Wilson,2003)。他们到访新环境后,在吃、喝、呼吸、游泳、洗澡,和当地的人、动物、生态系统互动的过程中,可能会被新环境中的细菌感染或定植(携带细菌但无症状)。因此,他们可以充当"哨兵",返回时身体上携带的各种生物及其元件,包括细菌、病毒、寄生虫、抗性基因、抗体等,有助于确定哪些微生物是旅行者到访地区的微生物,这些信息在绘制全球感染病分布图时很有价值。一个名为"GeoSentinel"的全球监测网在过去 20 多年里一直在系统地收集和分析旅行者的数据。现在该监测网在全球有 71 个监测点,各监测点的 GeoSentinel 医务人员会对已返回出发地或正在旅途中的患病的旅行者进行评估。该监测网的数据库已有30 多万名去过世界各地的旅行者的数据。GeoSentinel 医务人员为患病的旅行者提供诊断和治疗服务,然后以一种标准格式将观察到的结果报告给数据库。这些数据被分析总结后,通过出版物或其他途径分享给大众(Leder,2013)。了解了不同地区感染的发生情况(并将相关信息提供给世界各地的医疗机构),就可以通过医疗机构让未来的旅行者了解目的地的风险,并为他们提供疫苗或适当的预防建议。当医务人员为从外地归来的患病旅行者提供诊断和治疗服务时,对疾病分布的了解也有助于指导诊断和制定初步治疗方案。因此,来自"哨兵"旅行者的数据有助于制定和实施针对感染病的干预措施。

旅行者最初的感染地点常常在低收入国家和地区,因为这些地方通常无法进行精密的实验室检测,而旅行者出发地具备这样的条件,可以对引起疾病的微生物进行抗生素敏感性测试和详细分析。例如,细菌或病毒在乌干达引起疾病暴发后,来自多伦多的旅行者可能将病原体带回家乡,这样多伦多的微生物实验室就可以检测病原体的血清型、基因型等信息。

旅行者除了充当"哨兵",还可以担任传染源的角色。他们会将感染病带回出发地,历史上不乏这样的事例。14 世纪席卷整个欧洲的鼠疫就是一种细菌感染,它造成了欧洲 30% 甚至更多人口的死亡。

哥伦布及其追随者给新大陆的原住民带去了新的病原体,由于原住民之前从来没有接触过麻疹病毒和天花病毒等微生物,因此这些新的病原体造成的感染导致当地人口锐减。历史学家艾尔弗雷德·克罗斯比(Alfred Crosby)在他于 1972 年出版的《哥伦布大交换:1492 年以后的生物影响和文化冲击》一书中讨论了该事件在生物学和文化方面的影响。

旅行者不断地将感染病引入新的地区,而且和过去的几个世纪相比,如今的旅行者数量、目的地数量和交通速度都已大大提高。近几十年来旅行者传播的很多感染病是由病毒引起的,例如严重急性呼吸综合征(SARS)、中东呼吸综合征(MERS)、艾滋病、寨卡病毒感染、奇昆古尼亚热,疾病在新的人群中暴发,表明人群之间的微生物交换一直在进行(Wilson,1995)。旅行者在细菌感染的传播和抗性基因的转移中发挥作用,后文将列举一些事例讨论这个问题。

**旅行者是如何感染多重耐药菌的?耐药菌通常在何处被发现?**

2010 年,一篇发表在医学杂志《柳叶刀-感染病学》上的研究论文成了头条新闻(Kumarasamy,2010)。该研究发现,源自印度和巴基斯坦,并从几十名英国患者身上分离出的一些革兰氏阴性菌(肠杆菌科细菌)对几乎所有的抗生素都耐药。其中大多数细菌携带一种位于质粒上的抗性基因,易于转移至其他细菌。按照以最初发现地命名的惯例,这种抗性基因编码的酶被命名为Ⅰ型新德里金属β-内酰胺酶。2009年,在首次出现"Ⅰ型新德里金属β-内酰胺酶"的报道中,一名印度裔瑞典男子于2007年前往印度旅行,后因感染在印度住院治疗;2007年底,他在新德里接受了手术,并使用了多种抗生素;2008年1月初他回到瑞典,被发现感染了多重耐药菌,该耐药菌携带的抗性基因可以编码后来被鉴定出的Ⅰ型新德里金属β-内酰胺酶。

其他研究人员试图找出携带该抗性基因的耐药菌的来源地及传播范围。截至2010年,印度、巴基斯坦、孟加拉国这三个国家多地采集到的耐药菌中都发现了该抗性基因,在英国分离出的多个不同菌株中也有它的身影。研究人员在试图确定患者携带的耐药菌的来源地时发现,在29名携带耐药菌并有相关信息的英国患者中(共32个菌株),17名患者在此前一年中曾前往印度或巴基斯坦旅行,14名患者在旅行期间住院。住院原因多种多样,包括肾或骨髓移植、透析、美容手术、交通事故受伤、烧伤等。

部分研究人员于2010年秋季到达印度,检测这些耐药菌在当地环境中的分布范围(Walsh,2011)。他们在新德里市中心半径12千米的范围内采集了50份自来水标本(饮用、清洗、烹饪所需的公共用水)和171份渗流水标本(例如街道水池中的水),并将它们带回英国。他们在英国检测了带回来的标本和来自威尔士加的夫污水处理厂的水标本(作为对照),将水标本涂在含有多种抗生素的琼脂上,然后观察菌落的生长情况,只有超级耐药的细菌才可以在琼脂上生长。

随后,他们测试了细菌中是否存在编码Ⅰ型新德里金属 β-内酰胺酶的抗性基因。他们在取自新德里的 2 份自来水标本和 51 份渗流水标本中发现了编码Ⅰ型新德里金属 β-内酰胺酶的抗性基因,而取自威尔士加的夫的标本中未检出该抗性基因。研究人员从多种不同的细菌中检出了该抗性基因,包括一些以前没有报道过的细菌,如鲍氏志贺菌(可以引起细菌性痢疾)、霍乱弧菌(导致霍乱的元凶)、绿脓杆菌等。在大多数细菌中,该抗性基因位于质粒上,但有 2 种细菌的抗性基因位于染色体上。研究人员还进行了其他的实验室检测,以确定抗性基因转移的难易程度,他们发现该抗性基因容易转移至其他细菌。他们还检测了温度对转移效率的影响,发现在 30 ℃下该抗性基因的转移效率最高。新德里的日均最高温度可达到 30 ℃,而一年中有 7 个月的每日温度范围覆盖这一温度。热带和亚热带地区经常有适宜这些抗性基因转移的理想温度条件。

这项研究促使微生物学家进一步对以前收集的细菌进行检测,以确认这些细菌中是否也存在这种耐药机制,因为那时这种耐药机制还未被报道和命名,人们之前从未关注过这类细菌。结果发现,最早在 2006 年,携带这种抗性基因的细菌就已在印度的医院里被发现和收集。在印度和巴基斯坦的三级护理(转诊)医院,门诊患者的粪便标本中就检出了Ⅰ型新德里金属 β-内酰胺酶阳性菌,且在住院患者和重症监护室患者中的检出率更高。对存档(保存)的细菌标本进行研究发现,2007—2009 年肯尼亚内罗毕的三级护理医院发现了Ⅰ型新德里金属

β-内酰胺酶阳性菌。

Ⅰ型新德里金属 β-内酰胺酶并不致病,但携带编码这种酶的基因的细菌致病,而这种基因元件已经出现在多种可致人严重感染甚至致人死亡的细菌之中。健康人体内的细菌可以携带这种基因,且不引起任何症状,除非这些细菌引发感染或将基因元件转移至可以引起疾病的其他细菌中。

虽然我们永远不会确切地知道这种新型的耐药机制是何时、何地首次出现的,但是我们知道第一名患者是什么时候被感染的,并已在医学杂志上发表了论文。"Ⅰ型新德里金属 β-内酰胺酶"这一名称曾引发争议,一些印度人认为这个名称损害了印度在安全医疗方面的声誉,将这种酶的出现归咎于印度是不公平的。但是,最初很多感染报告显示,感染患者确实在印度接受过医疗服务。具有这种抗性基因的细菌,从此出现在了世界许多地方。到 2010 年,携带Ⅰ型新德里金属 β-内酰胺酶的细菌在美国、以色列、土耳其、印度、澳大利亚、法国、日本、肯尼亚、新加坡、中国以及北欧各国都有报道,据推测,细菌可能是由旅行者携带至这些国家的。此后,其他国家也报告发现了Ⅰ型新德里金属 β-内酰胺酶阳性菌。

据报告,沙特阿拉伯吉达(Jeddah)的市政废水中出现了Ⅰ型新德里金属 β-内酰胺酶阳性大肠埃希菌。在 2012—2013年,研究人员进行了 5 次废水取样,结果发现Ⅰ型新德里金属 β-内酰胺酶阳性大肠埃希菌的浓度为 1 万～20 万个／米$^3$,并在整个采样期间都检测到了该类细菌。该报告的作者对此表示了担忧,因为吉达没有能够收集所有废水的生活废物处理系统。吉达仅约50％的区域连接到了集中式废水处理厂,剩下区域的废水通过化粪池处理,化粪池会排放部分处理后的废水(Mantilla-Calderon,2016)。因为朝觐的缘故,沙特阿拉伯是一个极其重要的地方,每年有来自 180 多个国家、地区的 200 万朝圣者会从吉达进入麦加朝觐。详见本章后文关于大型集会的讨论。

2014 年,中国的一项研究指出,污水处理厂处理过的废水中存在 $bla_{\text{NDM-1}}$ 基因。该抗性基因经过包括氯消毒在内的多个处理环节仍未被清除。此外,用作土壤肥料的脱水废物污泥中发现了高浓度的抗性基因,揭示了抗性基因和耐药菌接触人类的另一种可能途径,即通过土壤中生长的食源性植物扩散(Luo,2014)。

中国的一项关于入海河口的研究也发现抗生素抗性基因已经造成了广泛的环境污染。研究人员沿着中国东海岸的其中 4000 千米海岸线,从 18 个入海河口采集了水标本(Zhu,2017)。他们采用高通量的聚合酶链反应分析检测了标本中的抗生素抗性基因,共检测出了 259 种抗生素抗性基因。这些抗性基因介导了对大多数人用和动物用抗生素的耐药性。研究人员在所有入海河口水标本中均发现了万古霉素抗性基因,还发现水中有常见抗生素的残留,包括四环素类、磺胺类、氟喹诺酮类、大环内酯类等,且抗生素残留与抗性基因的存在呈正相关。这项研究表明抗性基因广泛分布于人口和动物密集的地区。受污染的水被用来灌溉农作物、养鱼,或用于其他用途,从而为抗性基因影响人类健康提供了可能途径。

有几项研究对人感染多重耐药菌后会发生的情况进行了

评估。研究发现,人一旦感染耐药菌,耐药菌便可持续存在于人体内,通常存在于消化道中(但有时也存在于慢性感染病灶中)。曾有一名女性受试者,其肠道内有Ⅰ型新德里金属β-内酰胺酶阳性菌,研究人员对其进行持续检测发现,直到13个月后该名女性去世为止,她一直携带着该细菌。

由于旅行者携带罕见耐药菌的情况日益普遍,美国疾病预防控制中心建议,对于近年在其他国家就医,或在美国耐碳青霉烯类肠杆菌科细菌检出率较高的地区就医的患者,临床医生应考虑进行多重耐药菌(特别是耐碳青霉烯类肠杆菌科细菌)筛查。2016年秋天,内华达州的一名妇女出现了感染性休克,这是一种危及生命的感染并发症(Chen,2017)。此前,她因大腿骨折并发骨骼感染多次在印度住院。经检测,她感染了产Ⅰ

旅行者携带罕见耐药菌的情况日益普遍

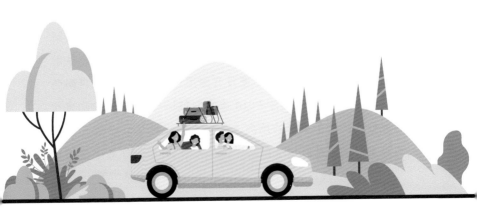

型新德里金属 β-内酰胺酶的肺炎克雷伯菌,这种细菌对 26 种抗生素耐药,唯一对这种细菌相对敏感的抗生素是磷霉素。但在当时的美国,这种抗生素只有批准用于治疗单纯性膀胱感染的口服剂型,需到其他一些国家才能采购到这种抗生素的静脉注射剂型。最终,这名患者死于这种细菌感染。她曾被安置在一个有隔离措施的独立房间内,在她去世后,医务人员进行了主动监测研究,以确定细菌是否持留或扩散,好在最后没有发现扩散的迹象。

对多重耐药菌感染患者进行治疗时,要达到两个要求:寻找对感染患者有效的治疗方法(包括手术治疗和抗生素治疗);防止感染在医疗机构环境中扩散,或者传染给其他患者。

### 旅行者感染耐药菌的频率如何? 他们是否会将耐药菌传播给其他人?

上述这些备受关注的例子促使研究人员对旅行者感染耐药菌的频率进行了评估。例如,到国外旅行的人在不知情的情况下感染并带回耐药菌的频率如何? 旅行者会将耐药菌传播给其他人吗? 耐药菌会让感染者生病吗?

为了回答其中的一些问题,研究人员已经进行了多项研究。1990 年发表的一项关于旅行者腹泻的研究表明,许多前往墨西哥旅行的美国人,即便没有服用过抗生素也会携带耐药菌。后来的一项研究(于 2010 年发表)对一些在旅行前和旅行后进行直肠拭子采样的瑞典志愿者进行了评估。研究人员在实验室对这些直肠拭子标本进行了培养,并检测了其中是否存在耐药菌。顺便说一句,瑞典同其他北欧国家一样,细菌耐药率很低。

这些旅行者在国外平均停留约 2 周。在此项调查研究中,研究人员发现近 25％ 的旅行者在旅途中会感染一种多重耐药菌(产超广谱 β-内酰胺酶肠杆菌),并将其带回家中。3 名曾服用环丙沙星治疗腹泻的旅行者全都感染了这种耐药菌。旅行者是否会感染耐药菌取决于他们所到访的国家,前往南亚次大陆的 9 名旅行者中有 8 名(89％)感染了这种耐药菌,而前往其他地区的旅行者感染这种耐药菌的概率较小。旅行者返回瑞典 6 个月后,刚返回时携带耐药菌的这些旅行者中,约 25％ 仍携带有产超广谱 β-内酰胺酶肠杆菌。

后来的许多相关研究中,有一些研究的规模更大,其中包括一项对来自纽约的旅行者的研究。不少研究涉及的是欧洲旅行者,也有对来自北美洲、亚洲、大洋洲的旅行者的研究(Kantele,2015;Kantele,2016)。有些研究的随访时间较长,有些研究评估了是否存在耐药菌被传播给密接者的问题。其中,最具代表性的研究是一项前瞻性多中心研究,评估了 2000 多名荷兰旅行者及这些旅行者的 215 名家庭成员,随访时间是旅行结束后的 1 年内(Arcilla,2017)。在这项研究中,研究人员发现大约 33％ 的旅行者在旅行期间感染了产超广谱 β-内酰胺酶肠杆菌。前往南亚旅行的旅行者中,有 75％ 感染了多重耐药菌。感染耐药菌的相关因素包括:使用抗生素、出现腹泻症状且回国后一直未痊愈、旅行前患有慢性肠病。旅行者在旅行结束后仍携带耐药菌的中位时间为 30 天,但超过 11％ 的旅行者在旅行结束 12 个月后依然携带耐药菌。耐药菌有 12％ 的可能被传播给与旅行者密切接触的家庭成员。

许多研究发现人们外出旅行,尤其是前往亚洲部分地区旅行时,感染耐药菌的概率很大,使用抗生素和出现腹泻症状也会增加旅行者感染耐药菌的风险。其他研究还发现,同时使用抗生素和止泻药洛哌丁胺会让旅行者感染耐药菌的风险升高(比单独使用抗生素更高)。一些研究发现,旅行时间越长、旅行者年龄越大,感染耐药菌的风险越高。使用抗生素会使旅行者感染耐药菌的风险升高,原因可能与"定植抗性"有关。肠道内的正常健康菌群会让外来的新菌株或菌种难以定植,这对致病菌和在肠道中可正常生活的常驻细菌均适用。正常菌群可以为外来微生物提供有益和健康的竞争环境。

随着时间的推移,抗生素耐药性水平总体上有所增加,旅行者携带耐药菌的情况也越来越多见。按世界卫生组织绘制的分布图来看,当前各地区粪便中产超广谱 β-内酰胺酶微生物的检出率,与去过相应地区旅行者携带这类微生物的概率极其相近。这意味着旅行者携带回家的微生物情况反映了旅行目的地的微生物状况,或者说旅行者能反映旅行目的地的环境。旅行者在当地吃喝,相当于在当地进行了环境取样。在卫生条件差的地区(常见于低收入国家),旅行者甚至更有可能摄入受粪便污染的食物,这会导致人们常说的旅行者腹泻。

人们应该会问,一个人的肠道中携带对多种抗生素耐药的细菌会导致什么问题?尤其当这个人很健康且感觉也良好时,携带这种细菌有问题吗？如前所述,肠道中的耐药菌可能是完全"沉默"的。大多数携带多重耐药菌的人不会因为这些细菌而生病,而且除非他们有机会作为研究对象参与到某项医学研究中去,否则大多数人没有理由也没有途径获知自己携带了什么样的耐药菌。然而,许多耐药菌来自我们体内,与我们体内已存在的细菌有关。当一个人患尿路感染时,其实通常是由其肠道内的细菌所引起的。如果一个人必须服用抗生素治疗某种与耐药菌无关的感染(例如链球菌咽喉炎),那么耐药菌可能会借机成为优势细菌。引起某些严重感染(例如血流感染)的细菌,通常也是胃肠道中已有的那些细菌。

### 什么是医疗旅行？在国外接受医疗服务的旅行者有感染耐药菌的风险吗？

那些在旅行中住院或以就医为旅行目的(医疗旅行)的人,被多重耐药菌感染或定植的风险特别高,尤其是在一些抗生素耐药性水平较高的中低等收入国家就医时更是如此。

医疗旅行或健康旅行是指一个人到另一个国家接受医疗服务的国际旅行(Chen,2013)。这类旅行到底有多常见呢?具体数据虽很难获取,但看起来似乎越来越常见,在全球范围内,这可是一个市值数十亿美元的大产业。常见的医疗旅行项目是牙科手术和整容手术,也包括其他一些大型手术,例如肾脏移植、心脏手术、生殖保健、关节手术等。常见的旅行目的地包括泰国、墨西哥、新加坡、印度、马来西亚、古巴、巴西、阿根廷、哥斯达黎加等。

医疗旅行带来的经济回报非常可观,乃至于一些国家为了方便医疗旅行而专门开发了庞大的支撑系统。现在,各大医疗机构可以通过国际联合委员会(Joint Commission International, JCI)①获取认证,已有数百家医疗机构完成了相关认证。

人们为何要到国外旅行以寻求医疗服务呢?其中有很多原因,但花费较低通常是关键的驱动因素。另外,还包括在自己的国家就医等待时间过长或没有该医疗项目、寻求更高的医疗质量、在自己国家有法律或文化的限制、因隐私问题想远离家乡治疗、在异国度假的同时就医等多种原因。

但医疗旅行衍生出了许多与经济、法律、伦理、健康相关的问题,包括医疗服务的质量参差不齐,许多领域缺乏监管,治疗效果可能很差,并发症频繁出现。另外还存在一些问题,包括利用目的地的供体进行器官移植(例如,肾脏和其他器官或组织的移植),导致高水平医疗专家从给目的地患者看病的医疗机构流向为医疗旅行者提供服务的医疗机构,出国接受医疗护理的旅行者缺乏完整的随访。

医疗旅行已经变得非常普遍,乃至许多专业组织在互联网上专门为求医者提供有关医疗质量和安全性的信息,以及国外健康护理认证。这些组织包括美国疾病预防控制中心、美国医学会、美国医师协会、美国整形外科协会、国际美容整形外科协会、美国牙医协会、全球器官捐献和移植观察网、世界卫生组织等。国际标准化组织、国际卫生保健协会等组织还专门提供卫

---

① JCI 是国际医疗卫生机构认证联合委员会(Joint Commission on Accreditation of Healthcare Organizations,JCAHO)用于对美国以外的医疗机构进行认证的附属机构。——译者注

生保健方面的国际标准化和认证服务(Chen,2013)。

许多开发医疗旅行项目的国家位于热带和亚热带地区,多是中低收入国家。许多手术会用到抗生素,大多数接受手术的患者还会出现继发感染,使情况更加复杂。患者常被特定医院环境中的细菌所感染。对一些接受医疗服务后返回的旅行者进行调查发现,在一些国家住院和接受医疗服务是感染多重耐药菌的危险因素。

旅行者在旅行期间也经常因受伤、发生紧急医疗问题(例如心脏病发作)、生病(例如急性肺炎发作)而接受计划外的医疗服务。但有关这类情况的发生频率,数据很有限。旅行期间和旅行结束后,尤其是在资源匮乏的地区旅行过后,旅行者常会生病,但多为腹泻、呼吸道感染、皮肤病等,多数情况下无须住院即可恢复。一篇回顾了多项研究的综述文献发现,在旅行期间生病或受伤的旅行者中只有1%~3%需住院治疗。

## 大型集会是重要的传染源吗?会加剧感染或耐药菌的传播吗?

各种大型集会往往有大量来自世界各地的参加者,是参加者汇聚一堂开展的群体活动。一段时间内参加者之间少不了挨肩擦背、你来我往,集会结束后参加者返回家中,通常就可能带回一些细菌(和病毒)。大型集会的著名例子有伊斯兰教朝觐、奥运会、印度大壶节等。每年在沙特阿拉伯举行的伊斯兰教朝觐,会迎来180多个国家和地区的200万~300万信徒参加。而知名度稍低的印度大壶节会有多达1.2亿印度教朝圣者聚集并在圣河水中沐浴①。这些集会为病原微生物和抗性基因的传播与转移,以及随后的全球散播提供了条件。

几年前,在伊斯兰教朝觐中出现过一种少见的脑膜炎球菌血清组(引发流行性脑脊髓膜炎,可能致命),这种细菌在一些朝圣者之间传播开来,并被朝圣者带回家(定植于咽喉部),再次显示出细菌借助人类进行传播的能力。尽管这种细菌不具有多重耐药性,但当时人们使用的主流疫苗对它无效。此次事件以后,人们对脑膜炎球菌疫苗的推荐标准进行了相应修改。另一个值得注意的特点是,携带这种细菌的个体可能是无症状携带者,且并非每个携带者都会生病,这将导致没去朝觐的人可能会从朝圣者那里感染这种细菌(并且生病),而朝圣者却没有意识到自己带回了细菌,因为他们并没有出现任何症状。

为了参加朝觐,那些有计划前往朝觐的朝圣者需要接种一些特定的疫苗。然而,很多会对人类构成威胁的感染并无疫苗可用。

## 什么是污水流行病学?

一种更有意思的抗生素抗性基因(已有另一项研究证明过,耐药机制会因地域不同而存在差异)监测方法,是对飞机上的卫生间废物进行宏基因组学分析,即所谓的"飞机粪便研究"(Petersen,2015)。研究人员选定了 18 次目的地为丹麦哥本哈根(研究人员居住地和实验室所在地)的长途航班,并和交通

---

① 大壶节期间,印度教信徒一般在恒河和亚穆纳河的交汇处沐浴。——译者注

运输业、航空业能授权此类研究的人员进行合作。研究人员在每次航班结束时收集飞机卫生间废物储存罐中的标本,这 18次航班的始发地包括亚洲或北美洲的大城市,每一次长途飞行都会产生约 400 升废物。研究人员将废物标本带到实验室,在那里,他们使用最先进的设备从废物标本中提取和分析 DNA,并寻找抗生素耐药性标志物。

　　研究人员发现,与北美洲标本(来自始发地为北美洲的航班)相比,来自南亚、北亚的标本和所有的亚洲标本中,抗生素抗性基因的丰度明显更高。诺如病毒(引起腹泻的病毒)和沙门菌(可引起腹泻的细菌)在南亚标本中的检出率高于北美洲标本,而艰难梭菌(艰难梭菌结肠炎的病原体)在来自北美洲的标本中丰度最高。研究人员指出,这种方法可以用来监测抗性基因,并用于实时识别病原体。他们解释说,在航班起飞时,卫生间已经过冲洗和消毒,所以检测标本只会来自该次航班。这种新颖的方法可能被用于监测全球抗生素耐药性水平和病原体类型。

　　在有些场合下,科学家已开始采用污水流行病学方法进行研究。利用污水,我们可以分析其中的许多物质,包括病毒和细菌等微生物、抗生素抗性基因、抗生素及其他药物(包括非法毒品)的残留。在许多地区,这种方法被用来寻找脊髓灰质炎病毒以消除小儿麻痹症。一些城市正在通过分析污水中的毒品痕量或排泄至尿液中的毒品代谢物来追查吸毒人员或毒品制造者。而对欧洲 8 座城市进行的一项调查发现,从废水中检出的可卡因的数量,和反毒品行动中缉获的毒品数量之间存在相关性。这些研究涉及的隐私和其他问题,均不在本书的讨论范围之内。

## 耐药菌如何在医疗机构传播？

人类所携带的微生物、抗性基因，会随着人类的活动在全球范围内传播与转移。医疗机构（包括长期护理院）是发现多重耐药菌的主要场所。为什么会这样呢？这是因为有好几方面的因素在起作用。住院患者经常接受抗生素治疗，其中一些患者住院是因为他们发生了感染，正在接受抗生素治疗；另一些患者是"以防万一"，使用抗生素是为了治疗疑似感染；还有一些患者使用抗生素，则是为了预防高危情况下的感染，例如正在接受外科手术（例如全髋关节置换术）的患者为了预防感染而使用抗生素。

住院患者由于有组织创伤、手术伤口，或置入导管等人工材料，或因药物治疗、放射治疗等干预措施存在免疫抑制等问题，特别容易感染。伤口污染可能发生在医疗操作过程（手术或置入某个治疗装置）中，而静脉导管、气囊导尿管、引流管、胸管等则可能为后续的污染或感染提供潜在的入侵通道。

耐药菌可能来自患者自身携带的细菌，特别是当患者使用多种抗生素治疗时，这些抗生素消灭了患者身体内许多对其敏感的细菌，而留下了那些在抗生素存在时仍可以存活的耐药菌。

耐药菌也可能来自另外某个碰巧携带着耐药菌的患者，无论对方有没有明显的感染症状。耐药菌可能通过医务人员的手部接触而传播，尤其是当医务人员在护理不同患者时没有认真洗手,或者没有采取戴手套等防护措施时。来自其他患者的细菌也可能污染公共环境,例如卫生间、水槽、下水道、病床栏杆、床头柜、医疗器械(血压袖带和听诊器)等。

医疗机构中使用的器械可能会被包括多重耐药菌在内的各种细菌污染,这种情况现已屡见不鲜。当医疗机构中出现暴发性感染时,人们需要进行详细的调查以确定感染源。当今,由于细菌基因测序技术的出现,当发生聚集性感染时,研究人员能更容易地找出确切的感染源。如果感染是由医疗机构环境中的某些常见细菌(例如金黄色葡萄球菌或艰难梭菌)引起的,这一技术则尤显重要。

感染可以在医疗机构内部传播,同时各个医疗机构并非彼此孤立。越来越多的医疗机构成为大的公共卫生系统的组成部分,公共卫生系统包括流动医疗机构、长期护理院、医院等。多重耐药菌可通过患者转诊或转院,在医疗卫生系统内传播。患者既可能是耐药菌的无症状携带者,也可能成为某家医疗机构内细菌感染暴发的源头(Toth,2017)。

长期护理院是患者受到多重耐药菌感染或定植的高发地。长期护理院中的患者通常住院时间很长,且多疗程使用抗生素。

2013年,在伊利诺伊州,公共卫生部门向"XDRO 注册"(XDRO Registry,广泛耐药菌注册网站)报告了一起特定类型的耐药事件(耐碳青霉烯类肠杆菌科细菌的耐药情况)。可是,追踪这起耐药事件为何如此重要?这是因为,耐碳青霉烯类肠杆菌科细菌感染已变得越来越普遍,感染这种多重耐药菌的患者病死率高达 50％，此外，有些患者也可以无症状携带这种细菌，成为将这种细菌传播给医疗机构内的其他患者的传染源。

当研究人员分析伊利诺伊州此次耐碳青霉烯类肠杆菌科细菌耐药事件的数据时，他们发现，这种耐药菌在几家医院中的检出率高于其他医院，而这几家医院与长期护理院有着密切的联系（Ray，2016）。

产 I 型新德里金属 β-内酰胺酶的细菌是耐碳青霉烯类肠杆菌科细菌中的一种。如前所述，产 I 型新德里金属 β-内酰胺酶的细菌最初是在 2009 年被发现和命名的，当时出现的多个病例均与他们在印度接受的医疗服务相关。这种耐药菌在美国并不常见，但在 2013 年，伊利诺伊州东北部的一家三级护理医院中暴发了一次疫情，向 "XDRO 注册" 报告了 31 个病例。最后，这种耐药菌的传播追溯到了一套受污染的十二指肠镜（通过咽喉部插入胃肠道上部的导管，使临床医生可以对组织进行观察并对体液和组织进行采样）上。顺便说一句，这种精密仪器有多个隔室，很难清洁和消毒，也是医疗机构中其他一些感染的传染源。

在对这起暴发性感染事件的调查中，研究人员还发现，在这家三级护理医院确诊的 31 名感染者中，有 19 名感染者在接下来的 12 个月中分别被另外 13 家医院收治。这既反映出了各大医院之间相互联系的紧密程度，也反映出各种耐药菌、抗性基因在医疗机构之间的巨大传播潜力。为更好地了解医疗机构之间的共享模式，并确定那些最有可能与感染源头医院共享患者的机构，研究人员也对患者共享网络进行了分析。伊利诺伊州的整个患者共享网络包括 210 家医院,进行网络分析后,研究人员能够识别出感染暴发时患者最有可能就诊的 9 家医院。这使得公共卫生资源可以更有效地流向这些高风险医院。

## 有没有不依赖人类活动的耐药菌传播方式?

人类大规模的全球旅行和迁移是微生物及其抗性基因移动链的一环,但实际上还有其他多种耐药菌传播方式。

人不是唯一的迁移物种。我们在世界各地运输动物,包括数量众多的动物活体和动物食品(作为全球化粮食供应的一部分),而动物活体和动物食品都有自身的微生物群。当今,很多动物(尤其是猪和鸡)是在工业化养殖场中饲养的。许多动物在饲养时被给予抗生素促进生长、治疗或预防感染。有时,动物没有生病也会被给予抗生素。许多动物用抗生素和人用抗生素品种相同,甚至是完全一样的品种。与人类使用抗生素时会筛选出耐药菌一样,给动物使用抗生素也会筛选出耐药菌。虽然官方机构有明文规定,在宰杀动物前必须在一段固定的时间内停用抗生素,以使动物食品中没有抗生素残留,但以往用过的抗生素对耐药菌的筛选作用仍会持续存在。即便拥有现代化的屠宰场和快速制冷技术,动物食品还是会被动物肠道或加工系统中的耐药菌所污染。

人类饲养的食用动物可以在没有明显症状的情况下携带抗生素耐药菌。如果给这些动物使用抗生素,它们更有可能携带各种耐药菌。研究人员在饲养的食用动物中发现了一些特殊的抗生素耐药菌,例如在荷兰的养猪场等场所发现的耐甲氧西林金黄色葡萄球菌,它还造成了农场工人感染。

看起来健康的母鸡可能已经感染了沙门菌,产下的鸡蛋即使蛋壳完整,也可能携带有这种细菌。此外,蛋壳也可能被含有沙门菌的家禽粪便污染。如果在打鸡蛋前没有将其清理干净,粪便残留物就会污染鸡蛋。

我们还在世界各地运输大量的水果、蔬菜、坚果、香料等农产品。食物链很长,并且来自多个国家和地区的农产品可能最终会被放入同一个包装中。这些农产品各自携带着微生物,并且有时会被来自动物的废水污染。用于田间地头、能接触到农产品的农家肥也可能含耐药菌及抗性基因。由沙门菌、弯曲菌、肠杆菌引起的多次感染暴发显示了粪便污染农产品的风险。同时,这也是粪便和耐药菌在不同地区、人群之间传播的又一个标志。

水和土壤中耐药菌的抗性基因也会接触到人类和动物,因为人类会食用产自水和土壤的农产品。

鸟类会迁徙并将病原体带到很远的地方,它们携带的主要病原体可能是流感病毒,也可能是沙门菌、弯曲菌等潜在致病菌。

野生动物也可以携带抗生素抗性基因,但是与牲畜相比,它们不太可能使用抗生素,通常与人类较少有亲密接触,同时数量也比牲畜少得多,所以野生动物在传播抗生素抗性基因方面的作用比牲畜小。

## 伴侣动物是否会携带抗生素耐药菌？

伴侣动物也可以携带耐甲氧西林金黄色葡萄球菌和其他潜在病原体。已经有充分的证据表明致病菌会从伴侣动物传给与它们有密切接触的人，也可以从人传给伴侣动物。

2016—2018 年，美国有多个州（18 个州）暴发了空肠弯曲菌引起的腹泻，而这种感染通常是食物污染造成的。感染人群涉及年龄从不满 1 岁到 85 岁的 118 人，其中大约 25% 的感染者病情严重，需要住院治疗。这次感染暴发事件不同寻常，因为空肠弯曲菌对常用于治疗弯曲菌感染的所有抗生素都耐药。由于这次感染暴发事件表现出的异常特征，美国疾病预防控制

伴侣动物也可能携带潜在病原体

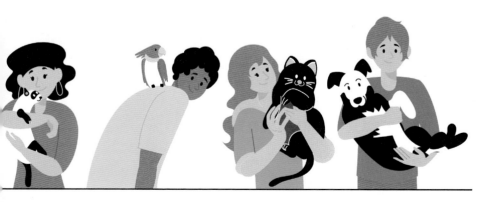

中心对其进行了调查。有一个现象为此次调查提供了早期线索,那就是感染人群中有 29 人在宠物店工作。研究人员在仔细调查后发现,此次感染暴发的源头是人工饲养的多只幼犬,这些幼犬在分销商处、不同机构间转运时、宠物店中都有过接触。幼犬粪便携带有空肠弯曲菌。调查结果显示,在本次调查的 149 只有记录的幼犬中,95% 的幼犬在入店前或在店里时被给予过抗生素,而被给予抗生素的幼犬中,55% 的幼犬并未生病,仅仅是出于预防感染的目的被给予抗生素,显然是为了让幼犬看起来健康以利于出售。给予这些幼犬抗生素的中位时间是 15 天。在这个案例中,给予幼犬过量的抗生素(多数人认为这是不合理的)之所以会被发现,是因为这种行为导致人群中暴发了一次严重的感染事件,造成许多人住院,从而促使研究人员进行调查。此次感染暴发事件中,幼犬粪便中的抗生素耐药菌被传播给了与幼犬或其饲养环境有直接接触的饲养者(Montgomery,2018)。

作为伴侣动物饲养的爬行动物(蛇、乌龟等)、小鸡等,它们的粪便中常携带着沙门菌,细菌会在动物的体表造成污染,其中一些可能是对抗生素耐药的细菌。无论是对哪种抗生素耐药的细菌,都可以被传播给喂养动物的主人。触碰动物或接触动物居住环境后洗手有助于防止细菌传播。

**细菌从动物传播给人类有其他哪些途径?**

如前所述,耐药菌可以通过直接接触或环境共处在人和伴侣动物之间传播。

农场中未经处理的废物和排出的废水会污染淡水湖泊、河流等地表水,而在这些水中游泳的人可能会被来自农场动物的细菌所感染,其中包括可以引起严重出血性腹泻的大肠埃希菌O157∶H7。牛粪是这种产毒素大肠埃希菌的主要来源,鹿、绵羊、山羊等动物的粪便也会携带这种细菌。游泳爱好者中暴发这类细菌感染的事件已被多次报道。

### 抗生素耐药性会消失吗?

已有不少实例证明,人类停用或很少使用某种抗生素后,相应的抗生素耐药性会减轻。当医院中发生超级耐药菌感染时,采取穿戴手套和隔离服等防护用品、隔离患者、加强清洁和消毒等措施有时会阻断特定多重耐药菌的来源和传播。与其他细菌相比,一些多重耐药菌的适应性更差,在缺乏合适条件的情况下可能无法生存。

细菌耐药性作为一种普遍存在的现象,是不会消失的。人们发现,环境细菌是抗性基因的储存库,可以为细菌耐药性的产生提供源源不断的补给。对耐药菌而言,广泛使用抗生素和其他抗菌物质的环境对其反而更为有利,而这正是当今全球面临的现实难题。

### 哪些细菌产生了耐药性?

各种主要类型的致病菌都能对抗生素产生耐药性,但某些细菌比其他细菌会更快出现耐药的情况。有两种主要的细菌感染(结核病和淋病)很值得一讲,这两种细菌通过不同的途径传播,产生了不同的临床后果,但都造成了全球性的影响。我们现在所面临的抗生素耐药性问题愈加严重,使得它们的管控愈加困难。

## 为什么结核病仍然是一个严重的全球问题?

在全球范围内,结核分枝杆菌是一种主要的耐药菌,也是结核病的致病元凶。虽然结核病在美国并非一种常见的感染病,但它仍是一个严重的全球性难题,而且由于耐药菌的出现,结核病的治疗越来越困难。

直至 1900 年,结核病仍是美国人的主要死因之一。作为单病种,它造成的死亡人数比其他任何一种感染都多(另两种主要的死因是肺炎和流感)。结核病令人生畏,它可以让任何年龄段的人感染并丧命,连那些年富力强的人也难逃一劫。结核病又称为"痨病"①,在旁人眼中,患者通常会在数月或数年的时间里日渐消瘦。社会上曾一度将结核病污名化,许多人认为它是一种先天性的遗传病,当时没有药物可用于结核病的有效治疗。罗伯特·科赫在 1882 年发现了结核病的病原体——结核分枝杆菌(因此这种细菌有时被称为"科赫杆菌"),并因其在结核病治疗方面的工作获得了 1905 年的诺贝尔生理学或医学奖。

结核病是一种由结核分枝杆菌引起的细菌感染。与葡萄球菌感染、链球菌感染,及多数常见且快速发病的细菌感染不

---

① "痨病"是我国对结核病的旧称,意指其缓慢、消耗机体大量营养物质的病程,患者身体虚弱的症状,很贴合英文版中"consumption"一词,故采用此译法。——译者注

同,结核病是一种慢性感染。引起葡萄球菌感染和链球菌感染的细菌每 20~30 分钟会繁殖一代。只要稍加计算就能发现,短时间内这两种细菌的数量很快会变得非常多。但结核分枝杆菌的复制频率很低,需要 15~20 小时才能繁殖一代,实验室条件下需要数周时间才能在琼脂培养皿上观察到肉眼可见的菌落生长。结核病还有其他一些特征,也让人难以辨识和治疗。它的一些症状和其他许多常见感染的症状相似。虽然结核分枝杆菌通常经呼吸道吸入(与空气一起被吸入)并在肺部定植,但也可以进入血液,再悄然扩散到身体其他部位,这个过程可以是悄无声息的、缓慢的。一个人感染结核分枝杆菌后,可以终生不出现症状,大多数结核分枝杆菌感染者属于这种情况。实际上,据估计,全世界有 1/4~1/3 的人已被结核分枝杆菌感染。有时,结核病会直接发展成一种活动性的感染形式,一般会引起发热、咳嗽、盗汗、体重减轻等症状。结核病的症状常常是隐性发作的,进展缓慢,患者可以继续工作或学习。这些症状可能会持续数周或数月,表现时好时坏。如果结核病未被诊断出来并进行治疗,就可能传染给家人、同事或同学等密切接触者,并通过空气传播给任何人。结核病是最容易通过空气传播的感染病之一,结核分枝杆菌以"飞沫核"这种细小颗粒形态飘浮在空气中。实际上,一个人不需要与结核病患者面对面接触(甚至不需要看见患者)就可以被感染。

以前,由于结核病患者从接触传染源到感染后开始出现症状的时间间隔很长(数周、数月、数年,甚至终生无症状),使得人们一直无法确定结核病是否真的是一种接触性感染病(人传人)。当时的人们知道流感或链球菌感染可以人传人,是因为他们可能在接触传染源后几天或一周左右就会观察到其他病例,或者出现了感染暴发。结核病却更加隐蔽、进展不明显,因为症状发作至少需要几周时间,而且大多数感染者(85%～90%)不会表现出任何症状。

科学研究结果确切表明,结核病是通过空气传播的,其中一项研究对豚鼠和巴尔的摩的一些活动性结核病患者进行了观察(Riley,1957)。豚鼠对结核病极度易感,甚至只需吸入少数结核分枝杆菌就可以感染。20世纪60年代,有一项科学实验使用旋转鼓轮制造出含细菌的液滴,结果表明引起结核病的结核分枝杆菌可以以细小颗粒的形式(飞沫核)在空气中飘浮6小时或更久。巴尔的摩退伍军人医院的研究人员设计了一项实验,他们制作了一个隔间,将豚鼠放在其中,隔间内充入的空气来自一间病房,该病房安置了6名疑似结核病患者。豚鼠从未与这些结核病患者同处一个房间,只呼吸来自他们房间的空气,结果豚鼠感染了结核病。这项实验证明了结核病仅通过空气就可以传染。

1965年,美国的一艘海军舰艇上发生的一起事件也印证了这些研究中观察到的结果(Houk,1968;Houk,1980)。当时舰艇上有一个人患上了活动性结核病,肺部出现了一个大空洞(结核分枝杆菌感染破坏了正常组织),这通常是一种具有高度传染性的结核病。但最初他被误诊为病毒感染,所以尽管有咳嗽和盗汗的症状,他仍继续工作了大约6个月。在这名感染者被确诊患有结核病后,工作人员马上对其他所有船员进行了检查,以确定他们是否被传染。工作人员掌握了船员作息地点的详细信息,也检查了舰艇的通风系统。结果发现,和这名感染者同睡一个船舱的船员中,80%的船员感染了结核分枝杆菌

(结核菌素皮肤试验结果从阴性变为阳性)。另有 81 名船员虽很少和这名感染者接触,且睡在另一个船舱,但该船舱中 75% 的空气来自几条和这名感染者所在船舱互通的管道。在这 81 名船员中,有 54% 的船员的皮肤试验结果发生了变化(表明近期被感染)。虽然这不是一项经过正规设计的实验,但这艘舰艇的布局为结核病只通过空气就可以传播的事实提供了理想的分析条件。感染船员的比例与他们所吸入的结核分枝杆菌污染空气的比例大致相同。

随着 20 世纪 40 年代链霉素的研发,以及随后异烟肼和其他抗结核药的出现,结核病成为一种可治疗、可治愈的感染。实际上,因发现链霉素而获得 1952 年诺贝尔生理学或医学奖的塞尔曼·瓦克斯曼曾在诺贝尔奖获奖演说中欢欣鼓舞地强调:"征服白色瘟疫在 10 年前还不可想象,而现在曙光就在眼前。"20 世纪 50 年代初期,结核病在美国已经跌出十大致死原因之列。2017 年,全美国报道的结核病仅有 9093 例,每 10 万美国人中仅有 2.8 例新发结核病病例(Stewart,2018)。当前美国大多数(>80%)的新发结核病病例是非活动性结核病、结核潜伏感染转变而来的活动性结核病,非新发感染,并且大多数患者并非出生于美国,到美国之前就已经感染了。

当美国正在努力消除结核病时,全球的结核病形势却要黯淡得多,一些国家的结核病发病率比美国高 100 多倍。至今,结核病仍位列全球"十大杀手"。2016 年,结核病在低收入国家的常见死因中排第六位,是全球儿童十大死因之一。2015 年,近 25 万名 15 岁以下儿童死于结核病,他们大多数不满 5 岁并生活在非洲和亚洲,而大多数病亡儿童没有接受过针对结核病的治疗。

尽管结核病疫苗卡介苗已在世界许多地区广泛应用,但它还是不能有效地控制结核病的蔓延。全球每年有超过 1000 万新发结核病病例,160 万人病死。当今,死于结核病的患者比死于疟疾和艾滋病的还多。在非洲,约 25％ 的艾滋病患者因同时患有结核病而病死。

结核分枝杆菌总是感染脆弱人群。在被结核分枝杆菌感染的人中,多达 90％ 的人不会出现症状,只有一小部分人会在被感染几周后出现症状。大多数情况下,细菌以沉默、潜伏的形式藏在肺部的小结节中。结核潜伏感染转变为活动性结核病最常发生于肺部(70％～80％),也可以出现在身体的其他任

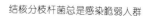

结核分枝杆菌总是感染脆弱人群

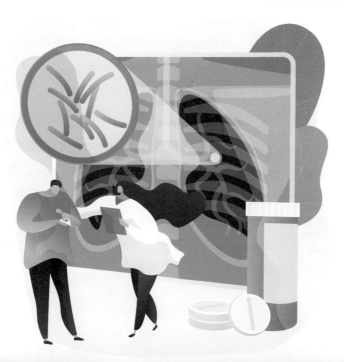

何部位（例如淋巴结、肾脏、骨骼、中枢神经系统、胃肠道、肝脏等）。当一个人的免疫系统无法遏制住感染时，结核潜伏感染会转变成活动性结核病。艾滋病是结核病最主要的易感因素之一，也是结核潜伏感染转变成活动性结核病的危险因素。活动性结核病的易感因素或者有助于结核潜伏感染变成活动性结核病的因素还包括极端年龄（非常小和非常老），营养不良，使用激素、化疗及使用其他药物造成的免疫抑制，患有糖尿病或其他慢性疾病等。2015年，结核病致死、致残的患者中约25％患有糖尿病，或有饮酒或吸烟的习惯。从全球来看，16％的患有活动性结核病的人会死于这种感染。

艾滋病大流行使得结核病更难以控制，而结核病又加剧了艾滋病的不良反应，两种感染相互影响。非活动性结核病患者如果再患上艾滋病，就有极大的风险转变成活动性结核病。虽然艾滋病是结核病的重要危险因素，但全球绝大多数死于结核病的人并非艾滋病患者。

与其他许多感染病一样，由于缺乏好的诊断方法，结核病的防治工作停滞不前。致使结核病控制愈加困难的重要因素之一是缺乏可广泛应用、快速、适用于现场快速检测、准确、廉价的诊断方法。肺结核一般通过化验痰液标本来诊断，但医生有时可能无法获得患者（尤其是婴幼儿）的痰液标本，且很多女性就诊者可能也不愿意咳嗽和吐痰。在世界上许多地方，检测操作仍然需要接受过专业培训的人员使用化学染色结合显微镜观察的方法进行检测。仍在某些地方使用的齐-内染色（Ziehl-Neelsen staining）以2名德国医生的名字命名，是一种在19世纪80年代发明的技术。结核分枝杆菌的细胞壁中富含蜡质,用革兰氏染料(用于在显微镜下观察多种细菌)染色时难以显色。齐-内染色是将结核分枝杆菌染成红色,而背景中的细胞、黏液、碎屑等会被染成蓝色。即使涂片显示有类似结核分枝杆菌的细菌存在,也无法提供哪些药物可能有疗效的详细信息。除非结核分枝杆菌的数量很多,否则检测者可能很难通过涂片发现它们,因此涂片检测会漏诊50%或更多的培养检测结果为阳性的感染者,但传统的培养检测方法需要数周时间才能显示阳性结果。

有一种称为 Xpert MTB/RIF(一种半巢式全自动实时荧光定量 PCR 检测技术)的新型检测技术,可以快速(数小时内)提供结核病初步诊断结果,并提示细菌对某种药物是否耐药,但花费较高,检测装置也需占用一定的空间。这是一种全自动、基于聚合酶链反应的检测装置,可以诊断就诊者是否患有结核病,并确定细菌对利福平等主要治疗药物是否敏感。该检测装置还有另外一个版本,可以检测细菌对异烟肼的敏感性。该检测装置的最新版本称为 Xpert MTB/RIF Ultra,可用来检测难以诊断的结核性脑膜炎(涂片检测仅有15%的病例呈阳性,培养检测需要数周时间且仅能发现50%~60%的病例),已获得世界卫生组织推荐使用。这项测试技术的研发是朝着正确方向迈出的一步,但公共卫生系统仍需在结核病的诊断和治疗方面投入更多。

结核病发展缓慢,治疗周期长,不但难以诊断,也难以治疗,通常需要使用多种药物(一般至少4种)治疗数月至数年,而与之相比,其他许多常见的细菌感染用上几天的抗生素就可以有效地治愈。此外,一些药物只有注射剂型可用,完成一个完整的疗程很困难,需要克服诸多障碍。许多患者还会存在其他一些问题,例如无家可归、患有艾滋病、生活极端贫困、服刑、生活在药物供应难有保障的战争地区等。

在美国,大约96%的活动性结核病确诊患者完成了治疗,但这是在有强大的公共卫生系统保障、有医务人员监督的背景下完成的。据估计,全球83%的结核病患者治疗成功。最近一篇有关印度结核病治疗的综述文献发现,该国患有各种类型结核病的患者中仅有45%的患者完成了为期一年的治疗,而感染多耐药结核病的患者中,仅14%的患者完成了治疗。

## 多耐药结核病与广泛耐药结核病有何区别?

对利福平和异烟肼耐药的结核分枝杆菌菌株称为耐多药菌株,这两种药物是治疗结核病的支柱性药物。广泛耐药结核病指不仅对异烟肼、利福平耐药,还对氟喹诺酮类抗生素和注射用二线抗生素(阿米卡星、卡那霉素、卷曲霉素)中的一种或几种耐药。患者罹患多耐药结核病或广泛耐药结核病有两种情况,一种是接受了不合理或不正确的治疗,利于耐药菌的选择,从而发展成多耐药结核病或广泛耐药结核病;另一种是被患有多耐药结核病或广泛耐药结核病的人所传染。大约4%的结核病新发病例为多耐药结核病患者,而在既往接受过药物治疗的患者中,多耐药结核病患者的比例约为19%,但该比例在各个地区之间差别巨大。

抗生素耐药性是全球性问题,而耐药结核病的流行则是一场不断恶化的灾难(WHO,2017)。截至2014年,广泛耐药结核病已扩散到 105 个国家。据世界卫生组织估计,2016 年,全球有近 60 万新发多耐药结核病患者,约 24 万患者死于多耐药结核病和利福平耐药结核病。多耐药结核病的治疗成功率仅为 54%,且治疗花费巨大,除非可以通过医疗机构获得药物,否则患者可能无力负担。此外,有效药物还具有一定的毒性,会产生严重的副作用。一个人患上耐药结核病后,如果没有接受有效的治疗,就会传染给他人,而当一个患有多耐药结核病或者广泛耐药结核病的人将致病菌传播给另一个人后,后者也会患上多耐药结核病或者广泛耐药结核病。在某些情况下,患上广泛耐药结核病实际上就等于被判了"死刑"。

2016 年,全球新发多耐药结核病患者中,广泛耐药结核病患者占 6.2%;54% 的多耐药结核病患者成功完成治疗,16% 的患者死亡,还有许多患者失联。由于许多地区还没有开展药敏试验,诊断数据往往不完整或不可靠,而即便可以开展药敏试验,也需要 6～16 周的时间才能获得结果。

人们谈论抗生素耐药性时,常常提到的是像链球菌、葡萄球菌这样的常见细菌,但从全球情况来看,耐药结核病仍是主要的死因,并且常被人们低估或遗忘。

结核分枝杆菌的耐药性几乎全是由细菌染色体突变导致的(Gillespie,2002)。现在,人们知道这些突变的发生率是可以预测的,但耐药突变的发生率因抗生素而异。例如,对于链霉素(人们发现的第一种对结核分枝杆菌有效的抗生素)而言,结核分枝杆菌每复制 2 亿次才会发生一次产生耐药性的突变,属于罕见事件。然而,如果一名活动性结核病患者携带有 1 亿个结核分枝杆菌,那么结核分枝杆菌在复制时就会有很大的概率发生突变。试想，突变的结核分枝杆菌在抗生素存在时仍能继续生长和分裂，那么最终耐药菌就会主导这名患者的感染。虽然最初的耐药菌可能适应性稍差，但随着持续增殖，它们可能会逐渐摆脱那些与耐药突变相关的适应缺陷。对于各种结核病治疗药物而言，细菌的突变率都是已知的，但通常每复制数亿次至数十亿次才会发生一次突变。

如果患有严重的全身性感染（患者可能携带数十亿个细菌），或在药物无法发挥疗效的组织部位发生感染（细菌位于患者体内有屏障结构的空腔或组织部位），患者在治疗过程中感染耐药菌的风险可能更高。一旦细菌对一种特定药物产生耐药性，它就不会再恢复到对该药物敏感的状态。

因为细菌在不断的变异中会对药物产生耐药性，所以通常结核病治疗初始就使用 4 种不同的药物，细菌在这些药物同时存在的情况下存活的可能性非常小。不幸的是，随着时间的推移，结核分枝杆菌已对 2 种、3 种、4 种甚至更多种药物产生了耐药性，并且耐药菌正在一些地区扩散。

在发表于 2018 年的一篇论文（基于 2018 年多课题组合作开展的荟萃分析）中，研究人员给出了一些有意义的数据。研究人员对 2009—2016 年 25 个国家的 12000 多名接受了治疗的多耐药结核病患者进行了荟萃分析，其中一些患者接受了新型或新用途药物治疗（药物最初的研发目的不是抗结核，但后来研究人员发现它对结核病有疗效），结果发现，61％的患者治疗成功，14％的患者死亡，8％的患者治疗失败。这一研究显示了哪些药物有更好的治疗效果，其中包括利奈唑胺、左氧氟沙星、碳青霉烯类、莫西沙星、贝达喹啉、氯法齐明等，而这些药物中的前 4 种并非传统的抗结核药。研究人员还发现，卡那霉素和卷曲霉素这 2 种常用于结核病治疗的药物疗效很差。上述研究结果将促使人们研发一些新的治疗组合及相应检测方法。

结合分枝杆菌对利奈唑胺、氟喹诺酮类（左氧氟沙星和莫西沙星）的耐药性，似乎与结合分枝杆菌利用外排泵将药物排出细菌外这一耐药机制有一些联系。长期用来治疗高血压的药物维拉帕米可以抑制这些外排泵，将维拉帕米加入抗结核药中可能会增强后者的抗菌活性。到目前为止，维拉帕米还只是用小鼠进行了实验，要将其作为提高临床疗效的一种可行方法，则还需在人类中进行试验（Pieterman，2018）。

**为什么淋病如此难治？**

另一种广泛传播的细菌感染——淋病的流行病学和治疗史是研究耐药性产生、传播的又一重点对象。

淋病由淋球菌引起，是一种在全世界范围内都常见的性传播疾病。淋球菌在人体以外的环境中不易存活，因此动物体内和环境中都没有这种细菌的"藏身之所"，一个人不会因为使用不洁的马桶座圈而感染这种细菌。感染者携带细菌并通过直接的身体接触传染给另一个人。像其他很多细菌一样，淋球菌在人体内也有自己偏好的生理环境或机体组织，通常不会侵犯其他的身体部位。淋球菌易于感染尿道、生殖器官组织（例如子宫颈、青春期前女孩的阴道等）、直肠等，这种细菌通过性接触方式（性行为）在全球范围内传播。

　　女性的淋病感染机制颇为复杂,可以通过子宫颈(宫颈炎)到子宫内膜(子宫内膜炎),再到输卵管(输卵管炎),然后到腹膜(腹膜炎)。感染会导致瘢痕的形成,引起女性不孕和异位妊娠(宫外孕)。这种细菌还会感染人的咽喉和眼结膜,如不及时治疗会导致失明。这种细菌偶尔还会进入血液循环系统,感染关节、皮肤等组织,但大多数感染局限于泌尿生殖系统,即尿道和子宫颈等,常见的症状是尿道流脓、排尿时有灼烧感,阴道分泌物异常,脓液中通常含有白细胞和大量的细菌。

　　临床医生需要向公共卫生部门报告与公共卫生相关的特定感染病,包括淋病、梅毒、麻疹、白喉等。在美国,淋病是一种较常见、需呈报公共卫生部门的感染病。据估计,全球每年有8000万新发淋病病例。美国的淋病和其他性传播疾病的发病率还在上升。2017年,美国报告了50万余新发淋病病例,已经连续4年呈增长态势,且与2013年相比,新发病例增加了67%。

　　淋病之所以如此常见,原因之一是它很容易传播。大多数感染者没有严重的症状,可以维持日常生活,包括工作、旅行、性生活等。约40%的男性感染者和50%以上的女性感染者没有任何症状,这些人完全意识不到自己携带的淋球菌可以通过性接触轻易地传播出去。在不接受治疗的情况下,感染可以持续数周或更长时间,因此有多个性伴侣的人可能会将淋病传染给多个人。淋病不会让人产生免疫记忆,可再次感染,甚至会多次感染。经阴道自然分娩产下的婴儿会因接触产道中的淋球菌而感染,在美国,医生建议所有新生儿使用含有红霉素的外用眼膏,以预防淋球菌造成的眼部感染(新生儿结膜炎),因为这种感染会导致婴儿角膜穿孔和失明。

抗生素投入使用之前,人们通过避免性行为或使用避孕套等保护措施来预防感染,也尝试了其他干预措施来消除感染,包括使用砷、锑、铋、金、银等的汞化合物。第一次世界大战期间,军队公开向士兵提供内有避孕套和银化汞的防护包。男性也可以用汞溴红之类的消毒液冲洗尿道。此外,热疗法也曾被尝试用于淋病治疗,具体而言,就是让患者坐在一个加热箱里,仅头部露在加热箱外,这不禁让人联想起那种特意让患者感染疟疾而引起高热以治疗梅毒的方法。

20 世纪 30 年代磺胺类抗生素被发现后,便被用于治疗淋

新生儿结膜炎会导致角膜穿孔和失明

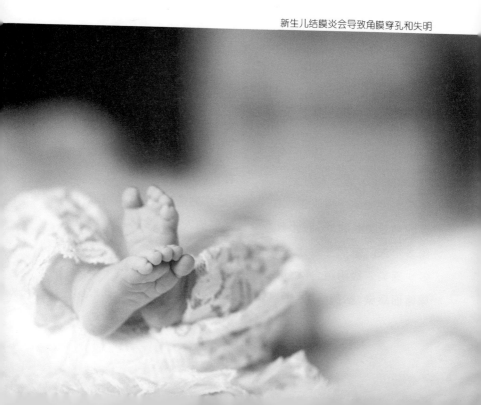

病。最初,这类抗生素可以治愈 80%～90% 的病例,但好景不长,到 20 世纪 40 年代后期,在一些地区超过 90% 的淋球菌菌株对磺胺类抗生素耐药。但有些磺胺类抗生素,尤其是和甲氧苄啶组成的复方药(一种廉价复方药),几十年来在低收入地区仍在使用(Unemo,2014)。

在 20 世纪 40 年代早期,人们就发现青霉素能够有效治疗淋病;在 20 世纪 70 年代,青霉素成了治疗淋病的常用抗生素。起初,低剂量的青霉素就有效,但随着细菌耐药性增强,剂量不得不逐渐增加。在 20 世纪 60 年代,四环素、大观霉素问世,也被用于淋病的治疗。

淋病治疗史上的每一个阶段都不可思议地相似。最开始都是人们发现一种药物可用来治疗淋病,接着淋球菌对这种药物产生低耐药性,但高剂量药物仍有效,所以只能增加药物剂量,此后细菌对这种药物的耐药性越来越强,直至对这种药物完全耐药,随后耐药菌广泛传播,最后不得不更换其他药物来治疗。

最初,淋球菌对青霉素耐药是因为这种细菌可以合成 β-内酰胺酶(会破坏青霉素 β-内酰胺环),该酶由质粒编码,而质粒易于在细菌间转移。β-内酰胺酶于 1976 年发现于东南亚,然后迅速传播到世界各地。后来在美国,人们又发现了由染色体介导的青霉素耐药性,导致青霉素无法作为一线抗生素继续使用。如今,这两种耐药机制在全球范围内都有发现。

四环素是青霉素过敏人群可使用的另一种淋病治疗抗生

素,但 20 世纪 80 年代中期,人们发现了对四环素高度耐药的菌株,如今这些耐药菌也已传播到了世界各地。

大观霉素是一种 20 世纪 60 年代早期合成、专用于治疗淋病的抗生素,属于氨基糖苷类抗生素,在自然界由链霉菌产生。早在 1967 年,荷兰就首次报道了大观霉素耐药菌。从 1981 年起,韩国军人开始使用大观霉素,但不到 4 年的时间,治疗失败的病例就超过了 8%。此外,英国也报道了大观霉素耐药菌。后来,大观霉素被禁止用作淋病治疗的一线抗生素,现在大多数国家没有使用大观霉素了。

环丙沙星和氧氟沙星等氟喹诺酮类抗生素最初用于治疗淋病时疗效很好,因此被广泛使用。起初,250 毫克的低剂量就有效,但到 1990 年时剂量已需要翻倍。20 世纪 90 年代,环丙沙星耐药菌在西太平洋地区首次被报道。在美国,氟喹诺酮类抗生素耐药菌于夏威夷首次被报道,然后传播到西海岸,再传播到美国其他地区。2007 年,美国疾病预防控制中心将环丙沙星从治疗淋病的推荐药物名单中删除了。

1980 年研发的阿奇霉素是又一种对淋病有效的抗生素,同时,它也是一种被广泛用于其他多种感染的抗生素。由于在很多国家出现了淋球菌对阿奇霉素敏感性降低的情况(最初报道于 20 世纪 90 年代),现在人们仅推荐将阿奇霉素与其他抗生素联合使用来治疗淋病。

自 20 世纪 60 年代以来,临床上一直在使用头孢菌素,它在淋病治疗中发挥了重要作用。在美国,除非治疗失败率太高,否则一般建议口服头孢克肟。经过近几十年的多次更新,当前美国的治疗建议纳入了口服阿奇霉素和肌肉注射头孢曲松的方案。

全基因组测序（可以对多个菌株进行全面的基因分析，以对细菌的整个基因组进行测序）可以为感染的蔓延提供更详细的信息。英国的研究人员使用这种技术证明了一个对阿奇霉素耐药的淋球菌菌株在整个英国持续传播的状况（Fifer，2018）。在这个传播时期，有几名英国男性在亚洲感染淋病后使用阿奇霉素-头孢曲松联合治疗失败。

淋球菌离开人体不能独自传播，它需要跟随人类宿主才能传播到新的人体环境中去。尽管抗生素的广泛使用可以导致多个地区出现对特定抗生素耐药的独立情况，但细菌遗传标记的分析结果不断地强调，旅行者是淋球菌耐药株在全球传播的重要载体。艾滋病在全球的传播以性传播为主，但也有其他的传播途径。旅行者在旅行期间可能与新伴侣发生性关系，对归国旅行者进行淋球菌耐药性鉴定，历来是一种确定耐药菌传播地点的办法。

需重点注意的是，淋球菌的抗生素耐药情况都是由那些具备良好监测能力，能监测治疗结果、进行药敏试验的国家和地区所报道的。但实际上，目前几乎所有的淋病感染诊断都缺乏细菌培养结果的支持，世界上很多地区没有能培养（分离）淋球菌、进行药敏试验的实验室，所以几乎可以肯定的是，现有的数据低估了全球范围内淋球菌的抗生素耐药性水平。

然而矛盾的是，艾滋病治疗方法的改善、暴露前预防（pre-exposure prophylaxis，简称 PrEP，意指在性接触前预防性地使用抗人类免疫缺陷病毒药物）的普及，已导致避孕套的使用不断减少，但这却助长了其他性传播疾病的感染风险，例如，在许多地区淋病和梅毒的发病率都有所增长。澳大利亚的一项研究发现，在墨尔本和悉尼，随着暴露前预防的引入，男同性恋者和双性恋者的避孕套使用率迅速下降（从 2015 年的 46％ 降至 2017 年的 31％），而性行为前未采取预防性用药措施的人类免疫缺陷病毒阴性男同性恋者，使用避孕套的情况反而没有明显减少（Holt，2018）。

淋球菌很可能会继续对各种已广泛应用的抗生素产生耐药性，导致治疗失败，从而迫使人们不得不寻求新的治疗方法。可悲的是，这种情况在反反复复地出现。2018 年底发表的一项 Ⅱ 期临床试验研究结果，报道了一种可以抑制 DNA 生物合成的新型抗生素——唑利氟达星，这种抗生素经单次口服就可以有效治疗泌尿生殖系统和直肠的淋球菌感染（Taylor，2018）。唑利氟达星作为淋病治疗抗生素，已通过快速通道获得美国食品药品管理局审批。不过，唑利氟达星虽在短期内有用，但从以往的经验来看，仅靠增加一种新型抗生素远非淋病治疗的长久之计。

**抗生素耐药菌已经遍布全球了吗？**

是的，抗生素耐药菌已遍布全球，但各国、各地区的抗生素耐药性水平差别很大。甚至从那些从未接触过抗生素的人群中分离出来的细菌中也能检出抗性基因，但这类人群的抗生素耐药性水平很低。

## 抗生素耐药性水平是否受抗生素消耗量的影响？

我们可以观察到,不同国家之间以及同一国家的不同地区之间,抗生素耐药性水平有明显差异,在某些地区,这种差异似乎与抗生素消耗量相关。在欧洲,抗生素耐药性水平较低的通常是北欧诸国,同时那里的抗生素消耗量也较低。从有限的研究中也可以看出,美国国内各地区之间的抗生素耐药性水平存在差异。抗生素耐药性水平也受到耐药菌传播的影响。一些抗生素消耗量相对较少的中低收入国家有较高的抗生素耐药性水平,因为它们的卫生条件不佳,导致耐药菌很容易传播。

最近的一项研究探讨了美国各地环境温度和抗生素耐药性水平(抗生素耐药性水平在美国各地互不相同)之间的关系(MacFadden,2018)。该研究发现,较高的抗生素耐药性水平与当地较高的气温、较大的人口密度都存在正向关联。因此,研究人员提出了一个问题:全球气温的升高是否会进一步推动抗生素耐药性水平的升高？对此,人们还需要进行更多的研究以厘清生态气候变化在耐药菌的出现和传播中的作用。

## 如何延缓或阻止抗生素耐药性的产生？

抗生素的使用是微生物产生抗生素耐药性的主要推动力。所有减少抗生素需求的干预措施都可以延缓或阻止抗生素耐药性的产生,这些措施包括减少感染,通过消除人、动物、鱼类、植物的不合理、非必要用药减少抗生素的使用等。对含抗生素的废物(来自人类、动物、药物生产设施)加以处理或进行管理也可减少抗生素对环境的污染,降低其对土壤、水体等环境中细菌的影响。细菌一旦对抗生素产生了耐药性,抗性基因在低收入国家的转移会更快、更广泛,因为在缺乏清洁用水和卫生设施的地区,抗性基因很容易转移。

延缓抗生素耐药性水平的增长有两种彼此互补的办法:首先是控制促进抗生素耐药性产生的驱动力,其次是一旦出现耐药菌和抗性基因,要减慢或阻止它们的传播与转移。

# 6　抗生素耐药性的影响

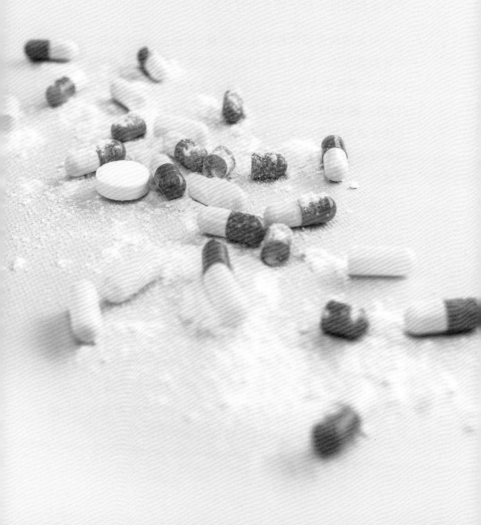

## 抗生素耐药菌感染的严重后果有哪些？

几个主要的后果显而易见：与抗生素敏感菌相比，耐药菌引起的感染会致更多人残疾或死亡；会使患者因住院时间更长、不良反应更多而承受更多痛楚；治疗费用也更高。此外，现在许多医疗操作需要使用抗生素进行预防性治疗，而耐药菌感染会使预防性治疗的效果大打折扣。

据美国疾病预防控制中心估算，在美国，抗生素耐药菌每年导致至少 200 万人患上严重感染，至少 2.3 万人死亡。据估计，2015 年抗生素耐药菌在欧洲造成了 3.3 万人死亡（Cassini，2019）。据 2014 年的一份报告估算，全球每年约有 70 万人死于抗生素耐药菌感染。与高收入国家相比，抗生素耐药菌感染给中低收入国家造成的负担要大得多，这是因为中低收入国家的感染性疾病负担通常比高收入国家更大。一项研究估计，仅在印度，每年就有 5.8 万名新生儿死于抗生素耐药菌感染。2016 年泰国的一项研究表明，该国抗生素耐药菌感染的病死率比美国高出 4 倍。

治疗抗生素耐药菌感染比治疗敏感菌感染的费用要高，主要是因为耐药菌感染的治疗药物更昂贵、住院时间更长、不良反应更多，而治疗效果却不太好。

抗生素耐药菌带来的问题正在逐渐恶化。有研究通过分析欧洲抗生素耐药菌导致的死亡、残疾人口数据发现，自 2007 年以来，抗生素耐药菌感染所造成的疾病负担有所增加，其中婴儿和 65 岁及以上人群的疾病负担最大（Cassini，2019）。以

伤残调整生命年（disability-adjusted life year，简称 DALY）[①]
来衡量的话，抗生素耐药菌感染造成的疾病负担特别大，几乎与
流感、结核病、艾滋病造成的所有残疾负担加起来一样大。欧洲
各国中，意大利和希腊的抗生素耐药菌感染的疾病负担最大。

经济学家吉姆·奥尼尔（Jim O'Neill）曾对抗生素耐药菌感
染进行过广泛研究（O'Neill，2016），通过对已有数据进行严谨分
析，他提出了全球每年有 150 万人死于抗生素耐药菌感染这样
一个较准确的估算数据。这个估算数据包括了死于耐药结核病
和耐药寄生虫病（这里仅指疟疾）的感染者数量，这两类感染者
为数众多，总病死人数居高不下。总的来看，150 万人这一数据
与全球糖尿病直接致死人数相当，高于交通事故死亡人数。也
有一些预测研究提出，到 2050 年，全球每年将有 1000 万人因抗
生素耐药菌感染而死亡。对此，美国华盛顿大学医学院健康指
标与评估研究所（Institute for Health Metrics and Evaluation）以
后可能会给出更准确的估算数据。多方人士认为，抗生素耐药
性问题正在恶化，并且在可预见的未来会持续下去。

在美国，每年因抗生素耐药性而产生的直接经济损失估计
为 200 亿美元。抗生素耐药性导致的劳动人口生产力下降又
会进一步造成每年约 350 亿美元的经济损失。

奥尼尔将抗生素耐药性导致的额外医疗支出、生产力损
失、致病致死相关社会成本等因素综合在一起，进行了经济分
析。结果显示，全球每年因抗生素耐药性额外支出约 570 亿美

---

① 从发病到死亡所损失的全部健康年，包括早亡所致的寿命损失年和疾病所致伤残引
起的寿命损失年两部分，经常用于测量疾病负担。——译者注

元的医疗费用,因生产力下降还会额外损失 1740 亿美元。有效的抗生素是现代医学的柱石,动摇这根柱石会付出极高的代价,更遑论将它拆除。

包括世界银行在内的其他组织也意识到了抗生素耐药性对经济的潜在巨大影响,因而建立了成本预测模型。抗生素耐药性可能使世界经济产值减少 2%～3%。尽管各种估算和预测的结果千差万别,但相同之处是抗生素耐药性造成的经济损失数额巨大,反映了它对经济活动的重大影响。

**与抗生素敏感菌相比,抗生素耐药菌引起的感染会更轻、更重,还是同样严重?**

与抗生素敏感菌相比,抗生素耐药菌引起的感染在严重程度上可能更轻,可能更重,也可能与之相同,这取决于细菌甚至菌株的种类。抗生素耐药菌不一定比抗生素敏感菌更易产生毒素,侵袭力不一定更强,也不一定更易传播。细菌的抗生素抵抗力和致病力是两种截然不同的特性。细菌的传播力是细菌在宿主之间传播、转移的能力,是细菌的另一种特性。能引起疾病的细菌被称为致病菌,它们通常具有毒力,例如能够产生毒素,从而侵袭、损害、破坏细胞或组织。有一些细菌通常被认为是非致病性的(不会或不太可能引起疾病),例如生活在我们皮肤上的一些葡萄球菌(例如表皮葡萄球菌)或生活在我们口腔中的一些链球菌平时就不会引起感染,但在适宜条件下也会引起严重的感染。

所谓的非致病菌有可能对所有或大多数抗生素极度耐药。极端棘手或毒力较高的细菌(例如 A 组链球菌)却对青霉素和其他多种抗生素敏感。一种细菌如果拥有高抗生素抵抗力、高致病力、高传播力的话,那它可能引起严重感染。一种具有高传播力和高致病力的细菌曾在欧洲引起鼠疫(又称"黑死病"),导致欧洲约 30% 的人口死亡。这次疫情发生在抗生素(或疫苗)问世之前,当时人们还不清楚死亡原因和传播途径。2017年,马达加斯加暴发了一次鼠疫疫情,出现了 2000 多例确诊和疑似病例,尽管此次疫情的致病菌对大多数抗生素敏感,但还是造成了 200 多人死亡。鼠疫的感染性很强,病程进展迅速,只有尽快确诊和治疗才能保住患者性命。

有一些携带抗性基因的细菌的环境适应能力较差,可能竞争不过其他细菌,所以它们造成的感染可能会较轻。但是,许多抗生素耐药菌引发严重疾病的能力不会改变,而且耐药菌也可以获得新的毒力特性。

### 抗生素耐药菌感染的后果是否更糟?

在许多情况下,抗生素耐药菌感染会导致更糟糕的后果,因为有效药物不足会耽误治疗。通常情况下,医生在开始治疗时并不知道患者感染的细菌是耐药菌还是敏感菌,因此最初选择的抗生素可能会对致病菌无效。患者承受了这种抗生素带来的所有潜在副作用,却没有从中受益,就像根本没经过治疗一样,如果抗生素有副作用,情况很可能会更糟。医生可能无法及时获取药敏试验报告及明确有效的替代抗生素,而如果未在实验室中将致病菌培养出来,医生可能会继续使用这种对致病菌无效的抗生素。

替代抗生素通常毒力更高、疗效更差、更难获取(无法及时获取），且价格也更昂贵，患者可能承担不起或不愿意购买。临床医生也可能对替代抗生素并不熟悉，不清楚它们的给药条件和副作用。而有时连可供选择的替代抗生素都没有，这时，临床医生会重新考虑是否采取其他有效的辅助治疗措施，例如手术、引流感染脓液、移除人造材料、给予免疫治疗、停止使用类固醇等不利于控制感染的药物。

耐碳青霉烯类肠杆菌科细菌感染者中，血流感染患者的预后会较差。一项研究显示，在这类感染中，22％的患者会在14天内死亡，病死率是抗生素敏感菌感染的4.5倍（Tamma，2017）。这类患者的住院时间往往会更长，花费会更高，住院期间出现并发症的可能性也更大。在印度，感染多重耐药菌和广泛耐药菌（例如大肠埃希菌、克雷伯菌、鲍曼不动杆菌）的患者死亡的概率是其他患者的2～3倍（Gandra，2018）。这些患者中许多人患有严重的基础性疾病。

用于治疗耐药菌感染的替代抗生素可能有副作用，其中比较严重的可导致听力受损（可能是永久性的）、肾衰竭（可能需要进行肾透析）和肝衰竭（可能带来致命后果，需要进行肝移植）。疗程较长的抗生素治疗可能增加艰难梭菌感染风险。

多重耐药菌定植或出现在皮肤、肠道等部位的后果是什么？如前所述，大多数人并不知道他们的肠道中生存着多重耐药菌，他们的身体也没有出现任何症状。然而，肠道中的各种细菌形成了一个"蓄菌库"或"蓄菌池"，细菌有时会从肠道"逃逸"出来引起身体其他部位感染，例如引起尿路感染。挪威（一个多重耐药菌感染率较低的国家）开展的一项调查中，研究人员对多重耐药菌（超广谱 β-内酰胺酶阳性）所致尿路感染患者进行了分析。他们募集到100名超广谱 β-内酰胺酶阳性大肠

埃希菌或克雷伯菌(引起尿路感染的常见细菌)所致社区获得
性尿路感染患者,然后又找到另外 190 名尿路感染患者(对照
组),两组患者在年龄、性别、基础性疾病、感染严重程度等方面
相似。研究人员比较了两组患者之间的差异。感染多重耐药
菌(超广谱 β-内酰胺酶阳性)的患者有如下几个独立的风险因
素:近期到访过亚洲、非洲的可能性较大,近期使用过氟喹诺酮
类抗生素或 β-内酰胺类抗生素,患有糖尿病。目前来看,过去
6 周内去过亚洲、非洲,感染这两种耐药菌的风险增加最多(感
染风险增加 21 倍),而过去 6 周到 24 个月内去过亚洲、非洲,
感染风险增加2.3倍。

　　另一项调查也有类似的发现。在美国综合医院急诊科就
诊的患者中,感染产超广谱 β-内酰胺酶肠杆菌的肾盂肾炎(肾
脏感染)患者在过去 90 天内有出国旅行经历的可能性较大,是
感染非产超广谱 β-内酰胺酶肠杆菌的肾盂肾炎患者的 4 倍多。

　　因此,尽管大多数携带耐药菌(通常与既往旅行史、抗生素
使用史等行为有关)的人不会出现什么症状,但他们一旦感染,
所感染的细菌通常来自他们自身的"蓄菌库"——多为肠道中
的细菌。携带耐药菌的人更有可能感染耐药菌,而耐药菌感染
往往更难治疗。

### 如果抗生素变得无效会有什么后果?人们所说的"后抗生素时代"是什么意思?

　　在抗生素出现和应用之前的时代(前抗生素时代),几种感
染病曾位居美国十大死因之列。如今,我们仍然依赖抗生素来
治疗多种严重感染,例如肺炎、尿路感染、败血症、脑膜炎、细菌

性心内膜炎、皮肤及软组织感染、伤口感染等。在抗生素问世之前,得益于卫生条件的改善、清洁用水的普及、疫苗接种的推广等措施,美国和其他高收入国家的感染病负担就已经大大减轻了。然而,对于许多还没有有效疫苗或其他干预措施的严重感染,如今人们仍然依赖抗生素来治疗。这其中既包括普通的链球菌和葡萄球菌感染,又包括鼠疫、兔热病等罕见的致命感染。我们需要有效的抗生素来挽救患者的生命。中低收入国家的公共卫生系统更需要有效的抗生素,因为这些国家的感染病负担要大得多。

**当前哪些医疗操作依赖高效的抗生素预防性应用?**

现代医学中,抗生素为多种手术、化疗和其他医疗干预措

抗生素可以为多种医疗干预措施提供支持

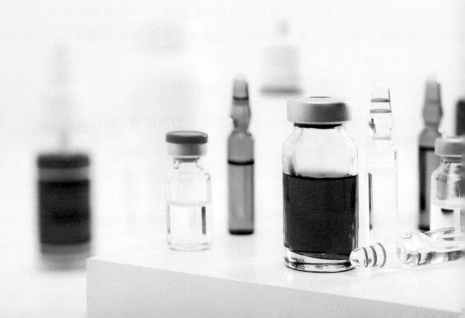

施提供支持。抗生素被称为"现代医学的基石",因为在抗生素的支持下,医生可以完成曾被认为风险太高而无法进行的医疗操作。

如今,医生通常会在外科手术等医疗操作中使用抗生素以降低患者感染的可能性。髋部骨折手术、经直肠前列腺活检、心脏起搏器植入、脊柱手术、膝关节置换术、全髋关节置换术、剖宫产术、子宫切除术、结直肠手术等医疗操作中均可采取抗生素预防性应用。抗生素还可支持癌症化疗,因为抗生素可以用于治疗和预防化疗导致的并发感染。据估算,美国每年有65万癌症患者会接受化疗,其中约10%的患者会发生感染并需要接受抗菌治疗。

抗生素可能给患者带来很大的益处。最近一项针对200名接受强化化疗的急性白血病患儿的调查中,接受抗生素(含左氧氟沙星)预防性给药的患儿患菌血症(细菌侵入血液)的可能性为22%,明显低于对照组的43%(Alexander,2018)。然而,在同一项研究中,左氧氟沙星预防性给药并未使接受造血干细胞移植的患儿明显受益。

在美国,每年施于数百万患者的常规医疗操作中都会使用抗生素。例如,近年来美国一些常规手术的年均治疗例数分别约为:剖宫产术130万例、经直肠前列腺活检100万例、脊柱手术79.6万例、子宫切除术49.8万例、全髋关节置换术33.2万例。

外科手术中可以不使用抗生素,但感染率会大大上升。有些感染,尤其是涉及人造材料(例如人工关节、心脏起搏器)的感染,其治疗非常困难、费用颇高,有时需要移除这些人造材料才行。

最近一项研究分析了美国手术和癌症化疗中潜在的抗生素耐药性的影响(Teillant,2015)。根据已发表的文献,研究人员估计,在美国,40％～50％的手术部位感染致病菌和超过25％的化疗后感染致病菌已对目前常规使用的预防用抗生素产生了耐药性。研究人员还对抗生素耐药性水平升高带来的后果进行了预测,结果发现,如果预防用抗生素的有效性降低30％,美国每年的感染病例将会增加约 12 万例,其中 6300 人会死于感染。

2012—2017 年,以色列、瑞士、塞尔维亚的医院联合开展了一项前瞻性研究,旨在明确与术前粪便中未检出产超广谱 β-内酰胺酶肠杆菌的患者相比,携带此种细菌的患者在结直肠手术后发生手术部位感染的可能性是否更大。这项研究的前提是所有患者在手术前均未发生感染,且都接受了预防用抗生素治疗,即头孢菌素类抗生素、甲硝唑联合给药。研究结果表明,超广谱 β-内酰胺酶阳性患者手术部位感染的发生率明显高于阴性患者(分别约为 25％和 11％)。携带抗生素耐药菌会使感染风险增加 1 倍以上(Dubinsky-Pertzov,2018)。参与研究的患者中,近 14％的患者的粪便培养物中检出了产超广谱 β-内酰胺酶肠杆菌,主要是大肠埃希菌。这些细菌对结直肠手术常规使用的预防用抗生素不敏感。研究人员预计,在未来,随着抗性基因扩散范围越来越大,常规使用的预防用抗生素的治疗效果会越来越差。

## 当细菌对一线抗生素耐药时，我们是否还有其他抗生素可用？

虽然抗生素的替代品种为数不少，但其中许多只是已有抗生素品种的变种。2019年发表的一篇关注在研抗生素的综述指出，研发中的抗生素主要是已有抗生素的衍生物，例如四环素类、大环内酯类、氟喹诺酮类的衍生物（Theuretzbacher，2019）。有些研发中的抗生素是在已有抗生素中加入新的化学物质，以扩展其抗菌谱，使其对更多种类的细菌产生抗菌活性。新型抗生素不断出现，但其中许多品种的抗菌谱很窄，只能用于抗生素耐药菌感染的治疗。很少有抗生素专用于治疗革兰氏阴性菌中的耐药菌引起的重大感染，例如多重耐药肠杆菌（大肠埃希菌、克雷伯菌等）引起的感染。

## 与一线抗生素相比，其他抗生素是否一样安全有效？人们是否买得到也用得起？

许多替代抗生素研发成功后，用于因抗生素耐药性、过敏等问题导致的一、二线抗生素治疗无效或无法使用的情况。通常，美国食品药品管理局批准将这些抗生素用于特定的适应证，例如皮肤和软组织感染、社区获得性肺炎等。

有些抗生素存在副作用或禁忌证，因而无法在人群中广泛使用。一般而言，与一线抗生素相比，医生使用替代抗生素的临床经验要少得多，可能尚无法发现罕见的或严重的不良反应。例如，环丙沙星等氟喹诺酮类抗生素已在世界各地被广泛使用，但在其上市几十年并已经过数千万次的使用后，人们才发现了它的又一种不良反应。

　　许多替代抗生素价格非常昂贵,很多国家和地区的人们可能无力购买。一项综述统计了 1999—2014 年获批上市的新型抗生素(指新的化学实体,不是那些在已有抗生素基础上只经修饰的类似抗生素),确认有 25 种可全身使用的抗生素,其中在全球 10 个以上国家或地区注册销售的只有 12 种。在这些抗生素中,一半被批准用于治疗耐药菌引起的感染(Kaliberg,2018),因此,这些抗生素的抗菌谱较窄。

**当细菌产生耐药性后,抗生素还能用于预防性治疗吗?**

　　抗生素耐药性的产生使预防和治疗感染变得更加困难。最初,人们在手术期间和其他情况下测试抗生素预防感染的有效性时,大多数人体表和体内的细菌对抗生素还是敏感的。鉴于社区中越来越多的人携带的细菌对头孢菌素类等常规预防用抗生素已产生耐药性,这类预防用抗生素可能失去抗感染疗效,或者说疗效不如过去。针对这种情况,一种办法是选择抗菌谱更广、可能更有效的新一代或新一类抗生素,另一种办法是联合用药。人们在某些情况下已这样尝试过,但可供选择的抗生素十分有限。此外,预防用抗生素必须对人体非常安全。

**如今会有人死于抗生素耐药菌感染吗?**

　　回答是肯定的,会有人死于抗生素耐药菌感染,但具体人数不清楚。可以预计,病死患者的数量会上升。之前提到的研究估计,2015 年欧洲有 3.3 万人死于抗生素耐药菌感染(Cassini,2019)。死亡病例中,许多人还患有其他疾病,因此抗生素耐药菌感染可能只是导致死亡的因素之一。

当前,全球因无法获得抗生素而死亡的人可能比死于抗生素耐药菌感染的人要多。然而,我们也目睹了有人因感染广泛耐药菌而死亡的惨剧。

如今,对全球很多人来说,一个可能只会越来越严重的问题是可供选择的抗生素极其有限。在许多地区,细菌对一线的、廉价的、可获取的抗生素产生了耐药性,医生又没有有效的替代抗生素可用,导致在这种情况下,或者对患者而言,抗生素耐药菌感染在生理功能上或医疗上已成了不治之症。

现今,全球因感染病死亡的病例多分布在中低收入国家。在高收入国家,因感染病死亡的病例只占全部因病死亡病例的一小部分。在美国和其他高收入国家,心脏病、癌症、糖尿病等慢性疾病绝对是最常见的致命疾病。随着抗生素耐药性的增加,预计全球的死亡病例都会增加,但首当其冲的可能还是中低收入国家的居民,因为在这些国家感染更为常见(卫生条件差、缺乏清洁用水助长了疾病传播,营养不良、微量元素缺乏增加了感染负担,可提供的医疗服务可能也少)。

当前,许多中低收入国家的抗生素耐药性水平要高于高收入国家。抗生素的使用加快了各地抗生素耐药菌的出现,而在缺乏清洁用水和良好卫生设施的国家,抗生素耐药菌又很容易传播。

通过观察那些仅仅因为前往卫生条件较差的国家旅行就感染了抗生素耐药菌的旅行者,就能证实目的地国家的食物、生活用水、环境受到了粪便中的抗生素耐药菌的污染。

当前,感染疫情的频繁暴发可能是某些麻烦即将出现的先兆。2018 年 2 月,巴基斯坦首次报道了广泛耐药肠炎沙门菌亚种伤寒沙门菌(会引起伤寒)疫情的暴发(Klemm,2018),339 例病例主要出现在卡拉奇(Karachi)以东的海德拉巴(Hyderabad)。2016—2018 年,巴基斯坦报告了 5372 例广泛耐药伤寒病例(Chatham-Stephens,2019)。美国发现的 5 例广泛耐药伤寒病例曾前往巴基斯坦旅行或者来自巴基斯坦。英国也发现了一些因到访巴基斯坦而感染的病例。引发此次疫情的菌株只对阿奇霉素和碳青霉烯类抗生素敏感,其中有效的口服抗生素只有一种(阿奇霉素),而且预计将来该菌株对这种抗生素也会产生耐药性,届时将无法使用口服抗生素来治疗这种感染,唯一可以选择的就只有昂贵的静脉注射抗生素了,但在低收入国家,许多患者将无法获得或者无力负担这些抗生素。

引起伤寒的细菌通过受污染的食物和水传播,在卫生条件差的地区尤其容易传播。据估计,全球每年有 2200 万人感染伤寒。伤寒可导致肠道出血和穿孔,造成高达 15％ 的感染者死亡。据估计,即使现在的抗生素有效,伤寒每年仍会导致 20 万人死亡。南亚和非洲因伤寒而死亡的人在各地区中最多。在抗生素问世之前,低收入国家中约 30％ 的伤寒患者和高收入国家中约 10％的伤寒患者最终病死。有效的抗生素能够使伤寒病死率降至 2％以下。最近的一项荟萃分析表明，伤寒患者的总体病死率约为 2.5％，而住院的伤寒患者的病死率要高一些（约为 4.45％）。如果引起伤寒的抗生素耐药菌在没有其他干预措施的情况下继续传播，病死人数可能会急剧增加。

　　幸运的是，有一种疫苗可能有助于控制伤寒沙门菌传播。最近获批上市的一种疫苗对幼儿有效（Andrews，2018）。巴基斯坦在 2018 年 2 月开展了一项疫苗接种行动，旨在分发 20 万剂疫苗。全球疫苗免疫联盟（它将公共部门和私人部门联合起来，为低收入国家的儿童提供新的和未接种过的疫苗）同意为巴基斯坦购买 1000 万剂疫苗。

有效的抗生素能够使伤寒的病死率下降

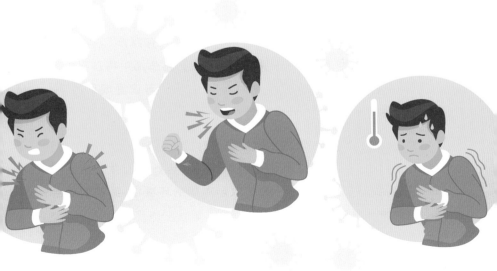

近几十年来，引起伤寒（以及相关的副伤寒）的细菌对常用抗生素的耐药性越来越强。目前的菌株似乎源自一个对多种抗生素耐药的菌株，随后很可能从来自大肠埃希菌的质粒上获得了一段额外的抗性基因。

在美国，人们所知道的一些有关伤寒的知识来自对旅行者的研究。旅行者食用受污染的食物后会携带伤寒沙门菌。美国疾病预防控制中心会收集在美国发现的伤寒和副伤寒病例的信息，并定期公布有关感染源和耐药特征的数据。这有助于临床医生在患者感染早期做出治疗决策。包括氯霉素、氨苄西林、磺胺甲噁唑-甲氧苄啶在内的多种传统口服抗生素使用多年后，伤寒沙门菌对它们产生了耐药性，随后对氟喹诺酮类抗生素也产生了耐药性。近年，这种致病菌通过获得耐药质粒的方式变得几乎无药可医了（Klemm，2018）。

### 抗生素为什么被认为是社区药物？为什么服用抗生素会影响到邻居和社区？

从某种意义上来说，细菌是人类的"共有财产"。我们会"分享"来自他人和环境中的细菌，并在日常生活中将自己携带的细菌"贡献"给社区。与其他人相比，我们与家庭成员、亲密的朋友、同事"分享"的细菌更多。

当我们体表和体内的常驻细菌对抗生素耐药时，这些细菌可能与附近其他社区的细菌共享抗性基因。我们并非生活于孤岛，我们所携带的细菌会扩散至周围的环境中，而我们也会从周围环境中不断地获得细菌。

　　即便某个人没有服用过抗生素,他最终也可能会携带来自其他人、动物、食物或环境中的多重耐药菌。

　　在一项研究中,研究人员通过对护理院住户进行随访,观察他们感染多重耐药菌的概率(D'Agata,2018)。结果表明,在 137 名未接受过抗生素治疗的护理院住户中,近 1/3 的住户在 12 个月内感染过多重耐药菌。耐药菌的相关感染因素包括医务人员频繁造访、患有压疮、服用影响胃肠道功能的药物(例如泻药和影响胃酸分泌的药物)等。值得注意的是,感染多重耐药菌的住户中超过半数在 12 个月内接受过抗生素治疗。

# 7 减少抗生素需求的干预措施和抗生素替代疗法

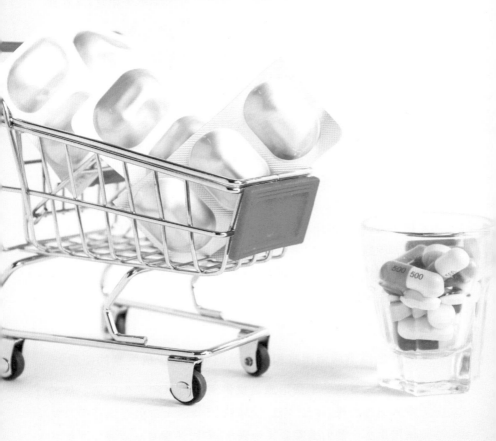

### 有哪些方法可以降低感染风险，从而减少抗生素需求？

我们可以采用很多方法来减少感染，从而减少抗生素需求。我们应该时刻谨记，抗生素的使用势必会导致耐药性的产生。鉴于全球生产的抗生素可能至少有一半用于动物，本章还将涉及抗生素在农业和食品领域的应用。

本章将重点阐述三种能够减少抗生素需求的干预措施，包括：全面提供清洁用水和卫生设施、广泛接种疫苗、着力控制医院获得性感染。当然，本章也会涉及其他干预措施。这些干预措施有望在极大程度上减少我们对抗生素的需求。

在历史的长河中，人类的生存和繁衍并非依赖抗生素，但这并不意味着先辈对降低感染风险的方法以及感染病的传播原理一无所知。时至今日，尽管我们已使用了大量品种繁多的抗生素，但许多干预措施对于减少抗生素的使用还是行之有效的。问题是，人们有时想不起来使用这些干预措施，或者发现这些措施落实起来很费事，因为人们清楚，一旦感染了细菌，使用抗生素就可以消除感染。

### 为什么提供清洁用水和卫生设施可以减少抗生素的使用？

排在首位的干预措施是提供清洁用水和卫生设施。然而令人遗憾的是，时至今日，地球约 25％ 的人口仍无法获得日常清洁用水。他们需要收集地表水，有时还需要长途跋涉才能找到水源，而这些水源往往会被细菌、病毒或寄生虫污染，甚至连洗手和洗澡用的肥皂,他们都有可能难以获得。很多感染病,包括大多数导致腹泻的感染病,都是饮用不清洁的水或食用受污染的食物所引起的。在缺乏清洁用水的地区,人们往往也做不到在备餐或进食前后洗手。这势必导致食物污染、腹泻和其他感染。尽管许多感染是由病毒或寄生虫引起的,使用抗生素治疗完全无效,但面对严重感染时,人们通常还是会不由自主地使用抗生素。

腹泻仍然是中低收入国家 5 岁以下儿童死亡和患病的主要原因之一,不过,近些年情况已经有所缓解,但全球每年死于腹泻的 5 岁以下儿童仍然达几十万。撒哈拉以南非洲、南亚和东南亚地区的腹泻病死率比其他地区高。腹泻发作引起的其他后果也会对儿童的身体造成不利影响。腹泻会影响 2 岁以下儿童的身体对必需营养素的吸收,导致身体发育不良和认知(大脑)受损。营养不良会导致人体免疫应答减弱、感染风险增加,甚至还会对人们的学习和工作造成终身影响(Troeger,2018;Wierzba,2018)。

联合国制定的 2030 年之前实现的可持续发展目标之一(目标 6)是确保人人可持续取用清洁饮用水、使用卫生设施。世界卫生组织和联合国儿童基金会"水、环境卫生和个人卫生"(以下称 WASH)联合监测方案负责对供水、卫生设施和卫生保健领域的进展进行监督。世界卫生组织和联合国儿童基金会持续跟踪可持续发展目标的进展情况,并在若干相关领域开展工作,包括饮用水、环境卫生和个人卫生、废水管理、用水效率、综合资源管理和水域生态系统保护等。

当旅行者前往清洁用水和卫生设施有限的国家旅行时,可能会因摄入受污染的食物或水而患上"旅行者腹泻"。虽然和低收入国家因缺乏清洁用水和卫生设施而面临的疾病负担相比,这只是一个小问题,却是旅行者最常遇到的问题之一,最终可能导致旅行中断(某些情况下旅行者因需就医)。在旅行目的地,旅行者腹泻也是食物和水受到粪便污染的一种标志。缺乏清洁用水和卫生设施还会导致当地婴幼儿死亡,其间接危害则包括抗生素的高频使用及其对全球抗生素耐药性发展的负面影响。缺乏清洁用水和卫生设施也会导致家庭医疗资源消耗增加和生产力下降。

早在 20 世纪初,抗生素用于治疗和预防感染之前,美国的大多数大城市通过加氯和其他方法提供清洁用水,伤寒和其他水源性感染病例显著减少。在美国,清洁用水的供应对疾病及其病死率的控制有着举足轻重的影响。

通过诊断检测来确定病因通常难以实现,因此家长经常给患儿使用抗生素,希望能够对缓解病情有所帮助,殊不知,抗生素对病毒和寄生虫引起的感染毫无疗效。在很多国家,人们无须处方就可以在当地药店甚至路边摊购买抗生素——其中许多是劣质的、没有活性的、有效成分含量不足的抗生素,更有甚者,还会掺杂其他有毒物质。

清洁用水和卫生设施的缺乏(或使用不当)也会导致呼吸道感染。在英国进行的一项大型研究比较了成人在日常个人卫生中的表现。其中,一半受试者被分配到基于网络的互联网干预组,旨在引导受试者增加洗手频率;另一半受试者没有受到干预,作为对照组。结果如何呢?干预组受试者患呼吸道感染的人少于未干预对照组。更令人惊讶的是,干预组受试者的家庭成员竟然也从中受益。这表明，即使在高收入国家，洗手对于呼吸道感染的预防也是有益的（Little，2015；vanWeel，2015）。

在孟加拉国等国家，WASH 通过提供洗手方案，以帮助降低腹泻和呼吸道感染发病率。

拥有清洁用水和卫生设施是预防感染病传播的基础。在全球范围内，腹泻和呼吸道感染是导致抗生素使用的最常见疾病，因此，能够减少这两类疾病的干预措施可能会对抗生素的使用产生全球性影响。缺乏基本清洁用水和卫生设施的人群受益可能最大，但正如上文提到的那项英国研究，即使在高收入国家，也可以从注意洗手等基本个人卫生习惯中受益（Grayson，2018）。

另一个可能减少抗生素使用的做法是，反复出现尿路感染的女性增加每日饮水量（Hooton，2018）。美国的一项研究发现，对于一年至少出现 3 次尿路感染的老年女性，若平时饮水量少，那么只需每天多喝 1.5 升水，则感染率可减少 50%；饮水量大的女性也可以通过加大饮水量来缩短抗生素治疗的疗程（从每年 3.6 个疗程降至 1.9 个疗程）。这是一种减少抗生素使用的廉价干预措施。

营养不良和微量营养素缺乏（常见于低收入国家）也会导致腹泻和呼吸道感染发病率上升。提高人群对这两类疾病的抵抗力，降低易感性，也有助于减少对抗生素的需求。

农业领域也存在类似的情况。在现代化设施中饲养的食用动物，在卫生条件良好、通风状况佳、营养充足、生物安全性

（防止老鼠等啮齿类动物和其他野生动物混杂其间）高、动物疫苗接种率高、遗传背景优良和饲养密度适中等条件下，很少需要进行抗生素治疗，也基本不需要使用抗生素来促进生长。

### 食品加工和处理如何影响抗生素的使用？

用于牛奶和其他一些食品的巴氏消毒法，源于路易斯·巴斯德最初所做的工作。他证实了细菌是导致牛奶和其他食品腐败（和发酵）的罪魁祸首。正是基于这项发现，牛奶才变得更加安全。通过杀灭生牛乳中可能存在的细菌，加上冷藏保存，可以显著减缓残存细菌的生长，从而避免饮用生牛乳造成的各种感染，包括布鲁氏菌、弯曲菌、沙门菌、单核细胞性李斯特菌、

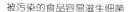

被污染的食品容易滋生细菌

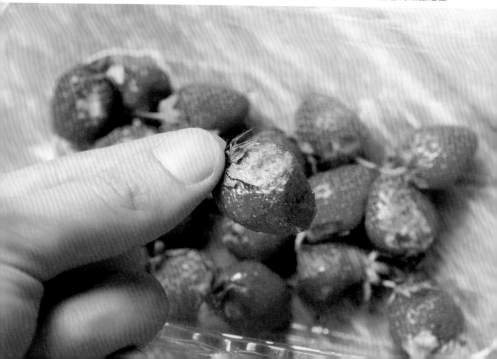

大肠埃希菌和其他细菌引起的感染。确保奶牛不受感染也可使得牛奶供应更加安全。在很多国家,对牛奶进行巴氏消毒处理并非常规要求,旅行者必须留意牛奶的来源和加工过程,并留心乳制品(例如冰激凌、酸奶、白干酪、黄油、新鲜奶酪等)的来源和加工过程,因为乳制品可能是用未经巴氏消毒处理的牛奶制成的,可能存在安全隐患。

避免生牛乳相关的感染是减少抗生素使用的另一种方法。美国食品药品管理局并没有对生牛乳进行监管,但建议各州禁止销售生牛乳。虽然经过巴氏消毒处理的牛奶在美国随处可见,但有些人依然选择喝生牛乳,这会使他们面临感染的风险。在 12 个州,生牛乳可以在零售店出售;在另一些州,生牛乳可以在农场或农贸市场出售。有一些州还批准了"奶牛分享"项目,通过这种项目,消费者可以联合出资购买一头奶牛(并享用它的牛奶)。不幸的是,美国生牛乳相关的感染暴发仍然屡见不鲜。例如,2010—2012 年,美国暴发了 51 起与食用生牛乳有关的感染疫情。2016 年,科罗拉多州暴发了空肠弯曲菌感染(引起腹泻和其他感染病)疫情,起因是感染者饮用了未经巴氏消毒处理的牛奶。虽然没有造成人员死亡,但有一人入院接受治疗。值得注意的是,2016 年的这次疫情中,致病菌对常用于治疗弯曲菌感染的抗生素(环丙沙星、四环素和萘啶酸)具有耐药性。

食源性感染在美国和全球其他地方都很常见。污染可能发生于动植物生长、生产和加工的很多环节中。当然,我们可以通过一些消费者可控的措施来降低食源性感染风险,包括食物的安全储存和安全处理。尽管一些食源性感染是由病毒(例如诺如病毒、甲型肝炎病毒等）或寄生虫（例如环孢子虫、隐孢子虫等）引起的，但细菌仍是食源性感染的最常见病原体，包括弯曲菌、沙门菌、产志贺氏毒素大肠埃希菌、李斯特菌、弧菌和耶尔森菌等。很多细菌感染具有自限性，但也有一些感染会使病情加重，并导致住院和死亡。美国疾病预防控制中心的食源性疾病主动监测网络（Foodborne Diseases Active Surveillance Network，FoodNet）监测分布在美国 10 个监测地的实验室诊断出的食源性感染病例（2015 年覆盖约 15％的美国人口，约4800 万人）。这使得美国疾病预防控制中心能够大致了解美国的食源性感染情况和趋势。2016 年，该网络共监测到近25000 例食源性感染病例，其中约 5500 例接受了住院治疗，98例死亡。在美国监测到的引起食源性感染的常见细菌有弯曲菌、沙门菌、志贺菌、产志贺氏毒素大肠埃希菌、耶尔森菌、弧菌和李斯特菌。

在全球范围内，食源性感染的情况截然不同。食源性感染造成的负担在中低收入国家比在高收入国家要大得多，在非洲和亚洲部分地区最大。当食物受到污染时，缺乏冷藏条件会导致细菌大量滋生。2010 年，全球约有 23 万人死于食源性腹泻。食源性感染病例中，很大一部分（40％）为 5 岁以下儿童。食源性感染和水源性感染还包括霍乱、伤寒等。食物也可能是抗生素耐药菌的来源。通过改善卫生条件和食品加工处理，减少食源性感染，可以减少全球抗生素的使用。

**如何通过接种疫苗来减少抗生素需求？**

减少抗生素需求的另一个主要干预措施是更广泛地接种

疫苗。我们有很多种有效的疫苗,其中不少是给婴幼儿接种的,还有一些可用于老年人和其他高危人群。有些疫苗可以预防病毒感染,例如流感、脊髓灰质炎、麻疹;另一些疫苗可以预防细菌感染,例如流感嗜血杆菌引起的脑膜炎和其他感染、霍乱、伤寒、肺炎球菌感染。疫苗接种预防了数十亿人感染发病,挽救了数百万人的生命,并且避免了严重残疾等后果(例如脊髓灰质炎病毒感染后可能出现的瘫痪)。因为还有很多人没有接种能够保护他们的全部疫苗,所以我们尚未将现有疫苗的价值发挥得淋漓尽致。

自从给儿童接种肺炎球菌结合疫苗(pneumococcal conjugate vaccine,PCV)后,因肺炎球菌性肺炎和其他肺炎球菌侵袭性感染(例如脑膜炎和中耳炎)而住院和死亡的病例大幅减少了。许多不同血清型的肺炎球菌会引发严重感染。7 价肺炎球菌结合疫苗(PCV$_7$)可预防其中 7 种血清型的肺炎球菌感染,13 价肺炎球菌结合疫苗(PCV$_{13}$)可预防 13 种血清型的相关感染。美国于 2000 年推出了 7 价肺炎球菌结合疫苗,于 2010 年推出了 13 价肺炎球菌结合疫苗。肺炎球菌结合疫苗包含多种肺炎球菌血清型,使得急性中耳炎的病例数大大减少,抗生素的总体消耗量也相应减少。2008 年发表的一篇研究论文指出,美国自 2000 年推出 7 价肺炎球菌结合疫苗后,用于治疗急性中耳炎的抗生素处方减少了 42%。更加值得注意的是,疫苗接种同样使得未接种疫苗人群的肺炎球菌感染减少了,例如肺炎球菌性肺炎的高风险人群老年人的感染也减少了。这是由于疫苗能够抑制咽喉部肺炎球菌的生长繁殖。通常情况下,很多人的咽喉部携带细菌而不自知,但是这些细菌也具有侵袭能力并能引起疾病。

据波士顿咨询集团(Boston Consulting Group)2018 年的一项研究,幼儿普及接种 13 价肺炎球菌结合疫苗可在全球范围内使 5 岁以下儿童的抗生素使用天数减少 1140 万天。目前,13 价肺炎球菌结合疫苗在全球范围内的接种率仅为 40%左右,因此在提高接种率和减少抗生素需求方面还有很大的改善空间。b 型流感嗜血杆菌结合疫苗的接种率(全球约 70%)相对较高,但仍有待提高。在冰岛,肺炎球菌-b 型流感嗜血杆菌结合疫苗的使用,使得 4 个月以下儿童的中耳炎发病率降低了 40%(Sigurdsson,2018)。

尽管接种了疫苗,急性中耳炎仍然是幼儿使用抗生素的最常见原因之一。尽管在美国和其他大多数高收入国家,幼儿的疫苗接种率普遍很高(虽然仍有人对疫苗接种持怀疑和犹豫态度),许多疫苗在美国是常规接种疫苗,例如 b 型流感嗜血杆菌结合疫苗、肺炎球菌结合疫苗、轮状病毒疫苗、脑膜炎球菌疫苗,但是这些疫苗在中低收入国家却无法获得或负担不起。世界上许多地区的儿童面临着在高收入国家很罕见或根本不存在的感染风险,虽然已有针对这些感染的成熟疫苗,但由于费用高昂、难以获得而无法接种。例如,霍乱疫情在许多低收入国家持续发生,包括近年海地、也门的霍乱疫情。2016 年 10月,也门暴发霍乱疫情,截至 2018 年 3 月,也门全国共报告110 多万例霍乱病例,死亡人数超过 2000 人。事实上,安全有效的霍乱疫苗已投入生产,应该得到更广泛的应用。霍乱很容易治疗,患者可以通过早期补液和抗生素给药治愈。然而,暴发霍乱的地区往往无法提供安全的治疗措施,缺乏清洁用水和卫生设施,所以仍然会有许多人死于霍乱。

另一种可以预防疾病和挽救生命的疫苗是伤寒疫苗，对于亚洲部分地区的幼儿来说尤其有效。由于引起伤寒的细菌对常用抗生素的耐药性越来越强，即使对于那些有条件接受治疗的患者来说，治疗也变得越来越困难和难以负担。在综合考虑了疫苗的安全性、有效性和可负担性以及伤寒沙门菌的抗生素耐药性增长速度后，2018 年 3 月，世界卫生组织建议，伤寒流行国家的 6 个月以上婴儿和儿童应接种单剂次伤寒疫苗。伤寒疫情严重的国家（南亚次大陆的国家）和抗生素耐药形势日益严峻的国家应该优先接种伤寒疫苗。世界卫生组织建议，在有条件的国家，15 岁以下儿童应补充接种伤寒疫苗，以增强免疫力。伤寒疫苗的优点之一是，它是一种结合疫苗，能在 6 个月以上儿童体内诱导免疫应答。自 2018 年一株广泛耐药伤寒菌株在巴基斯坦出现并传播以来，扩大疫苗接种规模的呼声更高了。

### 预防病毒感染的疫苗如何帮助减少抗生素的使用？流感病毒为何备受关注？

预防细菌感染的疫苗如何帮助减少抗生素的使用很容易理解，例如肺炎球菌性肺炎、脑膜炎球菌性脑膜炎、伤寒等需要用抗生素来治疗的细菌感染，可以通过接种疫苗来预防。但是，令人意想不到的是，预防病毒感染的疫苗也会对抗生素的使用产生重大影响。主要原因有两个，第一个原因是许多细菌感染和病毒感染引发的症状有一定的相似之处，人们通常无法通过快速准确的检测得到明确的诊断结果，因此许多病毒感染患者选择使用抗生素，然而抗生素在这种情况下其实完全无效。于是,儿童感染轮状病毒后腹泻或感染流感病毒后发热,有可能因为出现的症状而直接被喂服了抗生素。病毒性呼吸道感染是非必要和不合理使用抗生素的一个常见原因。

预防病毒感染的疫苗能够帮助减少抗生素使用的第二个原因是,接种疫苗有助于预防病毒感染后继发细菌感染。流感病毒本身可以引起严重的感染,其中一小部分感染是致命的,这通常是因为患者肺部受到了严重损害。流感病毒感染呼吸道,会破坏正常的保护屏障,使流感患者容易患上继发性支气管炎、肺炎、鼻窦炎和中耳炎等感染病。因感染了流感病毒而受损和易感的呼吸道,特别容易受到呼吸道中存在的细菌(例如肺炎球菌和金黄色葡萄球菌)的感染。病毒感染对组织的损害使得细菌能够生存并侵袭人体。病毒感染(流感以及其他病毒感染,无论是有症状的还是无症状的)也会导致细菌得以定植,呼吸道中细菌的密度增加,这可能是由于病毒破坏了保护屏障,或者是由于黏液、死细胞或宿主细胞碎片的存在为细菌提供了更好的营养条件(De Muri,2018)。葡萄球菌、链球菌、肺炎球菌可能会引起较为严重的感染,有时甚至对健康的年轻人来说也是致命的。因此,通过接种疫苗预防流感也可以预防继发性细菌感染。流感疫苗并不能预防所有的细菌性肺炎,但它可以降低急性流感病毒感染并发症的发病率。1918—1919年大流感①造成数千万人死亡,其中很多人可能死于继发性细

---

① 1918—1919年暴发了从欧洲向全世界蔓延的毁灭性大流感——西班牙流感,研究表明,"西班牙流感"并非源自西班牙,"零号患者"也并不出现于西班牙。因为当时正处于第一次世界大战期间,英、法、美、德和其他所有欧洲参战国都实行严格的新闻管制,凡有损于前线士气的事件均不得报道,而中立国西班牙的媒体未受管制,他们每天报道本国流感情况,全球媒体也迅速跟进,甚至还给西班牙流感病毒取了一个名字,叫"西班牙女郎"。——译者注

菌性肺炎。幸运的是,人类现在有了治疗细菌感染的抗生素(100多年前还没有),但麻烦的是,目前很多细菌已对多种常用抗生素产生了耐药性。

我们已经有应对流感病毒感染的抗病毒药,然而大多数流感患者并没有使用抗流感药物治疗,因为他们没有接受专业的医学诊断。目前,一些流感病毒已对抗流感药物产生了耐药性。

在南半球温带地区,疫情同样发生在较冷的月份。在热带地区,全年都会有疫情暴发,暴发模式可能受到季节性降雨的影响。在美国,每年较冷的月份都会暴发流感疫情。尽管疫情严重程度和病例数每年都不尽相同,但流感疫情每年都会如约而至。美国每年有1.2万~5.6万人死于流感,14万~71万人因流感住院,2017—2018年的流感疫情尤为严重,估计有8万人死于流感。由于流感病毒的一些毒株相比其他毒株能够引起更为严重的病情,同时,人群对病毒的易感性也有所不同,因此每年的感染人数差别很大。每隔几十年就会出现一种新毒株,新毒株的传播会导致更多人死亡。

流感存在于几乎所有国家。全球互通意味着新毒株的传播速度比以往更快,即使在一个世纪前,甚至在航空旅行出现之前,流感病毒就已遍布全球各大洲,导致大量人口死亡。世界各地流感肆虐,最近的一项研究估计,全球每年可能有近65万人死于流感(Iuliano,2017)。据世界卫生组织估算,季节性流感每年在全球导致300万~500万重症病例。据估计,撒哈拉以南非洲和东南亚的低收入国家以及老年人群的流感病死率最高。

在美国，免疫实践咨询委员会（Advisory Committee on Immunization Practices，ACIP）是一个为国家提供疫苗接种建议的组织，该组织建议，除非有特定理由，6个月以上人口应每年接种季节性流感疫苗。尽管有各种宣传和活动提醒人们接种季节性流感疫苗（现在在美国各地药店也能接种流感疫苗），但仍然只有不到一半的美国人口接种了流感疫苗。对于感染后有可能出现并发症的特殊群体，例如65岁以上老年人、糖尿病患者、慢性肺疾病患者、心血管疾病患者、孕妇等，目前正在积极争取让他们接种流感疫苗。

医务人员也应该接种流感疫苗，因为他们有可能将流感传染给易受感染的患者。近年来，美国大约47%的人口接种了流感疫苗（6个月以上儿童的接种率约60%，成人接种率约43%）。65岁以上老年人和医务人员的接种率较高。2016—2017年的一项调查发现，在美国，约53.6%的孕妇在怀孕前（约16.2%）或怀孕期间（约37.4%）接种了流感疫苗。6个月以内婴儿由于太年幼，还不能接种流感疫苗，而孕妇在怀孕期间接种疫苗可以保护婴儿在出生后6个月内免受流感侵袭。近年来，美国超过80%的药师、医生、护士接种了流感疫苗，现在有些医院还强制要求医务人员接种流感疫苗。研究表明，医务人员接种疫苗不仅可以减少因病缺勤的情况，还可以保护医务人员所接触的护理院住户（包括老年人和残疾人）免于流感感染和死亡。由美国退伍军人健康管理局医疗服务系统开展的一项研究发现，在强制接种流感疫苗的医院，医务人员的流感疫苗接种率为92%～97%，而在不强制接种的医院，接种率仅为60%～68%。该研究对比了3个流感季，发现接种疫苗的医务人员与未接种疫苗的医务人员相比，缺勤率更低。

美国的一项调查研究发现(Taksler,2015),在成人(18—65岁)流感疫苗接种率较高的地区,老年人(65岁以上)的流感发病率也相对较低。日本先前的一项调查也表明,给儿童接种流感疫苗可以降低老年人的流感发病率。因此,为一部分人群接种流感疫苗可能有助于减少流感病毒在社区中的传播,从而也保护了另一部分人群,接种流感疫苗的益处已超出了个人范畴,进一步拓展到了整个社区。中国的一项调查发现,接受大型手术的老年患者如果在术前接种了流感疫苗,术后罹患肺炎和死亡的风险就有所降低(Liu,2018)。通过了解以上知识,我们其实很容易成为流感疫苗接种的支持者。

在美国,近几十年来随着疫苗接种的宣传推广,接种疫苗的人已越来越多。然而,在全球范围内,仍然只有一小部分人口接种了流感疫苗。世界卫生组织建议给高危人群接种季节性流感疫苗,但全球大多数国家没有流感疫苗接种计划。目前,全球流感疫苗的产能也不足以满足全民接种的需求。据世界卫生组织估计,如果出现流感大流行,将需要约100亿剂流感疫苗来应对。全球流感疫苗的潜在年产能力已从2006年的约15亿剂增加到2016年的约64亿剂,但这一数据仅仅代表生产潜能。目前,只有少数国家的流感疫苗接种率超过了30%(例如美国、加拿大、以色列、日本、韩国、智利、澳大利亚,以及欧盟的一些国家)。

正如所有流感研究人员所期待的,我们需要研发预防效果更好的流感疫苗。目前,流感疫苗必须每年重新研发,以适应病毒的不断变异。以往年份生产的流感疫苗可能与当前年份传播的毒株不匹配,因此保护性较差。即使在最好的情况下,流感疫苗的保护率通常也只有 $50\% \sim 60\%$。大多数流感疫苗还是通过基于鸡胚的生产线生产的(病毒在鸡蛋中生长繁殖),生产周期长,且需要耗费大量的鸡蛋。由于流感疫苗的保护期也很短(往往是数个月),因此必须每年接种。许多科学家正致力于研发一种预防效果更好的流感疫苗,这将是一种通用疫苗,能够抵御人类可感的多种流感病毒,并提供持久的保护效力。鉴于流感病毒对人类的持续威胁,以及出现下一次流感大流行(上一次屠戮世界的流感大流行是 1918—1919 年大流感,当时世界人口不足 20 亿,而 2018 年世界人口已达 76 亿)的潜在风险,流感疫苗的研发值得巨大的投入。与此同时,随着多个实验室陆续研发出更好的疫苗,过往的疫苗是否要继续推广使用也备受争议。据美国疾病预防控制中心估算,在 2005—

接种流感疫苗可以预防流感

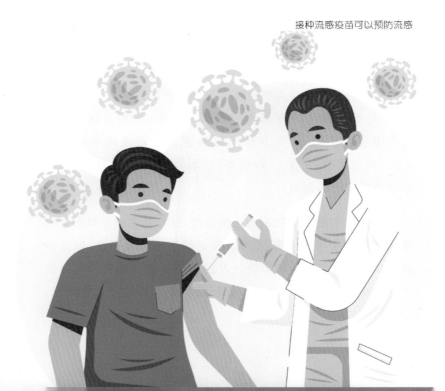

2006 年和 2013—2014 年的流感季,流感疫苗接种共帮助美国约 4 万人免于死亡。

关于另一种病毒感染——麻疹,虽然我们有效果很好的麻疹疫苗,但麻疹也陆续引发疫情并偶有死亡病例。麻疹的高度传染性意味着必须在人群中实现极高的疫苗接种率(95%),以防止疫情暴发。麻疹是一种全身性感染,会影响呼吸道功能、抑制免疫应答,使感染者更容易遭受其他感染。麻疹还可能导致死亡,特别是导致幼儿、免疫功能低下或营养不良者死亡。

在全球范围达到最佳疫苗接种率的情况下,抗生素消耗量究竟可以减少多少,目前尚不清楚,但数量应该相当可观。当前的研究也侧重于通过研发疫苗以预防其他类型的感染,而这些感染要么是细菌感染,要么症状类似细菌感染,都会让人倾向于使用抗生素来治疗。针对细菌感染,优先考虑研发针对大肠埃希菌、非伤寒沙门菌、志贺菌和 A 组链球菌的疫苗。此外,我们还需要效果更好的抗结核疫苗。对于通过虫媒传播的各种发热性感染,尤其是对于通过蚊媒传播的黄热病和流行性乙型脑炎等病毒感染的防控,疫苗也发挥了重要作用。这些疫苗在一些疫区广泛接种,但目前尚未覆盖所有高危人群。登革热和疟疾也是蚊媒传播的发热性感染,目前已有针对这两种感染的疫苗获批使用,但是这些疫苗都需要进一步的改进和优化。还有一些用于防控埃博拉病毒、寨卡病毒、金黄色葡萄球菌、B 组链球菌等病原体所引发感染的疫苗正在研发或临床试验中。

### 疫苗能否用于预防动物感染？能否预防可能影响人类的动物感染？

疫苗不仅适用于人类，也适用于动物（伴侣动物、役用动物和食用动物等）。给动物接种疫苗也可减少动物专用抗生素的使用。如果鸡蛋被污染，人类可能因此患病并使用抗生素治疗，而一种预防鸡感染沙门菌的疫苗可以降低鸡蛋被沙门菌污染的风险。被沙门菌污染的鸡蛋会导致人类患病，从而使用抗生素来治疗。给种鸡接种沙门菌疫苗可降低肉用仔鸡进入加工厂后的感染率，进而降低鸡肉被沙门菌污染的概率。商业家禽通常还会接种一整套针对并不感染人类的细菌、病毒的疫苗（可能多数人闻所未闻）。常用家禽疫苗包括鸡马立克病疫苗、禽痘疫苗、鸡新城疫疫苗等。

商业肉猪可以接种流感疫苗和针对其他细菌、病毒的疫苗。猪可能是人类流感病毒的传染源。给母猪接种疫苗可以减小仔猪感染致泻大肠埃希菌的概率。食用动物通常饲养在高密度环境中，且遗传背景相似，所以羊群、牛群或鹅群中一旦出现感染，很容易扩散开来。

疫苗也用于预防鱼类感染。越来越多的食用鱼被饲养在人工池塘、鱼缸和其他特殊水体中。疫苗可以单独注射到鱼的体内，也可以投放到水体中，或者混合到饲料中。鱼类感染多数是用人用抗生素来治疗的。鱼用抗生素网站列出的各种观赏鱼用药中，很多常见的市售人用抗生素榜上有名，例如氨苄西林、阿莫西林、环丙沙星、头孢氨苄、青霉素、甲硝唑、红霉素等。

### 如何通过控制蚊子和蜱等病媒生物来减少抗生素的使用？

虽然看似荒谬，但控制蚊子和其他节肢动物（例如蜱、跳蚤、螨虫、苍蝇）真的有可能减少抗生素的使用。虫媒感染是指通过蚊子、蜱或其他节肢动物的叮咬从一个宿主传播到另一个宿主（例如从一个人传播给另一个人或从动物传播给人）的感染病。虫媒感染在全球每年造成 70 多万人死亡，占全球所有感染死亡病例的 17％ 以上。这些感染病大多是由寄生虫（例如疟原虫）或病毒（例如登革病毒、寨卡病毒、基孔肯亚病毒、黄热病毒等）引起的，少数是由细菌（例如伯氏疏螺旋体、立克次体等）引起的。而所有这些病原体引起的急性感染都会导致患者发热。应对发热的典型措施是使用一种或多种抗生素治疗，当没有快速诊断检测来确定发热的具体原因时，人们通常会使用抗生素"以防万一"。当然，对于由病毒或寄生虫引起的发热来说，使用抗生素治疗是无效的。

一项在印度浦那进行的研究发现，即使身处可以进行实验室检测的医院，因发热入院治疗的患者中，仍有约 94％ 的儿童和约 82％ 的成人接受了抗生素治疗。他们中的多数人接受了广谱抗生素治疗，且多数接受了多种抗生素联合治疗。疑似登革热或疟疾患者本不该接受抗生素治疗，但在治疗的第 5 天，仍有约 59％ 的患者接受了抗生素治疗，其中甚至包括细菌培养阴性的患者。此外，该研究中有约 22％ 的患者主诉自己在入院前就已经使用了抗生素。

营养不良和微量营养素缺乏的人更容易患感染病，而且更容易出现不良后果。在低收入国家的营养不良儿童中,这一点尤为明显,不幸的是,他们还缺乏清洁用水和良好的卫生设施。营养不良儿童对疫苗的免疫应答也较弱,这使得他们面临的问题更加复杂。

## 卫生保健相关感染是使用抗生素的主要原因吗?

通过减少感染来减少抗生素需求的第三个主要干预领域是卫生保健,干预措施是控制发生在医院、长期护理院及其他医疗服务机构内的感染(Magill JAMA,2014;Magill NEJM,2014)。令人遗憾的是,卫生保健相关感染远高于预期,并导致抗生素的大量使用以及残疾、死亡的发生。过去,人们认为这类感染是不可避免的——是接受医疗服务不得不付出的代价,但现在从多项研究中我们清楚地看到,有些感染实际上是可以避免的,例如使用静脉导管进行抗生素输液导致的血流感染是可以通过适当控制而显著减少的。

基于 2011 年的一项研究,美国疾病预防控制中心发现,每 25 名住院患者中就至少有 1 名患者发生过卫生保健相关感染。美国疾病预防控制中心通过 2010 年的一项调查发现,约 25% 的卫生保健相关感染与导管或呼吸机(用于需要呼吸支持的患者)等医疗器械有关。该中心对这类感染进行追踪,制订减少相关感染的行动计划,并定期发布数据报告。在众多感染类型中,美国疾病预防控制中心追踪了中央导管相关血流感染、导管相关尿路感染、手术部位感染、呼吸机相关性肺炎。此外,该中心还追踪了可能在医疗环境中感染的两种特殊细菌——耐甲氧西林金黄色葡萄球菌和艰难梭菌,这两种细菌都可能导致严重腹泻。2016 年发布的一份报告中指出,2008—2014 年,中央导管相关血流感染的发病率降低了 50％。2011—2015 年,卫生保健相关感染的发病率从 4％下降至 3.2％,这是基于美国 10 个州共 199 家医院的研究结果(Magill,2018)。2015 年,最常见的卫生保健相关感染是肺炎、胃肠道感染(主要致病菌是艰难梭菌)和手术部位感染。

2006 年,一篇发表在顶级医学期刊《新英格兰医学杂志》上的里程碑式研究论文有助于改变人们对卫生保健相关感染的认知(Pronovost,2006)。当时,美国每年约有 8 万例中央导管相关血流感染,造成约 2.8 万人死亡和约 23 亿美元的损失。主要来自密歇根州 104 个重症监护病房的临床医生参与了这项研究,调查了坚持实施 5 个简易循证护理程序的预防感染效果,这 5 个程序是:洗手、在插入中央导管(将塑料导管插入大静脉)的过程中采取全屏障防护措施(穿戴手套、隔离服、面罩等)、使用氯己定(一种消毒剂,用于插管部位消毒)清洁患者皮肤、尽可能避免腹股沟部位插管、移除不必要的导管(明显不再需要的导管)。这 5 个程序已被纳入医务人员培训。另外,这项研究还调查了使用手推车(可以移动到病床边)预防感染的效果。手推车可用于存放所有必需用品,并以核对清单的形式确保临床医生操作得当。这些简易程序的综合实施效果相当惊人。在一些重症监护病房,中央导管相关血流感染的发病率已降至 0。此外,感染中位数从初始的每 1000 插管日 2.7 例下降到 3 个月后的 0 例。即使在 16～18 个月后,预防效果依然可见,感染率仍比初始时低 66％。这项研究改变了预防感染的临床实践和传统观念。

导管相关尿路感染在医疗机构也很常见，人们一度认为导管相关的医疗操作势必会引起尿路感染。不过，将重点放在寻找减少感染的方法上后，人们发现采取一系列综合干预措施可以显著降低感染率。虽然这类感染还无法完全避免，但研究表明，与中央导管相关血流感染一样，导管相关尿路感染的发病率也可以降至极低。研究也发现，患者的尿液标本细菌培养一旦呈阳性就使用抗生素不仅没必要，而且会适得其反，导致抗生素耐药菌与日俱增。除非患者有感染的迹象和症状（或者要接受外科手术或其他侵入性手术），否则不建议做细菌培养。事实上，在一些医疗机构，除非有明确证据证明有感染发生或医疗服务提供方有明确要求，否则实验室不进行尿液标本细菌培养。

在美国，超过 140 万人住在护理院。感染在护理院尤其常见。护理院住户大多身体虚弱并患有慢性疾病。据估计，美国护理院每年的感染病例数高达 300 万人次，约有 30 万人因此死亡。尿路感染是护理院的最常见感染之一，尤其是使用留置导尿管（导尿管用于将尿液从膀胱引流到储尿袋中）的住户。高达 12% ～ 13% 的护理院住户在入住时插有留置导尿管（5% ～ 8% 的人会长期使用）。护理院中，尿路感染的发病率为每 100 插管日 1 例。尿路感染的治疗经常会用到抗生素。2017 年的一项大型研究传来了振奋人心的好消息，这项研究涉及全美 400 多家护理院，研究人员发现，通过采取一系列干预措施，尿路感染病例数可以减少一半以上，约为 54%（Mody，2017）。这项研究并非采取单一的干预措施，而是采取了一系列综合干预措施，包括：非必要时拔除导管、必要时进行无菌插管操作、开展导管护理培训、制订失禁护理计划、有效沟通，以及住院医生和家庭成员积极参与等。通过采取综合干预措施，导尿管的整体使用情况并未改变，但尿路感染发病率有所下降。在这项研究中，75％的护理院内尿路感染发病率下降了至少40％。非营利护理院的尿路感染发病率大约是营利护理院的50％，这表明整体发病率还有进一步降低的空间。由于只有同意参与的护理院才纳入这项研究，因此上述结果可能不能代表所有护理院的情况。尽管这项研究的规模已经很大，但美国有近15000家护理院，最理想的结果是能够进一步扩大干预范围并降低所有护理院中尿路感染的发病率（Turnipseed，2017）。

以上研究和此后的多项研究都表明，很多卫生保健相关感染是可以避免的，但这需要时间、精力、资源和特别照料。为了减少感染，医疗机构需要具备专业知识和操作技能的医务人员、足够的空间，以及隔离服、手套、口罩、无菌设备和消毒剂等医疗物资。但不幸的是，中低收入国家的许多医疗机构在这些方面都显得捉襟见肘。

手术部位感染会导致疼痛（有时甚至导致死亡），同时会延长住院时间、增加医疗费用（通常，抗生素是治疗方案的一部分）。手术部位感染在低收入国家的医疗机构尤其常见。最近一项针对高收入、中等收入和低收入国家胃肠道手术后手术部位感染的调查发现，低收入国家的感染率最高，高收入国家的感染率最低（GlobSurg Collaborative，2018）。与高收入国家相比，低收入国家的致病菌可能更易对常用抗生素产生耐药性，这又进一步加重了感染导致的医疗负担和潜在不良后果。世界卫生组织于2009年制定了《手术安全核对表》，在此基础上，世界卫生组织还制定并发布了《预防手术部位感染全球指南》。

以上皆为减少抗生素需求的干预措施。此外,通过准确的特异性诊断,我们可以知道某种疾病并非由对抗生素敏感的细菌引起,或者可以确定哪种抗生素对某种细菌感染有效。这些都是合理使用抗生素的途径。

在减少抗生素需求的许多相关领域,世界卫生组织也一直在积极行动。在 2017 年的世界卫生大会上,世界卫生组织成员国通过了一项决议,旨在改善败血症的预防、诊断和管理。尽管医院和其他医疗机构是许多感染的源头,但大多数感染起源于社区。许多感染预防措施即使在资源有限的环境中也可以实施。

世界卫生组织将洗手(手卫生)作为预防措施之一,5 月 5 日这一天被指定为"世界手卫生日"。2017 年世界手卫生日的主题是"遏制抗生素耐药:掌握在你我手中",2018 年主题是"预防医源性败血症——机遇在你手中",社交媒体进行了大力宣传,许多医疗机构也表示支持。世界手卫生日面向的重点人群是医务人员,也包括患者和患者权益保护团体。

卫生保健相关感染是高收入国家抗生素耐药菌的主要来源。最近的一项研究分析了欧盟抗生素耐药菌引起的死亡和残疾病例(Cassini,2019)。研究人员发现,抗生素耐药菌感染带来的治疗负担正在加大。特别值得注意的是,在接受调查的人群中,63.5% 的抗生素耐药菌感染与卫生保健相关。研究人员预测,50% 以上的抗生素耐药菌感染其实是可以预防的。在 1 岁以下婴儿和 65 岁以上老年人中,抗生素耐药菌感染带来的治疗负担最大,其中欧洲国家、美国和其他很多国家由于面临着严重的人口老龄化问题,治疗负担的发展形势也更为严峻。

**消毒剂和含酒精免洗洗手液对所有病原微生物都有效吗？**

抗生素用来治疗人类感染，而消毒剂主要用于防止细菌在患者和医务人员之间，以及在环境中和设备上传播。其他的灭菌措施还包括高温（高压蒸汽灭菌器）灭杀和紫外线灭杀。含酒精免洗洗手液是一种在医院和社区中变得越来越常用的消毒用品。含酒精免洗洗手液在医院得到广泛应用的原因主要是，对于那些接诊数十名就诊患者或进行各种操作的医务人员来说，使用含酒精免洗洗手液与反复洗手相比接受度更高、更加便捷，而且含酒精免洗洗手液比自来水、肥皂、干净毛巾更方便配置。适当浓度的酒精对大多数病原微生物有灭杀或抑制

含酒精免洗洗手液在医院得到广泛应用

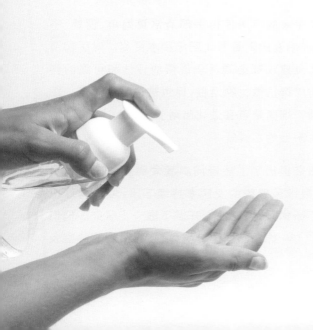

效果。一般建议免洗洗手液含 $60\%\sim70\%$ 的酒精。异丙醇（一种用于消毒的外用酒精）也在医院中被广泛用于表面清洁，具有干燥快、残留少的优点。

但是含酒精免洗洗手液并不能灭杀所有的细菌和病毒。几年前的若干项调查发现，长期护理院内经常使用含酒精免洗洗手液会增加诺如病毒感染暴发的风险。诺如病毒是一种常见病毒，会引起严重腹泻和其他胃肠道症状，特别是会在游轮、医院、学校等人口密集的环境中导致感染暴发。研究人员还发现，曾多次暴发诺如病毒感染的机构中含酒精免洗洗手液比肥皂和水更常用。其他研究也表明，含酒精免洗洗手液可能对包括诺如病毒在内的某些非囊膜病毒无效。基于这些发现，美国疾病预防控制中心修改了针对诺如病毒疫情的防控指南，建议在疫情暴发时用肥皂和水代替含酒精免洗洗手液来进行手部清洁。被艰难梭菌芽孢污染后，含酒精免洗洗手液也不是手部清洁的最佳选择。

含酒精免洗洗手液的应用使得手部清洁更简单、便捷、省事，且含酒精免洗洗手液的附着力比肥皂和水更高。对手部清洁方法提出任何变更建议都必须基于谨慎的评估和可靠的科学依据。酒精具有广谱抗微生物活性，但也被过度使用了。细菌会不会适应酒精？细菌是否会进化出耐受酒精的方式，就像它们对抗生素产生耐受性那样？

最近的一项研究提出了上述疑问。澳大利亚的研究人员观察到，虽然大多数细菌感染的发病率持续下降，但屎肠球菌感染的发病率却不断攀升，因此他们开展了进一步研究。他们从 2 家医院获得了 139 株屎肠球菌分离株（在微生物实验室条件下可培养出来的菌株）。屎肠球菌是一种致病菌，一种因导致严重且难治的感染而被关注和监测的细菌。屎肠球菌对大多数常用抗生素有产生耐药性的趋势。近年来，在世界范围内的许多地区也观察到在医院内这种细菌的感染率有所增加，且耐药性水平日益上升。

澳大利亚的研究人员对他们在 1997—2015 年收集的这 139 株屎肠球菌分离株进行了检测，观察这些菌株对异丙醇的反应是否发生了变化。他们发现，2010—2015 年收集的屎肠球菌菌株比之前收集的菌株对异丙醇更加耐受（更容易存活）。他们利用小鼠模型展开了研究，用这些细菌（早些年的分离株或近些年的分离株）污染饲养小鼠用的鼠笼后，使用 70％ 的异丙醇进行标准消毒操作（清洁）。他们发现，如果用 2010—2015 年收集的菌株污染鼠笼，并将小鼠饲养于其中，小鼠更容易被细菌定植（在它们身上发现细菌）。经基因组分析发现，这些能够耐受异丙醇而存活的分离株在与碳水化合物摄取、代谢相关的某些基因上已发生了突变。由此，研究人员得出结论，作为控制医院内细菌传播的主要方法之一，异丙醇的使用正在逐渐被细菌所适应。当然，我们还需要开展更多的研究来证实或反驳这一观点，并确定这一现象的普遍性。如果细菌能够对异丙醇建立耐受（在异丙醇存在的情况下能够存活），那么这将对全球卫生保健系统中的感染防控产生不可估量的影响。相关的科学研究还应当涵盖其他细菌，来评估这一耐药现象的严重程度。这也提示我们，细菌有可能对含酒精免洗洗手液存在潜在的耐受性或抵抗力，因此未来可能需要研发这类常用消毒产品的替代品。

### 如何使用金属铜来减少感染？

还有一种截然不同的方法也正在被测试用于减少卫生保健相关感染。铜及其合金具有广泛的抗菌活性，同时可以抑制多种病毒、藻类、真菌和其他微生物。公元前 2600 年—公元前 2200 年的古埃及文字中提到用铜来给伤口消毒。铜和锡熔融而成的青铜也可能具有一定的抗菌活性。铜在 19 世纪和 20 世纪早期被广泛用于医疗领域。20 世纪 30 年代抗生素问世后，铜疗法销声匿迹。到了 1983 年，人们发现黄铜门把手可以防止医院内微生物传播，才再次意识到了铜表面抗菌活性的价值。近年来，由于医疗机构内的众多环境和设施表面被多重耐药菌污染，铜及其合金的抗菌活性重新引起了人们的关注，促进了相关研究的开展。自 2008 年以来，已有近 300 种具有抗菌活性的铜合金在美国环境保护署注册。多项研究表明，当微生物接触铜合金表面时，它们会被灭杀或灭活。合金中的含铜量、温度、湿度不同，相应的抗微生物效果会有所不同：含铜量越高，效果越好；温度和湿度越高，越有利于清除微生物。即使是细菌（例如艰难梭菌）形成的芽孢，虽然能耐受高温、辐射、干燥，以及一些化学物质，但在某些环境下也可以被金属铜灭杀。一项研究表明，活的芽孢在接触金属铜 3 小时后，减少了 99％以上。

细菌与铜合金表面接触后被灭杀的速度取决于微生物类型、数量和环境条件。大多数常见细菌在室温下被灭杀的用时从几分钟到几小时不等（Grass，2011）。

目前,在多数医疗机构中,工作场所表面多由不锈钢组成。不锈钢表面看似干净,然而研究表明,与细菌接触铜合金表面后发生的情况截然不同,细菌在不锈钢表面的存活率并没有降低。几项在医院和诊所开展的研究表明,将工作场所表面改装为铜合金表面后,细菌存活率有所下降。铜合金表面对耐甲氧西林金黄色葡萄球菌、多重耐药大肠埃希菌这样的耐药病原体同样有效。

在德国汉堡一家医院的病房、办公室、休息室里,凡是人们可以触摸到的表面全部被改装为黄铜(一种铜锌合金)材质表面(Mikolay,2010)。用于对照研究,控制室的表面是未经改装的铝材和塑料表面。研究人员开展了为期 32 周的研究。他们从各区域表面采集标本,检查是否存在耐环丙沙星金黄色葡萄球菌。在研究过程中,所有区域自始至终使用消毒剂进行日常清洁。研究人员发现,与未进行改装的表面相比,黄铜材质表面的细菌平均减少了 63％。门把手处的细菌数量最多,相应地,换成黄铜材质后,细菌数量的减少也最为明显。经表面清洁后,细菌重新出现在黄铜材质表面的速度仅仅是重现于铝材和塑料表面速度的一半。

但是,仅仅证明铜合金表面能灭杀细菌是不够的。各种物品的黄铜材质表面之间是否有区别呢?它们对于患者的感染和预后有影响吗?2017 年发表的一篇系统综述和荟萃分析论文回顾了铜合金表面在减少卫生保健相关感染方面的各项研究(Pineda,2017)。2000—2016 年发表的 14 项研究对患者所处环境中铜合金表面与普通材质表面的抗微生物作用进行了比较。其中,12 项研究中使用了抗微生物铜合金表面,应用范围包括病床栏杆、马桶座圈、水龙头把手、托盘桌、静脉输液杆以及其他表面材料;1项研究中使用了杀菌浸铜亚麻布;1项研究比较了重症监护室护士使用的普通材质笔和含铜材质笔。除了1项研究外,其他13项研究都是在高收入或中等收入国家进行的。在所有研究中,日常清洁程序(包括洗手)都和铜合金干预同时进行。研究人员发现,总体而言,将铜合金用于高频接触的物品表面可以使卫生保健相关感染的发病率降低约25%;铜合金表面的细菌数量少于普通材质表面。但这些研究并没有足够的数据来论证铜合金的使用是否能够使病死人数减少。这些研究涉及多个国家,囊括了儿童和成人重症监护室,以及南非的一家农村诊所。研究中未观察到与改装铜合金表面相关的不良反应。一项关于实施铜合金干预的成本分析指出,考虑到预期的感染减少(以及治疗这些感染的高昂成本),对于一个有20张病床的重症监护室来说,铜合金表面改装支出的成本可以在两个月内收回。

其他研究人员还研究了铜合金在医疗机构中多种可能的用途(Souli,2017)。这看起来是一种很有前景的干预措施,可以用于减少感染,从而减少抗生素的使用。

铜合金包括青铜、黄铜以及其他铜合金。如果要在医疗机构使用这些材料,需要研究它们的安全性、有效性、耐用性、美观性、耐受重复清洁的能力。单单依靠铜合金干预并不能解决卫生保健相关感染的问题,而是需要与其他干预措施联合实施,方可能使消除感染变得更加容易。

在一些低收入国家,研究人员利用铜的抗菌活性来处理饮用水。印度的研究人员使用3种不同类型的无菌容器——铜罐、玻璃瓶、带有铜线圈的玻璃瓶盛放蒸馏水,然后给每个容器接种大肠埃希菌、伤寒沙门菌、霍乱弧菌并过夜培养。16小时后,铜罐和带有铜线圈的玻璃瓶所盛放的蒸馏水中,细菌没有增殖,而玻璃瓶盛放的蒸馏水中伤寒沙门菌和霍乱弧菌的数量增加了3~4倍,大肠埃希菌的数量则增加了30倍以上(Sudha,2009)。他们测量了铜罐所盛放的蒸馏水中铜的浸出量,发现其在世界卫生组织规定的人类饮用水安全限度内。研究人员建议,利用铜的抗菌活性可以改善低收入国家饮用水安全状况,而且该方法成本较低,应该就该方法开展更多的现场试验。

一般来说,中低收入国家卫生保健相关感染的感染率(包括外科伤口感染)高于高收入国家。专业培训和优化人员配置可能有助于减少感染,但中低收入国家在硬件条件上往往存在基础设施缺乏、空间不足、通风不佳,以及基本药物长期短缺等问题。在许多中低收入国家,抗生素耐药菌的比例高于高收入国家,这在一定程度上反映出这些国家的抗生素滥用现象(无须处方就能买到抗生素)。

概括起来,如今可以通过多种方法减少感染的发生以大幅减少抗生素需求,包括:提供清洁用水和卫生设施;提高免疫接种率;采取措施减少卫生保健相关感染,包括提升医务人员的受教育水平和培训水平,确保有效干预措施的实施;保证安全卫生的食物供应,减少食源性感染;等等。间接的方法则包括提升人群的健康水平,更从容地抵御感染。通过行为干预或公共卫生干预,许多感染的危险因素是可以避免的,包括:消除营养不良和微量元素缺乏,从而降低感染风险和不良后果;减少吸烟,甚至戒烟;控制肥胖;遏制毒品使用和针头共用;使用避孕套以避免性传播感染;等等。所有这些干预措施都可以在一定程度上降低感染风险。还有一些更间接的减少感染的方法,例如,改进感染病接触者追踪<sup>①</sup>中的早期诊断和治疗技术,以避免结核病、淋病的持续传播(这两种感染病的传播现在仍然是全球性问题)。此外,还可以通过改进虫媒(例如蚊子和蜱虫)控制方法来减少发热性疾病的发作,从而减少抗生素的需求和使用。

**有没有不使用抗生素的治疗感染的方法——不像使用抗生素那样导致耐药性的治疗方法?**

除了寻找方法减少对抗生素的需求,消除非必要、不合理的使用,我们还应积极寻求各种替代疗法。消除非必要或低优先级别的抗生素使用尤其困难,因为这涉及多个部门,而不仅仅是医疗服务部门。对于其他部门和行业,包括农业、水产养殖业、畜牧兽医行业和制药业,抗生素的使用能产生巨大的经济利益。

人们仍然担心,无论研发出何种新型抗生素,细菌都会找到一条绕过它们的途径来破坏它们的作用,或通过其他方式改变自身,使自身的生命和生理功能得以延续。最有希望的方法可能包括找到有益健康的微生物或微生物组合,利用它们帮助宿主挤走致病菌。使用广谱抗生素攻击细菌会摧毁或扰乱益

---

① 接触者追踪,即追踪感染患者的密切接触者,从而帮助接触者获得护理和治疗,防止感染进一步扩散。——译者注

生菌及其相关细菌种群,是一种短视的做法,虽然可以带来立竿见影的效果,但具有长期隐患。

人们已将粪菌移植用于治疗严重的艰难梭菌结肠炎(见第3章),也正在评价将这种方法用于治疗其他疾病的疗效。

寄居在人体内的细菌引起了人们极大的关注,因为一个多世纪以来我们已经能够观察到并且培养其中多种细菌。尽管它们中的大多数采用传统方法无法培养,但是可以通过基因测序和其他技术检测出来。人体内还有大量的古核生物,它们最初也被归类为细菌。病毒群落是肠道微生物群的正常组成部分,虽然受到的关注较少,但数量巨大且多样。不足为奇的是,肠道微生物群还包括大量的噬菌体,即能够感染细菌但不感染人类的病毒。人类最大的噬菌体库在人体肠道内,这也是人体内大多数细菌的所在部位。

目前,采用粪菌移植这种方法来治疗艰难梭菌感染和解决其他医疗问题让人们有了一些顾虑。粪菌移植究竟移植了什么? 一项从 1 名供体向 3 名不同受体进行粪菌移植的研究发现,在移植过程中,多个病毒谱系发生了转移。研究人员对供体肠道微生物群中的病毒颗粒进行分析,发现了多达 32 种供体病毒。研究人员使用宏基因组测序技术发现多个病毒谱系已经转移。让人放心的一点是,研究人员发现转移的病毒谱系中没有一个是可以在人体细胞中复制或导致已知疾病的,但这只是一项研究中观察到的现象而已。

人们也正在研究将粪菌移植应用于其他医疗问题的可能性。目前正在进行的大量研究都致力于更好地了解细菌的功能,特别是细菌群落及其在治疗感染和解决其他医疗问题方面的潜在作用。这些研究在未来的治疗中可能有重要的价值。有人将人类微生物群称为"下一代医学的宝库"。

### 还有哪些治疗感染的方法可以不使用抗生素?

有几种方法正在试验中,尚未大规模应用。一般来说,抗生素价格便宜、大众认知度高、应用广泛,因此很容易理解抗生素治疗为何会成为治疗感染的首选方法。替代方法的发掘以及在人群中的大范围应用往往更为复杂。

目前正在试验的一种方法是使用人源单克隆抗体(实验室制备的高度均一的抗体)来结合并中和(灭活)艰难梭菌毒素B。这种方法可以降低艰难梭菌感染的复发率。大约 25% 的人在首次感染艰难梭菌后会复发,而复发人群中,大约 40% 的人会再次复发。美国食品药品管理局已批准人源单克隆抗体 Bezlotoxumab[①] 用于预防 18 岁以上人群的艰难梭菌感染复发。艰难梭菌感染复发的危险因素包括:高龄(65 岁以上)、免疫功能低下、有严重疾病、有艰难梭菌感染复发史,以及特殊菌株(BI/NAP1/027)导致的艰难梭菌感染。具有多重风险因素的患者在接受 Bezlotoxumab 单抗治疗后,感染复发的风险可以大幅降低。此抗体的缺点是成本太高,因此,医院会尽量把它留给复发风险极高的患者使用,因为感染复发同样会产生

---

① 2016 年 10 月,美国食品药品管理局批准 Bezlotoxumab(商品名 ZINPLAVA)上市,与临床上治疗艰难梭菌感染所采取的标准抗生素治疗联合用药,用于预防 18 岁以上人群的艰难梭菌感染复发。这种药不是抗生素,而是一种单克隆抗体,旨在中和艰难梭菌毒素B。——译者注

高昂的治疗费用。

　　另一种治疗感染的方法是中和炭疽杆菌(引起炭疽)毒素。人源单克隆抗体瑞西巴库(Raxibacumab)可阻止炭疽杆菌毒素与人体细胞结合。如果毒素不能与细胞结合,就不能破坏细胞。不过,这种抗体不能灭杀炭疽杆菌。美国食品药品管理局于 2012 年批准使用瑞西巴库来预防和治疗吸入性炭疽[①],但需要与抗生素联合用药。瑞西巴库必须通过静脉注射给药,可能会引起瘙痒和其他过敏症状,因此药品说明书中还会提到苯海拉明之类的抗组胺药的使用。这种单克隆抗体之所以受到极大关注,是因为它是美国第一种仅基于动物药效数据而获批的药物。瑞西巴库应该不会广泛使用,它只是为了应对特定感染(生物恐怖主义威胁)而研发的品种。

　　利用一个人体内产生的抗体(这些抗体仍然有效)来治疗或预防感染已经有很长的历史了。在没有其他治疗方法的情况下,这种方法通常用于治疗病毒感染而非细菌感染。这需要有人经历过感染或免疫并产生了抗体,并且愿意献血,这样才可以提取抗体用于治疗另一个人。这种方法高度依赖于产生抗体的人,而且使用起来也具有一定的局限性。目前会用到这种方法的一种情况是,如果有人被携带狂犬病毒的动物咬伤,可以在注射狂犬疫苗的同时使用狂犬病人免疫球蛋白。

　　为了克服依赖人产生抗体的局限性,人们找到了一个新的

---

① 美国食品药品管理局于 2012 年 12 月通过优先审评、加速批准程序批准"孤儿药"——瑞西巴库注射液用于治疗和预防吸入性炭疽(吸入炭疽杆菌芽孢)。瑞西巴库是一种单克隆抗体,可中和炭疽杆菌毒素。——译者注

突破口。有一种专门培育的牛——人工染色体牛[①]，其淋巴细胞（在适应性免疫中起关键作用的白细胞）能够分泌人源多克隆免疫球蛋白（抗体）。这种牛具有人工染色体 B 淋巴细胞，可以对各种细菌和病毒产生免疫应答。牛淋巴细胞可以产生有效的抗原特异性人源抗体。这是一个能够迅速产生大量抗体的生物系统，可以产生病原特异性甚至菌株特异性抗体，用于应对一系列病原微生物感染。在一项 I 期临床试验中，给健康成人注射这种人工染色体牛产生的中东呼吸综合征冠状病毒抗体后，结果显示安全且耐受性良好。这种方法可以用于制备抗体来治疗特殊的对抗生素耐药的致病菌感染。有一份已发布的调查报告对采用这种方法获得抗体并用于治疗人型支原体感染进行了介绍。

益生菌已被用于治疗牙周病，可以通过唾液链球菌和乳杆菌来去除致病菌。

### 什么是噬菌体疗法？它的工作原理是什么？这种疗法的使用现状如何？

最近的一些报道介绍了噬菌体疗法在治疗细菌感染方面的应用。噬菌体是感染细菌的病毒，它们也会感染古核生物。古核生物与细菌在生物分类系统中长期被混为一谈，但现在人们已经知道古核生物是不同于细菌的一个独特的微生物类别。噬菌体对细菌的感染会导致溶菌（细菌分解和死亡），因此人们

---

① 人工染色体牛，即将跨物种染色体重组技术应用到牛身上，培育出一种特殊的跨染色体牛，其血液中可生产人源单克隆抗体。——译者注

对噬菌体在治疗感染方面的应用很感兴趣。

噬菌体早在 100 多年前就被发现了,20 世纪 40 年代人类第一次在电子显微镜下观察到噬菌体的形态。噬菌体是生物圈最常见的微生物之一,种类繁多、数量巨大、分布广泛,可存活于水、土壤、地表、生物体内和体表。人类日常生活中会接触到大量的噬菌体。噬菌体包含核酸(通常是 DNA)、蛋白质或脂蛋白外壳。一滴海水中可能含有 100 万个噬菌体。噬菌体存在于任何有细菌的地方,而且数量远多于细菌。噬菌体既可以活跃于自然界,也可以被纯化和保存。它们在生物学和微生物进化中起着关键作用。它们具有特异性———一种噬菌体只能感染特定类型的细菌,有时只能感染单一菌株,这正是噬菌体的优势之一,可以实现对一种特定类型细菌的精准感染,并且不会影响人体细胞。

细菌和古核生物已经进化出多种复杂的机制来抵御噬菌体,并形成了"反噬菌体防御系统",这已不足为奇。编码防御系统的基因存在于细菌的基因组中。反噬菌体防御系统可以防止外来 DNA 对细菌的侵袭。

噬菌体具有两种可能的生命周期。一类噬菌体具有裂解(分解或杀伤)细菌的能力,被称为烈性噬菌体。烈性噬菌体可以附着在细菌细胞壁的受体(就像一个对接站)上,将 DNA 注入细菌,并接管宿主细菌的遗传系统以产生更多的噬菌体。通常,每个烈性噬菌体可释放 10~100 个病毒颗粒。烈性噬菌体可以产生破坏细菌细胞功能的酶(细胞溶素)。另一类噬菌体被称为"温和噬菌体"或"溶原性噬菌体",它们能够感染细菌,但不灭杀细菌,而是与宿主细菌基因组一起复制。有些噬菌体可以将遗传物质转移到细菌中。例如，温和噬菌体可以将霍乱毒素基因转移到非产毒霍乱弧菌内。温和噬菌体也会转移抗性基因。

位于格鲁吉亚第比利斯（Tbilisi）的叶利亚瓦噬菌体、微生物学和病毒学研究所（Eliava Institute of Bacteriophages, Microbiology and Virology）长期以来一直开展噬菌体研究，并将噬菌体用于治疗感染。由于磺胺类抗生素以及其他抗生素陆续被发现，并且易于批量生产，导致其他研究机构对噬菌体的研究基本中断。虽然也有研究人员进行了一些噬菌体疗法相关研究，但是研究结果并没有达到严格的临床试验的预期，因此，噬菌体疗法的潜在用途和优势被主流科学界所忽视。

由于抗生素耐药性引发的公共卫生危机迫在眉睫，人们又重新期待甚至急切盼望进一步探讨噬菌体疗法的潜在用途。近年，关于噬菌体疗法有一个广为宣传的案例，即一个创新团队与众多合作者通过使用噬菌体疗法挽救了一名因多重耐药菌感染而濒临死亡的患者的性命。在美国，这一案例已激发了人们推动噬菌体研究的兴趣。

2015 年，一位来自加利福尼亚州的 69 岁教授在埃及度假期间患病。他因严重的腹痛和发热住院就诊，并被诊断出胰腺炎。后来，他被空运转移至德国法兰克福，被诊断出胰腺炎并发症和胰腺假性囊肿（囊性积液中富含胰酶和其他物质）。囊肿中的积液被引流排出后，这名患者被发现感染了多重耐药鲍曼不动杆菌，这是一种革兰氏阴性菌，可引发严重甚至致命的感染。这种细菌经常在医院环境中被检出，许多曾在中东服役的美国退伍军人就感染过这种细菌。（鲍曼不动杆菌有时也被称为伊拉克杆菌,因为这种细菌与曾在伊拉克和阿富汗服役的退伍军人有关,一些退伍军人通常在受伤住院后感染这种细菌。)这名患者接受了多种抗生素联合治疗,病情稳定后,被转移到加利福尼亚大学圣迭戈分校桑顿医院的重症监护室。后来,多次检测表明这名患者体内的细菌已经对几乎所有已知抗生素产生了耐药性。虽然最初这名患者的病情有所改善,但后来他又因引流管滑脱出现了危及生命的败血症,并陷入昏迷。

由于已经找不到有效的抗生素可用,加之临床情况非常危急,包括加利福尼亚大学圣迭戈分校传染病系主任罗伯特·斯库利(Robert Schooley)在内的治疗团队决定试一试噬菌体疗法。他们找到了三家愿意提供帮助的机构,这些机构有合适的噬菌体,对该患者感染的鲍曼不动杆菌具有抗菌活性。治疗团队与马里兰州弗雷德里克美国海军医学研究中心生物防御研究理事会、得克萨斯农工大学噬菌体技术中心,以及位于圣迭戈的专门从事噬菌体治疗的生物技术公司 AmpliPhi 开展了快速合作。他们通过招募在圣迭戈州立大学成立了一个研究小组,该研究小组能够纯化噬菌体标本,使其能够安全地用于人体。为了能用这三家机构提供的噬菌体开展治疗,抓住最后一线希望,斯库利向美国食品药品管理局提出了紧急用新药临床试验申请并获批。

随后,他们启动了噬菌体治疗,最初是通过导管将 4 种噬菌体的混合物引入这名患者体内的假性囊肿,后来又进行了静脉注射。该患者体内的鲍曼不动杆菌对最初使用的噬菌体产生了耐药性,治疗团队又使用新的噬菌体毒株改进疗法。该患者最终被治愈,不过体重减轻了 100 磅且恢复得比较缓慢。

在这个案例中,多方的共同努力造就了成功的结果。这与治疗团队能够联合多家既愿意提供噬菌体又愿意并肩协作的机构,并充分利用对方已取得的工作成果密不可分。更重要的是,该患者的治愈经验为感染治疗指明了新的努力方向。

从这个案例中可以看到噬菌体疗法的优势和局限。使用噬菌体疗法的优势包括:

(1)可以在不破坏人体内微生物群的情况下,对特定的细菌感染进行治疗,精准攻击目标细菌。

(2)既可以用于革兰氏阴性菌,也可以用于革兰氏阳性菌。

(3)可以使用鸡尾酒疗法(使用多种噬菌体的混合物进行治疗)。

(4)可以用于抗生素耐药菌(不被抗生素耐药性所局限)。

(5)当目标细菌存在时,噬菌体可以进行遗传复制,而目标细菌被清除后,噬菌体也不复存在。

(6)不影响人类宿主细胞,据目前所知,噬菌体对人体是无毒的。

(7)可以通过多种给药方式治疗。

(8)目前尚未发现不良反应。

(9)可以迅速发挥作用。

(10)可以进行个性化定制,设计具有特定属性的噬菌体。

(11)噬菌体疗法似乎不会导致细菌释放高水平的内毒素。一项研究发现,使用噬菌体灭杀细菌时细菌所释放的内毒素比使用抗生素时释放的内毒素要少。

(12)噬菌体本身或经基因工程改造后可以穿透细菌生物被膜。

(13)噬菌体的相关产品,如细胞溶素、其他酶类等已经用于人体治疗。

尽管噬菌体疗法的优势很多,但潜在的问题和未知的影响也不少。关于噬菌体疗法的有效性、安全性和使用方面的许多实际问题还需要更多的研究来解答。目前,噬菌体疗法可能会遇到的障碍如下:

(1)细菌可能对噬菌体产生耐药性;在治疗过程中,可能需要对噬菌体或噬菌体混合物进行改造。

(2)噬菌体疗法需要针对引起感染的特定细菌进行个性化治疗。

(3)噬菌体本身不能独自移动,必须到达感染部位才能发挥作用,如何传递噬菌体以使其到达目标细菌是关键问题。

(4)有效的给药方式尚不清楚。目前已经应用过的给药途径包括表面(局部)使用、静脉注射给药、喷雾给药,以及导管滴注给药等。

(5)噬菌体的药代动力学特性尚不清楚。

(6)在产品的测试、生产、一致性方面存在监管不完善的问题。

(7)当前的药物临床试验和审批的监管模式大多是针对化学分子的,而噬菌体是一种病毒。

(8)关于噬菌体疗法短期或长期的安全性尚无定论。

(9)考虑到噬菌体的选择和治疗方法的多样性,噬菌体的临床试验将会非常复杂。

(10)关于是否会发生意外的不良事件,或者噬菌体能否感染细菌并增加细菌的毒力尚不清楚。

(11)如果每个疗程都必须进行个性化操作,治疗会异常复杂并产生高额费用。

到目前为止,噬菌体疗法的相关数据极其有限。不过,已经有一些治疗效果良好的案例报道,例如,利用噬菌体治疗铜绿假单胞菌感染的主动脉移植。

**噬菌体疗法:展望未来**

随着细菌对抗生素的耐药性水平越来越高,噬菌体疗法成了尚在研究中的用以替代传统抗生素疗法的诸多替代方法之一。噬菌体疗法因为上述案例受到了人们的高度关注。该案例中,患者的治疗团队是可以通过美国食品药品管理局的紧急通道获批采取噬菌体疗法的。

这一成功案例之后,又有 5 名患者陆续被治愈。因此,治疗团队宣布启动一个临床中心来完善噬菌体疗法。他们将与相关公司、研究机构合作,将噬菌体推向市场。该临床中心成立后,将获得由加利福尼亚大学圣迭戈分校提供的为期 3 年的 120 万美元的资助,并命名为创新噬菌体应用和治疗中心(Center for Innovative Phage Applications and Therapeutics,IPATH)。该中心不生产噬菌体,但将与相关公司、研究机构合作进行多中心临床试验。至少在成立后的最初阶段,该中心侧重于噬菌体在以下方面的应用:单一细菌感染引起的慢性多重耐药菌感染治疗、器官移植、医疗器械(例如起搏器、人工关节)植入、囊性纤维化治疗等。

另一个噬菌体疗法应用案例是使用 6 种噬菌体的混合制

剂(商品名为 Biophage-PA)治疗铜绿假单胞菌感染引起的慢性中耳炎,通过直接将混合制剂滴至耳内予以治疗。在一项小型试验(24 名患者)中,相较于安慰剂,该混合制剂能够有效地降低铜绿假单胞菌水平。该疗法不使用抗生素,且耐受性良好。

## 目前,噬菌体和细菌素的应用状况如何?

虽然噬菌体应用于临床医疗的研究尚处于早期阶段,但在其他行业,使用噬菌体的干预措施已完成试验,并且已有相应的噬菌体产品上市。噬菌体制剂 Listex P100 已从美国食品药品管理局获得"一般认为安全"(generally recognized as safe,GRAS)认证,并被美国农业部食品安全检验局批准用作即食肉制品和家禽产品的抗菌剂。由于噬菌体的用途被认定为食品加工辅助剂,所以也不需要标示在成分表中。Listex P100 专用于控制单核细胞性李斯特菌,这是一种能够污染食品(包括肉、牛奶和其他食品)并导致食源性疾病暴发的细菌。对于孕妇、婴儿、老年人和其他免疫功能低下的群体,单核细胞性李斯特菌能引起极其严重的感染(病死率很高)。单核细胞性李斯特菌有个不同寻常的特征,在低温下甚至在冷藏条件下能够繁殖(大多数细菌在低温下减缓或停止繁殖)。冷藏食品,特别是那些长期储存的食品,可能会被单核细胞性李斯特菌严重污染。

Listex P100 是一种液体,主要在加工后环节中(包装前)使用,因为这时加工好的食品可能会被再次污染。它可以在包装前喷在食品上,也可以用于一些器具表面,例如切片刀具。

它可以用于肉、鱼和奶酪等食品。美国、欧盟、加拿大、澳大利亚、新西兰、瑞士和以色列都批准了该产品上市。

2017—2018 年,南非暴发了一场疫情,凸显了李斯特菌是引起食源性疾病暴发的重要病原菌。截至 2018 年 6 月,南非的这场疫情报告了 1000 多例病例,病死率超过 20%;42% 的确诊病例为婴儿,他们在母亲孕期或分娩期间被感染。经过深入调查,研究人员确定了疫情的源头——市场上一种大家经常食用的即食肉制品(商品名为 Polony)。该产品出口至非洲地区的 15 个国家。即使传染源得到确认之后,由于李斯特菌感染的潜伏期很长(通常 1~3 周,甚至长达 70 天),研究人员预计还会出现更多的病例。

**细菌素**

细菌素是细菌产生的能灭杀细菌或抑制细菌生长的蛋白质类或多肽类物质。它们现已用于食品工业,但尚未用于治疗人类感染。细菌素发现于 1925 年,是在细菌内由细菌核糖体合成的。细菌素在结构、功能、生态学上都丰富多样。革兰氏阴性菌和革兰氏阳性菌都可产细菌素。几乎每种细菌和古核生物都能产生至少一种细菌素。

大多数细菌素具有窄谱抗菌活性,能抑制亲缘关系较近的细菌的生长。它们是肠道微生物群的一部分。编码细菌素的基因可以位于染色体或转座子、质粒等可移动基因元件上。有些细菌素具有商业用途,特别是在食品工业中,例如加速干酪成熟。在美国,细菌素被归类为"一般认为安全",因此可用于食品加工。它们可以影响细菌内膜,从而引起细胞内容物泄漏;可以降解细菌的 DNA 和 RNA;可以靶向肽聚糖前体,阻断细胞壁合成,从而发挥抗菌作用。

片球菌素 PA-1 可以抑制单核细胞性李斯特菌的生长,已用于许多食品的加工。乳酸链球菌素是由乳酸链球菌产生的,可以用作食品防腐剂。与许多细菌素只抑制近缘菌种不同,乳酸链球菌素相对广谱,能抑制李斯特菌、金黄色葡萄球菌、蜡样芽孢杆菌、肉毒杆菌等,这些细菌都是可污染食品的病原菌。乳酸链球菌素还可以延长食品的保质期,是一种常见的食品添加剂。

# 8 抗生素有效性的维持 与新型抗菌疗法的研发

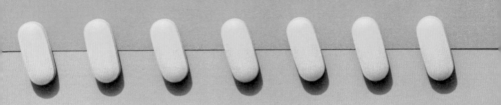

## 抗生素滥用的现象有多普遍？

多项统计研究的结果表明，在广大人群中，以非必要用药或不合理用药为特征的抗生素滥用比例高达 $1/4 \sim 1/3$。在某些特定类型感染（例如上呼吸道感染）的治疗中，这一比例可能会达到 $50\%$ 甚至更高。美国疾病预防控制中心指出，美国的急症医院中有 $20\% \sim 50\%$ 的抗生素使用是非必要或不合理的。大量研究也一再证明，抗生素处方的合理使用在美国仍有很大的改进空间（Fleming-Dutra，2016；Hicks，2015）。

抗生素处方不当通常包括以下几种情况：

（1）在不需要使用抗生素的情况下使用抗生素。

（2）抗生素品种错用，或抗生素使用剂量不当、给药方式不当（例如口服有效，却选择肌肉注射、静脉注射等给药方式）。

（3）用药疗程不当，疗程过长或过短。

（4）因某些原因不能使用特定抗生素（例如，因过敏而不能使用特定抗生素，或正在服用的药物与特定抗生素相互作用）的患者，却使用了该种抗生素。

在美国，大多数情况下，抗生素处方不当是过量用药而非用药不足。但在中低收入国家和地区，由于缺医少药，许多本应接受抗生素治疗的患者却无药可用。

对于特定患者、特定类型的感染，是否需要进行抗生素治疗以及应该使用何种抗生素治疗都受多种因素影响。大多数人将抗生素用于治疗呼吸道感染，包括感冒、咳嗽、咽炎、鼻窦炎、支气管肺炎、中耳炎等伴发的上呼吸道感染。然而,呼吸道感染主要由病毒引起,抗生素对病毒无效。尽管病毒性呼吸道感染有时伴有继发性细菌感染而使情况变得复杂(病毒感染后患者更容易受到细菌感染),但这种情况并不常见。

在美国乃至全球范围内,抗生素耐药菌感染以惊人的速度递增,许多组织和机构已开始致力于监测抗生素滥用,并积极探索减少非必要、不合理用药的方法。所有用于人类、植物、动物的抗生素品种,无论是否正确使用,都会促进抗生素耐药菌的出现。只有抗生素治疗的获益大于潜在风险时,使用抗生素才有意义。理想情况下,针对特定感染,原则上应该选用抗菌谱最窄的抗生素进行治疗。可惜事与愿违,如今广泛使用的抗生素多具有较广的抗菌谱,这会对人体的正常菌群产生持久的影响。

抗生素的选择受众多因素影响,处方习惯一旦形成,则不易改变。

2008 年,美国食品药品管理局对氟喹诺酮类抗生素的使用发布警告,2016 年又因多起不良反应事件(包括对肌腱、肌肉、关节、神经、中枢神经系统的损害)再次更新了警告清单。研究人员对 2014 年美国成人门诊患者中氟喹诺酮类抗生素的使用情况进行了调查,以评估这类处方是否符合美国食品药品管理局关于限制氟喹诺酮类抗生素使用的建议。结果发现,在所有氟喹诺酮类抗生素处方中,非必要用药约占 5%,非首选用药占近 20%(非首选用药指在某种感染情况下,其他抗生素的治疗效果会更好),这些不合理的处方占成人门诊中全部氟喹诺酮类抗生素处方的比例高达 25%。2014 年,美国门诊的氟喹诺酮类抗生素处方总数为 3150 万张,在泌尿生殖系统疾病(例如尿路感染)治疗中氟喹诺酮类抗生素的消耗量最多,呼吸系统感染治疗紧随其后。其中,有近 800 万张处方属于非必要用药或非首选用药(Kabbani,2018)。随后进行的一项针对某医院氟喹诺酮类抗生素门诊处方的调查研究发现,18% 的氟喹诺酮类抗生素处方不符合美国食品药品管理局的用药建议(Mercuro,2018)。进一步的分析研究显示,如果将这些处方中氟喹诺酮类抗生素的用法、用量也考虑在内,则有 75% 的处方属于不合理用药。其中,氟喹诺酮类抗生素疗程过长而导致过度使用的情况占 54%。在接受氟喹诺酮类抗生素治疗的患者中,有 4% 的患者出现了严重的不良反应,3% 的患者因氟喹诺酮类抗生素耐药菌而出现反复感染。

氟喹诺酮类抗生素在美国获批后已有 40 多年的使用历史。这类抗生素价格便宜、耐受性良好,且可以用于多种感染的治疗。因此,治疗各种感染时很多临床医生在处方中用起这类抗生素来颇为"得心应手"。对于美国食品药品管理局发布的用药警告,许多医生置若罔闻,或仅对自己的用药习惯稍做调整。然而,他们面对自己不熟悉的药物的用药警告时,则会更严格地遵循用药建议。

前面提到,很多时候,一些抗生素被用于治疗并不完全对症的感染,而且疗程过长。在使用抗生素治疗鼻窦炎时,美国传染病学会的指南建议最佳疗程为 5~7 天,但最近的一项研究结果显示,70% 的处方上疗程达到了 10 天或更长时间(King,2018)。研究人员发现,在严重的腹腔内感染的治疗中,抗生素用药 8 天即可治愈,但患者却往往接受长达 15 天的抗生素治疗。

对临床医生而言,高质量研究给出的疗程建议可能更具参考价值。在一项针对 2 岁以下急性中耳炎患儿的抗生素用药疗程研究中,研究人员对比了治疗 5 天与治疗 10 天的区别,结果发现短疗程比长疗程的治疗失败率更高,分别为 34％ 和 16％(Hoberman,2016)。这项研究结果表明,除非找到一种方法来确定个性化用药疗程,否则 2 岁以下患儿应该予以长疗程治疗。

对于莱姆病患者,已有的用药指南一般建议不要进行长疗程治疗。

尿路感染的发病率虽远低于呼吸道感染,却也是门诊患者和住院患者中较常使用抗生素治疗的感染。目前的指导原则是:除特殊情况外,对于尿液中检出细菌但无症状的尿路感染(无症状菌尿症)患者,不建议予以抗生素治疗。尿路感染通常由革兰氏阴性菌引起,且在老年人群中更为常见。目前的治疗共识是:出现急性症状的尿路感染应予以抗生素治疗;孕妇出现菌尿,即使没有症状也需予以抗生素治疗,否则会影响妊娠;正在接受外科手术或其他涉及泌尿生殖道的手术的患者,如存在菌尿也应予以抗生素治疗。相比血液、脑脊液等其他标本,尿液标本更容易收集,尤其对于住院患者来说,即使没有出现任何症状,其尿液标本也经常被送到检验科进行化验。但有研究表明,在无症状菌尿症女性患者中,进行抗生素治疗比不治疗更容易导致患者在 12 个月后复发菌尿症。在这种情况下,抗生素治疗通常不起作用。3 年多的随访结果显示,接受抗生素治疗的患者出现菌尿症的可能性是不接受抗生素治疗的患者的 4 倍以上,且治疗组出现抗生素耐药性的概率明显更高

(Cai, 2015)。

对于急性憩室炎患者，通常建议予以抗生素治疗。但是最近的一项研究发现，对于初次发作的急性单纯性憩室炎患者，未接受抗生素治疗的患者的康复速度和接受抗生素治疗的患者一样快。综合其他研究结果，建议对于急性单纯性憩室炎患者的治疗不可一概而论，应视患者具体情况有针对性地选择是否使用抗生素(Daniels, 2017)。若憩室炎病情较为严重，细菌可能会从患者的肠中漏出，因此患有严重和复杂的憩室炎的住院患者需进行抗生素治疗。

## 哪些方法能促进抗生素合理使用，减少不合理处方？

已有的合理使用抗生素的方法中，既包括针对临床医生个体的方法，也包括针对医疗机构(例如诊所、医院)整体的方法。然而，仅停留在理论教育层面的方法大多达不到很好的效果。尽管这些促进抗生素合理使用的方法颇为有用，但人们往往并不遵照执行。因此，特定情况下会施行抗生素自动停用令。

美国的权威机构(例如美国传染病学会)、医院及卫生保健系统等为临床医生制定了抗生素使用指南，指南里详细地介绍了何种情况下可使用抗生素及其用法、用量。它们还开发了临床实践算法——临床决策思维导图，以供医务人员参照执行。在美国疾病预防控制中心的支持下，研究人员开发了MITIGATE抗生素管理工具包(MITIGATE Antimicrobial Stewardship Toolkit)，旨在协助急症医院和综合医院急诊科实施抗生素管理项目。

　　尽管是否使用某种抗生素最终由临床医生决定,但他们的决定会受这些指南影响。有些卫生保健系统会追踪临床医生是否遵循了各种指南的指导意见,对遵循者给予奖励,对不遵循者进行适当惩罚,并将抗生素使用情况列为医疗质量审查的一部分。

　　2016年,美国医师协会和美国疾病预防控制中心联合发布了一份临床指南,用以指导成人急性呼吸道感染的抗生素治疗(Harris,2016),其中对支气管炎(90%以上由病毒引起)、咽炎、急性鼻窦炎患者在何种情况下应接受抗生素治疗做了说明。该指南也发表于主流医学杂志上,同时可以在线获得美国疾病预防控制中心的患者信息表。

临床医生的决策会受到各种指南的影响

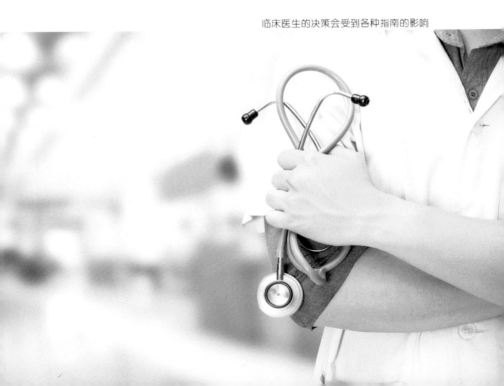

英国前首席医疗官萨莉·戴维斯夫人对抗生素耐药性问题（包括过度使用抗生素）的严重性发出过警示，并在英国和全球范围内进行了诸多努力。一项在英国进行的研究招募了1581 名全科医生，他们来自抗生素处方率排名当地前 20％的诊所（Hallsworth，2016；Gould，2016）。这些医生被随机分成两组：一组医生在抗生素处方率高于该地区平均水平 80％时，会收到首席医疗官的提醒；另一组医生则不会收到任何提醒。然后，研究人员就所发送的提醒信息对全科医生抗生素处方率产生的影响进行了评估。结果发现，收到提醒信息的小组，抗生素处方率降低了 3.3％。尽管这个比例看似微不足道，但因参与者基数庞大，这便意味着抗生素处方减少了 73406 张。那么，向患者发送提醒信息是否同样有效呢？在该研究中的另一部分，研究人员亦向患者发送了与其用药相关的提醒信息，以期减少抗生素使用。结果却令人失望，在这种情况下，提醒信息并未对抗生素使用产生任何干预性影响。这项研究表明，通过电信、网络方式提醒临床医生采取合理的处方行为可能是一种既经济节约又行之有效的方法。

在美国，各州之间的抗生素使用情况大不相同，与之类似，欧洲的不同国家、不同时期的抗生素使用情况也存在巨大差异。在英国，80％～90％的人使用的抗生素处方是由社区诊所的全科医生开出的。2000—2014 年，英国基层医疗机构的抗生素处方数量增加了 46％（每千人的抗生素消耗量从 14.3 个限定日剂量增至 20.9 个限定日剂量），但 2014—2017 年，英国基层医疗机构的抗生素处方数量下降了 13.2％。2014 年，在欧洲，抗生素消耗量（以限定日剂量计算）最低和最高的国家之间，全年消耗量相差近 2 倍。其中，荷兰的抗生素消耗量最低，约为每千人 10 个限定日剂量,而希腊最高,约为每千人 30 个限定日剂量(Gould,2016)。

有些干预措施产生了一定的效果。在英国,政府大力支持药物处方行为合理化,2014—2017 年,抗生素总消耗量下降了6.1%。但需警惕的是,尽管在此期间英国的临床治疗中抗生素处方数量已在减少,但是耐药菌却从未消失,使用抗生素的患者中,耐药菌引发血流感染的比例增加了 1/3。

一项在西班牙 23 家基层医疗中心开展的随机试验中,研究人员评估了不同处方给药方式对抗生素消耗量的影响。研究人员将这些医疗机构收治的急性单纯性呼吸道感染(多由病毒感染引起,抗生素治疗无效)患者进行分组治疗:第一组患者在试验当天就可以拿到抗生素,但被告知只有在 5 天后病情未好转时才能服用;第二组患者在试验当天不被提供抗生素,但3 天后病情未好转时,可在基层医疗中心获取抗生素;第三组患者则于试验当天就可以拿到抗生素,并按方服用;第四组患者也不被提供抗生素,但如试验期间症状未好转,可以选择再次就医。结果不出所料,第二组、第四组患者的抗生素总体消耗量低于立即给予抗生素治疗的试验组(de la Poza,2016),但试验中各组患者的病情相当。

美国的研究人员也对多种尝试减少抗生素不合理处方的方法进行了研究。两项研究中用到了电子病历系统进行干预:一项研究中,当患者被诊断为急性呼吸道感染时,部分医生的电子病历系统会提示他们使用非抗生素替代疗法;另一项研究中,医生如要开具抗生素处方,则需要在电子病历系统中填写必须使用抗生素的理由。还有一项研究采取的干预方法是每月向医生发送一封电子邮件,邮件中会将收件医生的抗生素处方与同样情况下的最佳抗生素处方进行比较。要求填写使用抗生素的理由和同行比较这两种干预方法,都有效地减少了抗生素不合理处方(Meeker,2016)。

科克伦综述数据库中有多项关于基层医疗实践中使用抗生素治疗急性呼吸道感染的研究,研究人员对 10 余种用以减少抗生素不合理处方的干预措施进行了评估。这些干预措施包括针对临床医生的培训材料、培训会议、处方审核和反馈、奖惩措施(包括针对不合理处方的处罚)、延迟开具处方(症状未好转时再给患者使用抗生素)、医患沟通策略、现场快速检测等(Tonkin-Crine,2017)。研究人员发现,中等质量证据显示 3 种策略有助于减少基层医疗实践中急性呼吸道感染的抗生素处方,包括医患共同制定治疗方案,并增加 2 项现场快速检测(C 反应蛋白检测和降钙素原检测)。2 项针对血液中特定指标的现场快速检测主要用于定量区分感染是由细菌引起的还是由病毒引起的。在细菌感染中,这 2 项指标的值要高于病毒感染。降钙素原的检测结果还可指导急诊科对急性呼吸道感染患者的诊治。

加拿大一家大型社区教学医院的研究人员因担心该医院环丙沙星的过度使用及其对艰难梭菌感染的影响,尝试了一种借助检验报告以减少抗生素不合理处方的方法(Langford,2016)。医院的微生物实验室负责从临床标本(例如尿液、痰液、血液、脑脊液等标本)中分离出细菌,检测其对抗生素是敏感还是耐药(有时要测定细菌对抗生素的敏感性或耐药性的具体水平)。微生物实验室通常会检测一种细菌对多种抗生素的敏感性或耐药性,并将全部药敏试验结果提供给临床医生。临床医生参考这些结果并根据需要修改治疗方案,以最大限度保证对患者感染的特定细菌对"症"下药。此项研究中,加拿大研究人员建议,如果微生物实验室检测的肠杆菌科细菌(肠杆菌科细菌包括常见的革兰氏阴性菌,如大肠埃希菌和克雷伯菌)对常用抗生素敏感(意味着肠杆菌科细菌可能被这些抗生素灭杀),则不需要将肠杆菌科细菌对环丙沙星的药敏试验结果提供给临床医生。如果临床医生仍想了解细菌对环丙沙星的药敏试验结果,他们需要主动向微生物实验室咨询。这项建议得到采纳并实施后,该医院的环丙沙星消耗量直线下降——从每千名患者 87 个限定日剂量减少到 39 个限定日剂量。但同时,氨苄西林-克拉维酸等传统抗生素的消耗量有所增加。研究人员还发现,与研究开始时相比,在该建议实施 12 个月后和 24 个月后从随访患者体内分离出来的大肠埃希菌对环丙沙星的敏感性水平有所增高。因此,不少人建议将这种选择性提供药敏试验结果的方法进行推广,以指导抗生素合理处方,减少抗生素的过度使用。

**如何从患者角度减少抗生素不合理用药?**

患者对抗生素使用的主观意愿会影响医生的处方行为。如果患者能认识到使用抗生素治疗上呼吸道感染效果不大,进而减少用药需求,则会产生事半功倍的效果。因此,美国疾病预防控制中心和其他机构通过网站或医院墙报的形式,向人们普及使用抗生素治疗上呼吸道感染多是徒劳无益的。

与其他许多国家不同,美国的大多数抗生素为处方药(某些局部用药除外,如杆菌肽和新霉素软膏),有相当大一部分患者凭处方在医院外购买抗生素。通常,有关抗生素合理使用的培训仅针对医生而非患者一方。但人们逐渐意识到,患者的主观意愿也会对抗生素使用产生决定性影响。当出现疾病症状时,首先是患者自己决定有无必要或者何时咨询医生。而患者容易受抗生素"总归有用"这一观念的影响,要么直接提出要求,要么施加一些或明或暗的压力,迫使医生给自己开具抗生素处方。在这种情况下,医生难免受患者的影响。一项研究发现,医生在一天的工作时间中,开具的不必要的上呼吸道感染抗生素处方,近午比清晨多,下午临下班比午后多。研究人员将这一现象称为"决策疲劳"(decision fatigue),因为医生按患者的意愿开方了事远比说服患者抗生素对上呼吸道感染无效要省事得多。在针对上呼吸道感染的远程医疗中,患者在就诊结束时需填写满意度调查表。研究发现,接受了抗生素治疗的患者满意度最高,没有接受抗生素治疗的患者满意度较低,而未接受任何治疗的患者满意度最低(Martinez,2018)。如果医生不给患者开具抗生素处方,就诊时间通常也会更长。

医学界还尝试通过《消费者报告》(*Consumer Reports*)之类的大众出版物普及这方面的知识。美国内科学委员会(American Board of Internal Medicine,ABIM)基金会联合多个医学专业学会共同发起了"明智选择"运动,制定并公布了抗生素使用建议。这些学会向大众普及了一些常见的抗生素滥用现象,对无症状菌尿症、疑似病毒性上呼吸道感染(表现为感冒、鼻塞、流涕等症状)等疾病无须使用抗生素治疗的原因做了说明。美国疾病预防控制中心和美国食品药品管理局共同发起了一项名为"变得聪明:了解抗生素何时有效"(Get Smart:

Know When Antibiotics Work)的运动,还与国际合作伙伴一起,在美国每年的抗生素宣传周对抗生素合理使用进行宣传。美国疾病预防控制中心官方网站以海报、传单、手册、视频、图片等形式,为大众提供了方方面面的相关信息。

## 何谓抗生素管理项目?

美国传染病学会将抗生素管理定义为:为监督和指导医疗机构合理使用抗生素而采取的一系列协调干预措施,这些措施包括正确选择抗生素品种、剂量、疗程及给药方式等(Fishman,2012)。抗生素管理的目标是获得最佳临床疗效、最大程度减少毒性反应和不良事件、降低治疗成本、遏制抗生素耐药性的出现等。美国医疗机构评审联合委员会(The Joint Commission,TJC)是一个提供医疗质量标准和医疗机构评审的非营利组织,只有经该委员会认证的医疗机构才可以从美国联邦政府和州政府得到医疗保险(Medicare)和医疗补助(Medicaid)两大医疗保险项目的偿付。美国医疗机构评审联合委员会针对综合医院、急症医院和长期护理院发布了一项关于抗生素管理的新标准(已于 2017 年 1 月 1 日生效),并出版了相关效绩管理指标。由于美国的众多医院都在力争通过该委员会的认证,因此这项标准将对医院内的抗生素使用产生广泛影响。

美国疾病预防控制中心还提出了实施抗生素管理项目的核心要素:

(1)领导层承诺(配备足够的人力、财力、信息技术资源)。

（2）责任制（确认一名领导，对抗生素管理项目的成果负责）。

（3）药物专业知识（专职药师负责协助抗生素管理项目的实施）。

（4）实施（项目内容获得科学证据的支持和专业学会的认可）。

（5）监督（全面监测抗生素的使用和耐药模式）。

（6）反馈（定期向临床医生等具有处方权的人员反馈抗生素使用和耐药情况）。

（7）教育（为临床医生等具有处方权的人员提供抗生素合理处方和耐药模式方面的培训）。

除美国疾病预防控制中心外，欧洲和北美洲各国、澳大利亚也一直致力于制定和实施类似的抗生素管理项目。来自12个国家的15名专家组成了一个国际小组，对出版文献、网站和其他数据资源中的医院抗生素管理项目进行了梳理和回顾，以期制定一套核心要素和一份内容清单，用于规范和实施具有全球影响力、覆盖各种小规模（医疗资源有限）医疗机构、通用性强的抗生素管理项目（Pulcini，2018）。

该小组最终达成共识，确定了七大核心要素和一份清单（包含29项内容），覆盖了与低收入、中收入、高收入国家的抗生素管理都相关的方方面面。这为医院启动抗生素管理项目打下了基础，并可促进那些仍缺乏抗生素管理制度的国家制定相关行动指南。该小组确定的七大核心要素与美国疾病预防控制中心提出的内容大体一致，但适用于各个国家。

在促进抗生素合理使用的同时，医院还必须坚持对多重耐药菌的监测,并防止患者在转往其他医院就诊时在院内外传播多重耐药菌。精准的感染控制方法可以减少医院内感染,并减少抗生素的使用。

## 抗生素管理项目成效如何?

多项研究表明,抗生素管理项目的实施可以有效减少抗生素的使用并降低医院成本。研究人员对 1960—2016 年的 32 项研究进行分析后发现,抗生素管理项目减少了抗生素耐药菌的感染和定植(携带细菌但无感染症状),这些耐药菌包括多重耐药革兰氏阴性菌、产超广谱 β-内酰胺酶细菌和耐甲氧西林金黄色葡萄球菌等。抗生素管理项目还可以降低住院患者感染艰难梭菌的概率(Baur,2017)。当辅以其他感染控制措施(例如勤洗手、使用洗手液等)时,效果更加显著。

在南非,实施抗生素管理项目的障碍之一是缺乏具有传染病专业知识的临床医生。在缺乏传染病学专业人员的地区,一个联盟建立了一个由药师主导的系统,负责对这些地区的抗生素使用情况进行审计,重点是避免疗程过长、减少多重抗生素滥用、防止抗菌谱雷同的抗生素叠用。这一覆盖 47 家医院的系统对减少这些地区的抗生素使用起到了积极作用(Brink,2016)。

为优化基层医疗机构中抗生素的使用,英国国家医疗服务体系(National Health Service,NHS)于 2015 年启动了一项国家抗生素管理项目,其中包含对达到既定改善目标、减少抗生素使用的医疗规划和服务机构提供财政补贴的条款。该项目中,抗生素使用获得改善的衡量标准包括:基层医疗机构中抗生素处方数量减少 1% 及以上,广谱抗生素的使用比例降低10% 及以上。研究人员对该项目实施之前 2 年和实施之后 2年的抗生素使用情况进行了比较,结果发现,实施之后 2 年的抗生素处方数量减少了8.2%,广谱抗生素的使用比例下降了近 19%(Balinskaite,2018),而且在此期间,减少抗生素的使用没有带来什么不良后果。

当前,人们正在尝试多种方法来改善不同环境、不同目标人群中的抗生素使用情况(Doernberg,2018),但并没有哪种方法可以一劳永逸地解决问题。和那些力图减少卫生保健相关感染的管理项目一样,对于抗生素滥用可能也需采取一系列干预措施,才能产生一些实质的、持续的改善效果。

**抗生素过敏是如何成为抗生素管理项目的关注重点的?**

2017 年 1 月,美国医疗机构评审联合委员会要求美国所有医院实施抗生素管理项目并制定考核指标。美国传染病学会还制定了几份抗生素管理指南,这些指南中提出,青霉素皮试可以指导一线抗生素用药。美国的许多医院已经制订了减少抗生素使用的计划,并将对抗生素的过敏性评估列入其中。

许多被标记为对某种抗生素过敏的患者其实并非真的过敏(Blumenthal,2017)。据估计,多达 18%~25% 的住院患者有过对某种抗生素过敏的诊断报告。青霉素过敏尤其常见,在整体人群中的占比高达 10%。对某种抗生素过敏的情况一旦被记录到了病历上,就会在患者的病历系统中保留数年或一生。如果患者真的对某种抗生素过敏,那么准确诊断和记录这一情况至关重要。但是,若这种所谓的抗生素过敏属于误诊,则会对患者的感染治疗产生诸多负面影响。被标记为对某种抗生素过敏的患者往往得接受二线抗生素而非一线抗生素治疗。二线抗生素通常疗效更差、毒性更强、抗菌谱更广(对人体肠道微生物群的不良影响更大),而且价格更高。英国的一项大型研究发现,被标记为青霉素过敏的患者出现艰难梭菌感染等二线抗生素相关并发症的概率更大。在马萨诸塞州,为预防外科手术相关的感染,被标记为青霉素过敏的患者接受二线抗生素治疗后,在术后发生手术部位感染的风险增加了 50% (Blumenthal,2017)。此项研究中,11%的患者被标记为青霉素过敏。被标记为青霉素过敏的患者通常住院时间更长,且存在再次入院的风险。二线抗生素的治疗效果大多不及一线抗生素,因此正确诊断患者是否过敏显得非常重要(MacFadden,2016)。

那么,一名对某种抗生素并不过敏的患者为什么会被标记为对这种抗生素过敏呢? 不少患者经常同时服用多种药物,因此当出现皮疹或其他过敏症状时,医生可能并不清楚过敏具体是由哪种药物引起的。在这样的情况下,有的患者就可能被标记为对包括抗生素在内的多种药物过敏。有的患者会出现一些已知的、与服用某些药物相关的不良反应,如恶心、呕吐、腹泻等,如果这样的不良反应出现在服药期间,虽然根本和过敏无关,但是仍可能被误诊为过敏。这反映出有些医生对过敏症状缺乏深入的了解。当患者使用抗生素后出现真菌感染,医生应意识到这只是抗生素用药导致的不良反应而非过敏反应,因此后续治疗中无须停止抗生素用药。其实,仅有 1％的患者会发生真正的青霉素过敏反应,但若从病历中看,被标记为青霉素过敏的患者占比却常达到 10％甚至更高。

人们为提高抗生素过敏诊断的准确性也做了一些努力。澳大利亚的临床医生开发了一个综合程序,可以撤销患者的过敏标记,从而便于合理使用抗生素。他们通过仔细回顾患者的病史,必要时辅以皮试,将 85％的有青霉素过敏标记的患者病历中的过敏标记撤销了(Trubiano,2017)。另一项在多伦多 3 家医院推进的抗生素管理项目中,由过敏反应专家培训小组现场快速对入院患者进行 β-内酰胺类抗生素(包括所有青霉素和头孢菌素在内的一大类抗生素)皮试,该举措让首选青霉素或其他 β-内酰胺类抗生素治疗细菌感染的患者的比例提高了 81％。

青霉素引起的不良反应可能会非常严重甚至危及生命,当患者出现严重的皮肤病变(史-约综合征)、中毒性表皮坏死松解症、过敏反应时,不可再做皮试,且应立即停止使用青霉素。一项在波士顿进行的研究显示,在 922 名自称有青霉素过敏史的患者中,只有 5 名患者出现严重不良反应。总之,青霉素和头孢菌素治疗价值高、疗效好、临床常用,多项研究结果表明,在可能出现青霉素过敏反应的患者中,至少有 95％的患者能够耐受这两类抗生素。

医院提高抗生素过敏诊断准确性的另一种常用方法是借助安装于电脑系统中的指导性计算机程序,帮助临床医生对患者的抗生素过敏反应进行准确评估。有一项研究对比了皮试和计算机程序对抗生素标准化治疗的指导效果,结果发现,皮试使青霉素和头孢菌素的消耗量增加了近 6 倍,而计算机程序仅使这两类抗生素的消耗量增加了近 2 倍(Blumenthal,2017)。

当患者被标记为青霉素过敏时,医务人员通常不会选用任何 β-内酰胺类抗生素对其进行治疗。鉴于很多用于防治感染的一线抗生素是头孢菌素(属于 β-内酰胺类抗生素),这类患者的抗生素选择范围大大缩小了。但是多项研究已表明,对于那些有青霉素过敏史的患者,使用头孢菌素治疗时,只有不到5％的患者出现过敏反应,而使用第三代头孢菌素治疗时,只有约 2％的患者会出现过敏反应。

由于"青霉素过敏"标记不可靠的现象较为普遍,既增加患者经济负担,又严重威胁患者健康,因此将青霉素过敏管理纳入抗生素管理项目非常必要。如今,许多医疗机构实施针对住院患者和门诊患者的青霉素检测计划,以适当增加青霉素的处方数量。美国传染病学会和美国卫生保健流行病学学会发布的指南建议将青霉素皮试列为抗生素管理项目的一部分。许多医疗机构当前使用的由青霉噻唑酰多聚赖氨酸、青霉素 G和阿莫西林组成的皮试试剂,从根本上排除了所有速发型超敏反应(一种严重的过敏反应)发生的可能。

准确鉴别患者是否对青霉素过敏,可以促进 β-内酰胺类抗生素的合理使用并改善治疗效果,也可以减少医疗支出。

**准确的诊断检测如何在减少抗生素使用中发挥作用?**

很多情况下,由于感染病的诊断结果模棱两可,临床医生又不愿错失治疗良机,因此往往抱着"以防万一"的想法先使用抗生素对患者进行治疗。由于医生无从了解感染具体是由哪种致病菌引起的,或者致病菌的抗生素敏感性情况,因此他们多会选择广谱抗生素而非更对症的抗生素为患者治疗。例如,即便医生怀疑患者感染的是葡萄球菌,一开始也没法确定是对甲氧西林耐药的金黄色葡萄球菌还是对甲氧西林敏感的金黄色葡萄球菌。这时,更好的诊断检测显然有助于医生对患者进行更精准的治疗。

通过不同的诊断检测方法,掌握以下几个方面的数据和信息会促进抗生素的合理使用:

(1)疾病是否是由感染引起的?

(2)感染是否可以(使用抗生素、抗病毒药、抗疟药、抗真菌药或其他药物)治疗?

(3)如果是细菌感染,涉及哪些细菌?

(4)感染发生在身体的哪个部位?

(5)哪种抗生素对患者所感染的细菌具有最强的抗菌活性?

在后续治疗中,及时了解感染在何时已被清除,继而能安全停药,也是有用的诊断信息。

诊断所采用的检测方法应具备准确、灵敏、特异、快速、通用性强、操作简便(不需要配备经过特殊培训的人员和高级的实验室设备)、价格便宜等特点,最好还能快速检测出患者是否可能对某种抗生素过敏或出现其他不良反应(基于遗传学),以及患者的代谢能力是否可能导致其体内抗生素浓度过高或过低。然而，目前的大多数检测方法还达不到以上要求。

上述这些诊断检测数据和信息可以帮助医生选择抗菌谱更窄的抗生素，从而避免使用不必要的广谱抗生素以及缩短抗生素疗程。

但在大多数情况下，由于无法提供快速诊断检测方法来区分病毒感染和细菌感染，急性呼吸道感染成了抗生素滥用的"重灾区"。因此，区分感染究竟是由细菌还是病毒引起的是关键，抗生素可用于治疗细菌感染，对病毒感染则无效。

### 什么是降钙素原？ 降钙素原水平可以指导抗生素治疗吗？

通常，病毒感染和细菌感染在人体内诱发的免疫应答不同，因此研究人员一直致力于探索能更好地区分细菌感染与病毒感染的简便方法。这方面的研究获得了高度关注，因为越来越多的人认识到抗生素滥用的弊端，尤其是在那些非必要使用抗生素的情形中。

其中一种方法是测定降钙素原水平。降钙素原(降钙素激素的前体蛋白)是人体细胞应对细菌感染时所表达并释放到血液中的一种物质。测定降钙素原水平不能确定感染具体是由哪种细菌引起的，但可以鉴别感染是由病毒还是细菌引起的，因而可以帮助医生决定是否使用抗生素进行治疗。降钙素原水平的测定可以在微生物实验室中进行。治疗过程中，患者体内降钙素原水平下降也表明治疗发挥了作用，医生可以参考这一指标确定何时停止抗生素治疗。通常，血浆中降钙素原水平在细菌感染后的 6～12 小时内会上升,治疗起效后,降钙素原水平每天下降一半。由于儿童的免疫系统更敏感,成人和儿童的临界值范围可能有所不同。现在,有关降钙素原测定如何辅助抗生素用药决策的研究越来越多。

由于在急性呼吸道感染的治疗中抗生素滥用问题严重,因此多项研究对降钙素原水平测定结果是否有助于医生对急性呼吸道感染的诊断进行了考察。2017 年的一篇科克伦综述对所有已发表的研究进行了回顾性研究,得出的结论是,在急性呼吸道感染的诊断中利用降钙素原水平来指导抗生素使用(包括何时开始使用和何时停止使用),可以降低病死率并减少抗生素的使用(Schuetz,2017)。参考降钙素原水平这一指标给予治疗的患者中,30 天内死亡的病例数更少,而且出现抗生素不良反应的概率比没有参考该指标给予治疗的患者低 25%。该综述所考察的研究来自 12 个不同的国家,涉及急性上呼吸道感染、急性下呼吸道感染患者。其中大多数研究针对成人,免疫功能低下的患者未包括在内。利用降钙素原水平指导的治疗中,71.5% 的患者接受了抗生素治疗,而未测定降钙素原水平的治疗中,86.3% 的患者接受了抗生素治疗。参考降钙素原水平测定结果的治疗中,抗生素治疗的疗程也更短。

2017 年 2 月,美国食品药品管理局批准医务人员使用降钙素原水平指导急性呼吸道感染患者使用抗生素治疗的决策,但仅限于住院或在急诊科就诊的患者(Schuetz,2018)。

一项来自美国 14 家医院,涉及 1656 名患者的研究中,研究人员对下呼吸道感染(肺炎为主)患者参考降钙素原水平指导用药能否减少抗生素使用的情况进行了考察。该研究中,一半患者参考降钙素原水平用药,另一半患者接受常规治疗。该研究所涉医院都具备治疗肺炎的优质医护措施。研究人员发现,在这项仅涉及下呼吸道感染的研究中,同常规治疗方案相比,参考降钙素原水平用药,未对抗生素治疗的持续时间、出现不良反应的概率产生明显影响。但他们也明确指出,在降钙素原水平指导下的急性支气管炎治疗中,急诊科的抗生素处方数量减少了 50%(Huang,2018)。

上述研究的结果和其他许多研究结果相悖。有批评者指出,在该项研究中,参考降钙素原水平并未被纳入相关医院的抗生素管理项目中,因此,即便微生物实验室的检测结果提示无须使用抗生素,医生也可能照常开具抗生素处方(Pulia,2018)。目前,我们仍需一种快速检测方法以指导抗生素的合理使用,但现有的检测工具和措施可能仍然不尽完善。

在其他感染(例如尿路感染)的治疗中,参考降钙素原水平指导抗生素使用的应用更为有限。2017 年发表的一项回顾性研究发现,降钙素原水平测定对重症监护室的败血症患者的治疗没有益处。对血流感染患者(指血液中检出细菌的重症感染患者)的治疗进行分析发现,当参考降钙素原水平指导用药时,应用抗生素治疗的持续时间较短。但在参考和不参考降钙素原水平指导用药的情况下,患者病死率相同(Meier,2018)。

### 降钙素原水平对新生儿感染治疗有指导意义吗？

　　新生儿属于易感染人群。新生儿败血症(一种严重的新生儿感染,多见于不足月的新生儿)是导致新生儿死亡的主要原因之一,如果没有得到合理治疗,病死率可高达 30%～60%。及时治疗是降低新生儿败血症病死率的关键,但由于败血症的症状和患儿体征往往不显著或缺乏特异性,因此很难及时做出诊断。因为医生害怕错过对某种可能的致命性感染的治疗,在高收入国家,有 7%甚至更多的新生儿在出生后 3 天内就接受抗生素静脉注射给药。事实上,每 1000 名新生儿中只出现不到 1 例败血症,但出于"以防万一"的考虑,远超 1/1000 的新

新生儿属于易感染人群

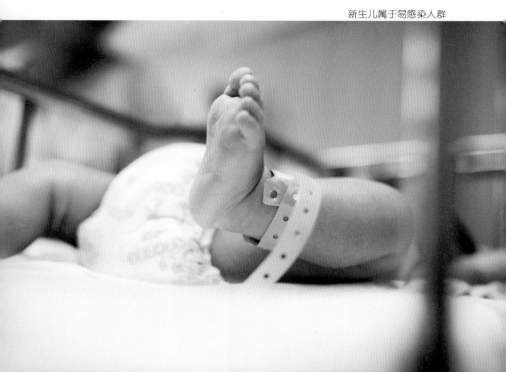

生儿接受了抗生素预防性治疗。

在一项 2009—2015 年初进行的大型研究中,研究人员在荷兰、瑞士、加拿大、捷克这 4 个国家的医院进行了对照研究,以考察降钙素原水平在新生儿感染治疗中的指导作用(Stocker,2017)。在获得新生儿父母的同意后,疑似感染的新生儿被随机分为降钙素原水平指导治疗组和常规治疗组。对降钙素原水平指导治疗组患儿,当实验室培养或其他方法检测不到细菌感染时,则参考降钙素原水平确定何时停止使用抗生素。研究人员发现,接受降钙素原水平测定的新生儿最终在治疗中使用的抗生素较常规治疗组少。这项研究并没有关注早产儿病例,但鉴于早产儿患败血症的风险更高,未来这个研究方向可能会受到人们的重视。

2013 年,研究人员对美国加利福尼亚州 127 个新生儿重症监护室的抗生素使用情况进行了研究,发现抗生素消耗量相差高达 40 倍,这意味着抗生素使用最多的重症监护室的处方数量比抗生素使用最少的重症监护室多出了 40 倍(Schulman,2015)。新生儿重症监护室使用的抗生素越多,患儿的住院时间越长。新生儿接受抗生素治疗的天数平均约占他们在重症监护室住院总天数的 25%,但这一比例在2.4%~97.1%的范围内浮动,差异巨大。研究人员对 52000 多名重症监护室患儿的相关数据进行分析时发现,这些患儿的感染水平非常接近,这反映出在一些新生儿重症监护室抗生素滥用问题严重。

另一项在 40 家儿童医院进行的研究发现,即使排除了诊断和护理方式不同等原因,抗生素用药天数占患儿总住院

天数的比例仍在 $37\% \sim 60\%$ 的范围内浮动（Gerber，2010）。抗生素的使用大多是经验性的，因此不同医疗机构在抗生素的使用原则和经验方面存在很大差异。抗生素管理项目等措施的目的，就是通过指导和反馈，减少各医疗机构的抗生素滥用。

新生儿接触抗生素会对肠道微生物群的形成和发育产生深远而持久的影响，因此给新生儿使用抗生素更应该谨慎为之。

### 为什么有些情况下快速诊断检测反而会导致抗生素使用增加？

依赖诊断检测结果有时也会对治疗产生料想不到的后果。为了对疟疾进行快速的特异性诊断，减少抗疟药的非必要、不合理使用，防止耐药性疟原虫的出现，各种疟疾快速诊断检测应运而生。然而在某些地区，疟疾快速诊断检测的应用却导致抗生素使用增加。在疟疾快速诊断检测推广应用之前，由于疟疾多发地区的大多数医疗机构缺乏设备、材料和经验来制作疟疾涂片并对疟疾做出具体诊断，因此当地儿童发热时会被视作疟疾感染，使用抗疟药进行治疗。但现在，两个方面的条件已发生改变，其一是在各种疟疾防控项目（包括使用经长效驱虫剂处理的蚊帐、反复喷洒杀虫剂、提供更有效的药物、对高危人群进行间歇性预防治疗等）的大力支持下，世界许多地区的疟疾发病率有所下降；其二是疟疾快速诊断检测不需要昂贵的设备、广泛的培训就可以在当地的诊所进行。许多在过去因发热而被草率诊断为疟疾感染的患者，如今被诊断出患有疟疾以外的疾病。那么，当地医务人员面对发热且疟疾快速诊断检测呈阴性的患儿时会怎么办呢？他们通常会选择最简单易行的治疗方法，那就是抗生素治疗。

一些研究表明，在使用疟疾快速诊断检测的地区，抗生素的消耗量有所增加。在一些地区（包括治疗前会仔细排查发热原因的泰国和坦桑尼亚等地），几乎所有疟疾快速诊断检测呈阴性的患者都接受过抗生素治疗。然而，实际上只有 5％～10％ 的发热病例是由细菌感染引起的，抗生素治疗只对细菌感染有效。大多数儿童发热是由病毒和其他非细菌感染所致，抗生素对这些病症没有任何效果。

即便是在非洲，不同地区间由疟疾引起的发热占全部发热病例的比例也差别巨大，低可至 0％，高可达 80％。人们也在积极寻找其他检测方法来鉴别发热原因。例如，血液中的 C 反应蛋白水平在某些情况下可辅助鉴别细菌感染和病毒感染。与降钙素原水平类似，细菌感染患者血液中的 C 反应蛋白水平比正常水平高，而病毒感染患者血液中的 C 反应蛋白水平没有明显变化，这对医务人员决定是否使用抗生素治疗具有参考价值，即使这种检测方法不能确定导致感染的具体致病菌。在欧洲，这种检测方法在某些情况下很有用，然而在许多低收入国家，这种检测方法不一定有用，因为很多儿童营养不良，体内 C 反应蛋白的合成被抑制，所以患儿即便感染了细菌，血液中的 C 反应蛋白水平仍然偏低，从而容易被误诊。此外，一些寄生虫感染也会导致血液中的 C 反应蛋白水平偏高，导致患者被误诊为细菌感染。

除此之外，发热诊断方法还包括开发适用于智能手机和平板电脑的应用程序，用以整合一些可在当地实验室简单检测的诊断结果,例如血红蛋白(存在于红细胞中,贫血时水平较低)水平、血糖水平(血液中葡萄糖的浓度)、血氧饱和度(可以用一个简单的装置夹在手指上检测血液中的氧含量)等。应用程序还可以整合脉率、呼吸频率、上臂周径(可用于快速鉴别营养不良患者,测量成本低廉)等数据。呼吸频率有助于区分上呼吸道感染和下呼吸道感染(主要是肺炎),下呼吸道感染通常需要进行抗生素治疗。研究表明,使用应用程序和简单的诊断检测可以减少儿童的抗生素消耗量。还有一些研究团队正在寻找新的检测方法,用于鉴别最常引起发热的各类感染。值得注意的是,有些感染存在地区差异,因此需要能满足特定地区诊断需求的检测方法,或可用于鉴别特定地区多种感染类型的检测方法。

除疟疾、肺结核、艾滋病之外,其他感染尚缺乏可靠的快速诊断检测方法,而且即便是针对这三种感染病的快速诊断检测方法,也只能在少数地区或专科诊所才能进行。目前,一些医疗机构可以进行流感和链球菌感染的快速诊断检测。除疟疾外,许多罕见感染及真菌和寄生虫感染往往得不到诊断,因此改善疟疾高风险区发热的诊断和管理仍然是主要考验。

**能否利用尿液、唾液、呼出气体或其他标本来诊断感染?**

一些新的方法可以利用比血液更易采集的唾液、尿液等标本来辅助诊断,例如利用尿液中的血清型特异性抗原来诊断肺炎球菌性肺炎(Wunderink,2018)。痰液标本通常较难获取,尤其是很少咳嗽吐痰的儿童的痰液标本很难获取。对于这类人群,利用尿液标本辅助诊断更容易。早期的诊断方法只能鉴定肺炎球菌 13 个血清型,但这已是一个起步。目前,包括利用智能手机在内的一些新的诊断方法也在探索中。

此外,人们也在探索其他诊断方法(Fidock,2018)。有研究人员观察到疟疾患者的红细胞会产生微量的挥发性有机化合物。这类化合物是从固体或液体中以气体形式释放出来的,有些具有特殊的气味,有些具有毒性(例如香烟烟雾中的挥发性有机化合物),有些存在于蚊子的引诱剂(可能会影响蚊子对宿主的选择偏好)中。皮肤表面的细菌也会影响挥发性有机化合物的产生,同样可能影响蚊子对宿主的选择偏好。

挥发性有机化合物可以通过呼气排出体外。已知疟疾患者的红细胞会产生挥发性有机化合物,在此基础上,研究人员分析了疟疾患者所呼出气体的成分,在其中发现了 6 种挥发性有机化合物。在一项初步研究中,研究人员发现,通过分析呼出气体的成分(呼吸指纹),80%以上感染了疟疾的儿童可以确诊(Schaber,2018)。

利用疟原虫产生挥发性有机化合物这一特性,不用采集血液标本或许就可以进行疟疾诊断。这种不针对疟原虫体内特定蛋白质(富组氨酸蛋白 2)并且无创的检测方法大为有用。目前的快速诊断检测方法仍然利用富组氨酸蛋白 2 进行诊断,然而由于疟原虫本身的变化,常规快速诊断检测方法对一些疟疾患者已失效(检测结果呈阴性)。一些不表达富组氨酸蛋白 2 抗原的疟原虫已开始在印度、秘鲁、非洲部分地区传播。预计到 2030 年,非洲地区约有 20%的疟疾患者无法再用现行的检测方法检出。疟疾患者呼出气体检测仪的诊断前景很有吸引力,但要将这一概念落实到具体操作中还需要做更多工作。

有一个非常有趣的现象,从进化的角度来看,疟原虫感染人体红细胞后产生的挥发性有机化合物会随人体呼出气体排出体外,使被感染的人类宿主对蚊子更具吸引力。蚊子寻找血液来生存和繁殖(需要血液来滋养卵),而找到被疟原虫感染的人类宿主对蚊子来说似乎并无额外的好处。但是从疟原虫的角度来看,如果蚊子叮咬感染了疟疾的人类宿主,并将疟原虫传播给越来越多的宿主,就会提高疟原虫的存活概率。不得不说,疟原虫作为一种古老的生物,在进化史上是非常成功的"幸存者"。

幽门螺杆菌是一种能感染胃黏膜并引起溃疡等问题的细菌,已经有人利用呼出气体检测来辅助诊断幽门螺杆菌感染,主要原理是将幽门螺杆菌所产生的脲酶作为诊断指标。疑似患者服用一种试剂,试剂中含有$^{13}$C 或$^{14}$C 标记的尿素,然后收集患者服用试剂前后呼出的气体。感染幽门螺杆菌的患者,其体内的尿素会被脲酶分解并释放出二氧化碳。可以通过对比疑似患者服用试剂前后所呼出气体的差异来判断其是否感染了幽门螺杆菌,也可以通过检测血液中的抗体、细菌培养、组织活检来诊断。

针对结核病的新型诊断方法也在研究中。携带人类免疫缺陷病毒的结核潜伏感染患者发展为活动性结核病的风险是感染了结核病但人类免疫缺陷病毒阴性患者的 20～30 倍。优质的痰液标本往往很难获得,因此需要更好的诊断方法。世界卫生组织于 2015 年推荐了一种尿液检测方法,称为尿液脂阿拉伯甘露聚糖测定法,用以提高艾滋病患者中结核病的诊断水平。这种检测方法成本低廉且容易操作,建议在以下特定情况下使用:有结核病症状和体征而住院的成年艾滋病患者,CD4 细胞计数较低(低于 100 个 / 毫米$^3$)或病情严重的艾滋病患者。在非洲南部进行的一项多中心研究中,研究人员发现,对所有住院治疗的艾滋病患者进行结核病尿检,无论其症状如何,被诊断出结核病的患者都会增加。尽管使用该检测方法并没有使艾滋病患者的总体病死率下降,但它确实减少了 CD4 细胞计数低于 100 个 / 毫米$^3$、严重贫血、临床疑似结核病的患者的病死人数。

此外,研究人员也找到了利用粪便标本诊断结核病的方法。痰液易受吞咽影响,考虑到从部分成人和大多数低龄儿童口腔中收集痰液标本相对困难,研究人员评估了从粪便标本中寻找结核分枝杆菌 DNA 的可行性。他们把用于从土壤标本中提取、浓缩 DNA 的技术应用于粪便标本,然后应用聚合酶链反应检测结核分枝杆菌,以此来诊断结核病、监测疗效。聚合酶链反应和传统显微镜观察无法区分结核分枝杆菌的生存状态,仍需进行常规的细菌培养,但是结核分枝杆菌生长速度缓慢,而且需要特殊的实验室环境,因此需要通过这些新方法使结核病的早期诊断和治疗成为可能,这无论对患者病情的控制还是结核病传播的控制来说都益处良多。

尽管我们还不知道减少某一地区的抗生素使用对控制全球范围内耐药菌(包括感染人类、动物及环境的耐药菌)的增长究竟会产生多大的影响,但减少抗生素滥用仍然势在必行。在可预见的未来,我们不会再回到那个细菌对大多数抗生素敏感的世界了,但我们应该可以减缓多重耐药菌——"超级细菌"的出现和传播。同时,监测和控制抗生素在动物、植物中的使用,考察和减少抗生素及其残留对环境的污染等行动也应持续下去。

**各国机构和国际机构在减少抗生素滥用方面发挥什么作用?**

各国机构和国际机构都秉持"全健康"这个观点,并在减少抗生素滥用中发挥引领作用。美国疾病预防控制中心正积极部署,推进各部门和群体(包括医务人员、患者及家属、卫生保健系统、医院、诊所、护理院、医疗质量管理机构、医疗保险公司、卫生保健提供者专业组织,以及联邦、州和地方各级卫生部门)协同工作,以改善抗生素使用状况。2018 年 9 月,美国食品药品管理局发布了一个为期 5 年的在兽医领域实施的抗生素管理项目。美国的抗生素耐药菌问题治理总统咨询委员会 ( Presidential Advisory Council on Combating Antbiotic-Resistant Bacteria,PACCARB)会议于 2015 年 9 月首次举行,并在 2018 年 9 月发布了一份报告,其中明确提出在人类和动物中合理使用抗生素(PACCARB,2018)。

在英国,由吉姆·奥尼尔(Jim O'Neill)主持的一个专家小组于 2016 年 5 月发布了《全球应对耐药菌感染:最终报告和建议》。此前,他们在 2014—2016 年发布了 8 篇专题报告。《全球应对耐药菌感染:最终报告和建议》确定了应对耐药菌的

10 个方面:公众意识、环境及个人卫生、农业和环境领域的抗生素使用、疫苗及其替代品、监测、快速诊断、人力资本、药物、全球创新基金、国际行动联盟。

英国的"农业联盟药物使用责任"(Responsible Use of Medicines in Agriculture Alliances)项目制定了各农业部门的具体目标,2014—2016 年,役用动物的抗生素消耗量下降了 27%;食用动物的抗生素平均消耗量降至 45 毫克/千克,提前完成了到 2018 年降至 50 毫克/千克的目标。英国农业部门的抗生素消耗量比欧盟平均水平低 50%以上。

联合国也发挥了积极作用。2016 年,联合国大会认识到抗生素耐药性这一全球性问题,提出在食用动物中使用抗生素是导致抗生素耐药性水平上升的主要原因(United Nations, 2016)。包括世界银行(World Bank,2017)在内的其他国际机构也发布了有关全球抗生素耐药性问题的报告,并提出了一系列缓解抗生素耐药性问题的干预措施。

世界卫生组织也在抗生素领域发挥积极作用,发布了《世界卫生组织基本药物标准清单》,涵盖了最有效、最安全并能满足最基本治疗需求的药物。该清单的第一版发布于 1977 年,由专家委员会每两年更新一次(World Health Organization, 2017)。

2017 年,为提高抗生素管理水平和降低抗生素耐药性水平,世界卫生组织的专家将抗生素分为三类:可用类、慎用类、备用类。"可用类"抗生素用于治疗常见感染且容易获取。"慎用类"抗生素导致细菌产生耐药性的风险较高,推荐作为治疗少数特定感染的一线或二线用药,包括以下抗生素:喹诺酮类、第三代头孢菌素类、大环内酯类、糖肽类(例如万古霉素)、抗假单胞菌青霉素联用 β-内酰胺酶抑制剂、碳青霉烯类、青霉烯类。世界卫生组织建议对"慎用类"抗生素的使用加以监测,确保和它们的适应证一致。"备用类"抗生素被视为"抗生素最后的防线",仅在其他所有可用抗生素失效的最严重情况下使用。此类抗生素应谨慎使用并严格监管。"备用类"抗生素包括氨曲南、第四代头孢菌素、第五代头孢菌素、多黏菌素(例如黏菌素)、磷霉素 IV、噁唑烷酮类(例如利奈唑胺)、替加环素、达托霉素等。

### 为什么制药公司不研发更多新型抗生素? 为什么药物研发项目中没有更多的抗生素?

从经济角度来看,很容易理解制药公司为什么不投资研发新型抗生素。与用于治疗高血压、糖尿病、心脏病等慢性疾病的药物相比,感染患者使用抗生素的时间较短,通常是几天或一两周。相比之下,治疗慢性疾病的药物则是长年或一生服用,且患者数量也较多。抗生素的市场规模要小得多,也不太好预测。抗生素还有一个特点:容易导致细菌产生耐药性。抗生素使用得越多,细菌对它们产生耐药性的可能性就越大,抗生素对某些感染的治疗效果就越差,甚至失效。相比之下,治疗高血压等慢性疾病的药物则可以长久发挥疗效,且在研发几十年后仍能广泛使用。对于治疗慢性疾病的药物而言,研发新型或疗效更佳的品种也并不一定是因为旧的品种失效。由于这些原因,多数大型制药公司已经停止了对抗生素研发的投入。由于投资回报率很低,传统的经济激励措施对抗生素研发激励收效甚微。

2018 年,诺华公司宣布将停止抗生素和抗病毒药的研发。诺华公司和其他做出相同选择的公司的行动,反映了制药公司面临的考验。相对于其他药物,例如抗癌药、生物制剂、治疗慢性疾病的药物,抗生素的销量不大,且一般没有利润。此外,抗生素的研发成本很高,即使研发成功也很可能几年后就失效。因此,即便普通患者会从新型抗生素的研发中受益,但对于制药公司而言,从经济角度考虑,放弃抗生素的研发是理性之举。

抗生素研发成本高昂

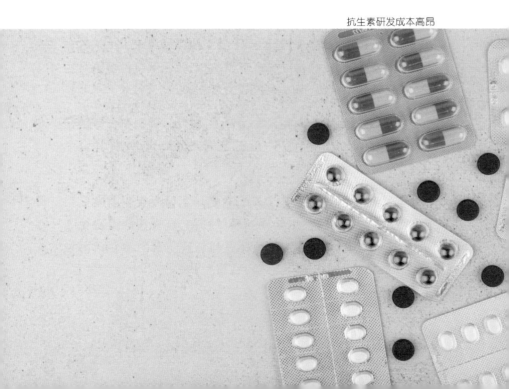

## 哪些细菌是研发新型抗生素的首要目标？

2017年，世界卫生组织发布了一份急需新型抗生素的重点病原体清单，旨在指导和促进新型抗生素的研发（World Health Organization，2017）。全球范围内由结核分枝杆菌感染引起的结核病负担持续加重，因此世界卫生组织未将结核分枝杆菌列入上述重点病原体清单，而是设立了专门针对结核病的项目。世界卫生组织强调了研发防治结核病（包括多耐药结核病和广泛耐药结核病在内）的新型抗生素的重要性。

重点病原体清单是由世界卫生组织专家委员会在多项评选标准的基础上，通过一套透明的流程，利用多标准分析决策技术，基于循证数据并结合专家意见，制定的重点病原体分级清单。专家委员会为纳入考察的病原体确定了10项评价标准：全因死亡率、卫生保健负担、社区负担、耐药率、10年耐药趋势、传染性、医院获得性感染可预防性、社区获得性感染可预防性、现有治疗方法、研发中的抗生素品种。

世界卫生组织专家委员会综合上述标准，依据研发新型抗生素的迫切程度，制定了一份重点病原体清单，并将其分为三组。

**1类重点：极为重要**　包括碳青霉烯类抗生素耐药鲍曼不动杆菌，碳青霉烯类抗生素耐药绿脓杆菌，碳青霉烯类抗生素耐药、产超广谱β-内酰胺酶肠杆菌科细菌。这些革兰氏阴性菌的感染多为医院获得性感染，在慢性疾病患者中较为常见，感染后往往致命。

**2 类重点:十分重要**　包括万古霉素耐药屎肠球菌,甲氧西林耐药、万古霉素中介和耐药金黄色葡萄球菌,克拉霉素耐药幽门螺杆菌,氟喹诺酮类抗生素耐药弯曲菌属,氟喹诺酮类抗生素耐药沙门菌,头孢菌素耐药、氟喹诺酮类抗生素耐药淋病奈瑟菌。这些细菌引起的多为社区获得性感染,患者常在社区医院接受治疗。

**3 类重点:中等重要**　包括青霉素不敏感肺炎球菌,氨苄西林耐药流感嗜血杆菌,氟喹诺酮类抗生素耐药志贺菌。

## 目前正在研发的抗生素或抗菌产品有哪些?

一篇综述文章对全球的抗生素临床在研品种进行分析后发现,截至 2018 年 7 月 1 日,只有 30 种新型抗生素属于新化学实体(Theuretzbacher,2019)。30 种新型抗生素中只有 11 种对碳青霉烯类抗生素耐药菌有抗菌活性,10 种抗生素对结核分枝杆菌有抗菌活性,4 种抗生素对艰难梭菌有抗菌活性。大多数新型抗生素是现有抗生素的衍生物。在 11 种对革兰氏阴性菌有抗菌活性的抗生素中,有 10 种是 β-内酰胺类或四环素类抗生素。在少数情况下,上述某种新化学实体与某种已有抗生素联用,可以扩展抗菌谱。除抗生素外,还有 10 种抗菌剂属于生物制剂的范畴,其中包括 6 种单克隆抗体、2 种多克隆抗体以及 2 种噬菌体内溶素产品。这些抗菌剂对以下难治性细菌中的一种有效:金黄色葡萄球菌(6 种)、艰难梭菌(2 种)、绿脓杆菌(2 种)。所有这些新型抗菌剂基本都需经静脉注射给药(有 1 种除外)。该综述文章仅总结了临床 1 期及后续阶段的产品,以及 2017 年、2018 年美国食品药品管理局批准上市的 3 种产品,尚处于研发早期阶段的产品并未统计在内。该综述文章的结论是,目前需要更多的投资来研发更多安全有效的抗菌产品。

## 谁负责研发新型抗生素?谁来承担研发成本?什么激励措施或方法会促进新型抗生素的研发?

通常情况下,良好的市场前景能有效激励新药研发。然而,对于抗生素而言却未必如此。为减少耐药菌的出现、保持抗菌活性,抗生素的使用需要加以限制。我们既需要新型抗生素,又要谨慎用之。对制药公司来说,低投资回报率使得抗生素的研发不受青睐。

意识到抗生素耐药性问题和缺乏有效抗生素供应带来的全球危机,许多与政府、制药公司合作的组织正在努力寻找各种增加抗生素研发投入的办法。例如,有人一直在呼吁建立一个应对抗微生物药物耐药性问题的政府间专家组(Woolhouse,2014),或者成立一个"全健康"全球领导小组。世界卫生组织、世界银行、抗微生物药物耐药性问题机构间协调小组(与联合国粮食及农业组织、世界动物卫生组织、世界卫生组织协商)、惠康基金会、皮尤慈善基金会,以及其他许多政府和组织发布了相关报告、指导方针、路线图和建议。CARB-X(Combating Antibiotic-Resistant Bacteria Biopharmaceutical Accelerator,助力战胜耐药菌)是一个致力于加速抗生素研究的非营利公私合作组织,目前投资新型抗生素、疫苗和快速诊断检测方法的早期研发。DRIVE-AB(driving re-investment in R&D and responsible antibiotic use,促进抗生素研发再投资和合理使用项目)由公共部门和制药公司组成的一个联合体共同推进。杜克-马戈利斯健康政策中心(Duke-Margolis Center for Health Policy)则制定了鼓励抗生素研发的价值导向性战略方针。

在维持和改进现有抗生素使用、减少抗生素需求、研发和利用更好的诊断技术方面,目前已达成了共识。约翰·雷克斯(John Rex)博士有几十年的抗生素研发和政策经验,他和其他专家一起,呼吁人们重新思考抗生素问题。我们不应该像对待其他药物一样对待抗生素,而应把抗生素看作基础设施的一部分,或者说将抗生素视为关键时候发挥灭火作用的"消防栓"。抗生素对公共卫生至关重要,我们需要拥有它们,却又希望尽量少使用它们。为了保证在需要时有药可用,我们要靠不同的途径和激励措施来鼓励抗生素的研发。为了给新型抗生素研发提供更多的奖励,有关部门研究和制定了更加完善的"PUSH"(鼓励新型抗生素的研发)和"PULL"(帮助新型抗生素获得商业成功)激励政策。"PUSH"激励政策包括向制药公司提供补助、基金和其他财政支持,帮助制药公司做研发。这些财政支持对最优先产品的研发给予适当奖励。2018 年 10月,英国下议院发布了一份报告,倡议英国政府和工业界对抗生素研发进行投资,并呼吁同时落实其他政策(例如修正抗生素专利法等),使大环境更有利于抗生素研发。"PULL"激励政策的内容相对有限,主要集中在提高抗生素价格,让制药公司可以得到足够的回报。不过,如今的这些财政支持会导致抗生素处方数量增加,这与我们的初衷多少有些南辕北辙了。

### 细菌感染治疗产品的研发主要集中在哪些领域？

由来自学术界和工业界的 24 名科学家组成的蓝丝带小组，受惠康基金会的委托及该基金会和英国卫生与社会保障部的联合资助，对抗生素替代产品的前景进行了评估并于 2016 年发表了一份研究报告，提出了 19 种抗生素替代产品供参考（Czaplewski,2016）。蓝丝带小组的研究重点是针对全身感染和侵袭性感染的治疗，而不是针对浅表性感染的治疗，且重点关注注射、口服或吸入使用的产品，而不是局部使用的产品。

该蓝丝带小组列出了 10 种优先考虑的产品，其中大多数已经出现了很长一段时间，但具体的产品仍需要研发和临床试验。这些产品既包括针对细菌的，也涉及针对宿主的。许多产品特异性很强，仅对某一种致病菌甚至特定的菌株有效，相较而言，目前使用的抗生素很多是广谱抗菌药，对多种细菌具有抗菌活性。也有许多产品只能作为传统抗生素的辅助性药物（至少最初是作为辅助性药物研发的）。现有的大多数抗生素价格低廉，而这些新产品很可能比现有抗生素价格更高。前期研发及后续的临床试验需要花费大量的时间和金钱，将来很可能只是部分取代抗生素。大多数新产品针对抗生素耐药性问题严重的细菌，例如金黄色葡萄球菌、铜绿假单胞菌、艰难梭菌，尽管其中一些细菌并未被列入世界卫生组织或其他组织强调的重点病原体清单。由于新产品特异性强，相应地，需对引起感染的病原体有更加准确的诊断。由于新产品不属于常规的药物类别，因此可能需要制定新的监管政策。一些专家推测，与抗生素不同，一些新产品可能需要不同的递送系统，例如通过输血或干细胞采集等方式进行治疗。新产品的使用对于开发相应的现场快速检测又会产生何种推动作用呢？新产品同样可以用于动物感染治疗，无论是食用动物、役用动物还是伴侣动物的感染治疗，但可能存在成本过高的问题。

蓝丝带小组的报告中还指出，新产品的研发耗资巨大，以耗资约 60 亿英镑的大型强子对撞机和耗资上千亿英镑的国际空间站来对比说明，据估计，研发抗生素替代产品所需的投资将介于这两者之间。这份报告发人深省。

为了帮助大家更好地了解新产品，下面对报告中列出的 10 种优先考虑的产品做简单介绍。此外，这份报告还列出了另外 9 种优先级别较低的产品，这些产品的研发尚不成熟，或者还没有足够的信息来评估其潜在影响。

优先考虑的 10 种新产品如下：

**抗体**　一些抗体已经得到了很长时间的应用，随着新技术的发展，人们正在研发具有更广泛活性的特异性抗体，这些抗体或结合至某一特定的菌株、病原体，或破坏细菌毒力因子，或中和细菌毒素。细菌一般通过多个途径产生毒素，对宿主细胞造成损害。如果一个途径被阻断，它们可以绕过此途径转而利用其他途径，这使得针对毒力因子的产品研发变得相对复杂。

**益生菌**　益生菌是指对人体健康有益的活性微生物。活性微生物制剂可供服用，可以联合使用几种不同的益生菌，也可以与其他产品联合使用。已发表的一些文章对益生菌用于感染防治的问题进行了研究，例如益生菌用于防治艰难梭菌感染，但已有研究对这个问题莫衷一是。

**噬菌体裂解酶** 噬菌体裂解酶是噬菌体破坏目标细菌的细胞壁所使用的酶。它们可直接作用于细菌,也能削弱细菌形成的生物膜。

**野生型噬菌体** 野生型噬菌体是一类在自然界广泛存在,可以感染细菌的病毒。它们以特定细菌为目标,只要目标细菌存在,它们就可以复制,但不会影响其他共生的细菌。针对特定细菌感染的噬菌体鸡尾酒疗法也在研发中。

**工程噬菌体** 对具有特异性的噬菌体进行基因工程改造,形成的工程噬菌体可以用于治疗特定细菌引起的感染。工程噬菌体可与野生型噬菌体混合使用。

**增强宿主免疫力的产品** 有些产品能增强宿主的免疫力,可以作为抗生素的辅助性药物使用。

**疫苗** 研究新的疫苗靶点,并在老年人和免疫缺陷群体中普及免疫接种知识。

**抗菌肽** 抗菌肽具有广谱抗菌活性、见效快、不易导致耐药性等特点。然而,迄今为止,抗菌肽用于治疗全身感染方面还没有任何突破。有些抗菌肽用于食品工业,有些用于食用动物。

**宿主防御肽和天然宿主防御肽** 它们通过增强抗炎细胞因子的表达和抑制促炎细胞因子的表达,间接对细菌起作用。

**抗生物膜肽** 特异性抑制细菌生物膜的多肽,可与抗生素同时使用。生物膜的形成使细菌在抗生素作用下仍能存活。细菌在生物膜中存活是临床上(以及工业和制造业)引起导管留置部位,关节、心脏瓣膜和其他部位感染的重要原因。

由于对生物膜形成和持续存在的原因及影响因素有了更深入的认识,研究人员正在积极寻找防止生物膜形成、破坏已形成生物膜的方法,其中包括:为导管和其他设备增加涂层,防止细菌黏附于表面,阻断生物膜形成的第一个环节;由于细菌通过群体感应对来自宿主和其他细菌的信号做出反应,因此可以通过干扰群体感应来阻断细菌之间的交流。

应对抗生素耐药性问题,我们需要多学科创新和持续投入。显然,我们低估了微生物对人类生活的贡献和抗生素滥用带来的不良后果。细菌作为一种古老的生物,有着极强的生存能力和适应能力,人类能否学会利用微生物谋福祉,而非仅仅试图破坏或摧毁它们呢? 唯有如此,人类和地球未来的健康才能得到保障。

# 参考文献

## 图书和报告

AMR Industry Alliance. Tracking progress to address AMR. 2018. https：//www. amrindustryalliance. org/

Blaser M. Missing microbes：how the overuse of antibiotics is fueling our modern plagues. Henry Holt & Co. , 2014.

British Society for Antimicrobial Chemotherapy. Antimicrobial stewardship：from principles to practice. 2018. Available as ebook. In collaboration with ESGAP （ESCMID— European Society of Clinical Microbiology and Infectious Diseases, Study Group for Antimicrobial Stewardship） and ESCMID （Managing Infections Promoting Science）.

Bud R. Penicillin：triumph and tragedy. Oxford University Press, 2007. ISBN 0-19-925406-0.

CDC. National Antimicrobial Resistance Monitoring System （NARMS）. Centers for Disease Control and Prevention, 2018.

CDC. Outpatient Antibiotic Prescriptions-United States, 2015. Centers for Disease Control and Prevention.

CDC. Patient information sheets. http：//www. cdc. gov/ Center for Disease Dynamics, Economics & Policy （CDDEP）.

2015. The State of the world's antibiotics, 2015. Washington, DC: CDDEP. http://www.cddep.org (accessed July 14, 2016).

Douglas AE. Fundamentals of microbiome science: how microbes shape animal biology. Princeton University Press, 2018.

Dubos RJ. Mirage of health. George Allen & Unwin, 1959.

Hall W, McDonnell A, O'Neill J. Superbugs. An arms race against bacteria. Harvard University Press, 2018.

House of Commons Health and Social Care Committee. Antimicrobial resistance. Eleventh report of a session 2017-2019. Report, together with formal minutes relating to the report. Ordered by the House of Commons to be printed October 18, 2018. Published October 22, 2018.

How top restaurants rate on use of antibiotics in their meat. September 2017. Chain Reaction Ⅲ.

Initiatives for addressing antimicrobial resistance in the environment: current situation and challenges. 2018. https://wellcome.ac.uk/sites/default/files/antimicrobial-resistance-environment-report.pdf

Institute of Medicine. Antibiotic resistance: implications for global health and novel intervention strategies: workshop summary. Washington, DC: National Academies Press, 2010.

Kahn LH. One health and the politics of antimicrobial resistance. Baltimore: Johns Hopkins University Press, 2016.

Levy SB. The antibiotic paradox. How the misuse of antibiotics destroys their curative powers. 2nd edition. Perseus Books, 2002.

McKenna M. Big chicken: the incredible story of how antibiotics created modern agriculture and changed the way the world eats. National Geographic, 2017.

National Academies of Sciences, Engineering, and Medicine. Combating antimicrobial resistance: a One Health approach to a global threat: proceedings of a workshop. Washington, DC: National Academies Press, 2017.

National Academies of Sciences, Engineering, and Medicine. Understanding the economics of microbial threats: proceedings of a workshop. Washington, DC: National Academies Press, 2018. https://doi.org/10.17226/25224

O'Neill J. Tackling drug-resistant infections globally: final report and recommendations. The review on antimicrobial resistance. May 2016 (Independent review on antimicrobial resistance, UK).

Pew Charitable Trusts. A scientific roadmap for antibiotic discovery. A sustained and robust pipeline of new antibacterial drugs and therapies is critical to preserve public health. Available online.

Pikkemaat MG, Yassin H, van der Fels-Klerx, et al. Antibiotic residues and resistance in the environment. 2016. Wageniingen, RIKILT Wageningen UR (University & Research Centre).

Pew Commission. Putting meat on the table: industrial farm animal production in America. A Report of the Pew Commission on Industrial Farm Animal Production. 2008.

Quammen D. The tangled tree. A radical new history of life. Simon and Schuster, 2018.

OIE. Annual report on antimicrobial agents intended for use in animals: better understanding of the global situation. Second report. Paris: World Organization for Animal Health, 2017.

Re-vitalizing the antibiotic pipeline. DRIVE-AB (driving re-investment in R & D and responsible antibiotic use). http://drive-ab.eu/

Rosen W. Miracle cure: the creation of antibiotics and the birth of modern medicine. Viking, 2017.

United Nations. Political Declaration of the High-level Meeting on Antimicrobial Resistance (Resolution A/Res/71/3). New York: United Nations, 2016.

Walsh C, Wencewicz T. Antibiotics. Challenges, mechanisms, opportunities. ASM Press, 2016.

World Bank. Drug-resistant infections: a threat to our economic future. Washington, DC: World Bank, 2017. License: creative commons Attribution CC BY 3.0 IGO.

World Health Organization (WHO). Antibiotic agents in clinical development: an analysis of the antibiotic clinical development pipeline, including tuberculosis. Geneva: World Health Organization, 2017.

World Health Organization (WHO). Antimicrobial resistance (WHO fact sheet). Geneva: World Health Organization, February 2018.

World Health Organization (WHO). Global antimicrobial resistance surveillance system (GLASS) report: early implementation 2106-2017. Geneva: World Health Organization, 2017.

World Health Organization (WHO). Global tuberculosis report 2018. Geneva: World Health Organization, 2018.

World Health Organization (WHO). WHO model list of essential medicines. 20th list (March 2017). Geneva: World Health Organization, 2017.

World Health Organization (WHO). Prioritization of pathogens to guide discovery, research and development of new antibiotics for drug-resistant bacterial infections including tuberculosis. Geneva: World Health Organization, 2017.

World Health Organization (WHO). WHO Regional office for Europe. Antimicrobial medicines consumption (AMC) network. AMC data 2011-2014. Copenhagen: World Health Organization Regional Office for Europe, 2017.

World Health Organization (WHO). World report on surveillance of antibiotic consumption 2016-2018. Early independent. Geneva: World Health Organization, 2018.

World Health Organization (WHO). Top 10 causes of death,

2015. Global Health Observatory data repository. Geneva: World Health Organization, 2018.

World Health Organization (WHO), FAO, OIE. Global framework for development & stewardship to combat antimicrobial resistance. Draft roadmap. WHO, Food and Agriculture Organization of the United Nations and World Organization for Animal Health, 2017.

Yong E. I contain multitudes: the microbes within us and a grander view of life. Ecco/HarperCollins, 2016.

## 1 抗生素的来源和功能

Abraham EP, Chain E, Fletcher CM, et al. Further observations on penicillin. Lancet 1941; Aug 16: 177-88.

Auta A, Hadi A, Oga E. Global access to antibiotics without prescription in community pharmacies: a systematic review and meta-analysis. J Infect 2018. https://doi. org/10. 1016/j. jinf. 2018. 07. 001

Chain E, Florey HW, Gardner AD, et al. Penicillin as a chemotherapeutic agent. Lancet 1940; Aug 24: 226-28.

Chikowe I, Bliese SL, Lucas S, et al. Amoxicillin quality and selling practices in urban pharmacies and drug stores of Blantyre, Malawi. Am J Trop Med Hyg 2018; 99: 233-38.

FDA drug safety communication: FDA updates warnings for oral and injectable fluoroquinolone antibiotics due to disabling side effects. May 16, 2016. https://www.fda. gov/Drugs/DrugSafety/ ucm511530. htm

Fleming A. On the antibacterial action of cultures of penicillium, with special reference to their use in the isolation of B. influenza. Br J Exper Pathol 1929;10;226-36.

Fleming A. Aseptics in war-time surgery. Pharm J (London) 1940;145;172.

Fleming A. An address to the Alumni Association. Harvard Alumni Bulletin 1945;47;580-81.

Gaynes R. The discovery of penicillin-new insights after more than 75 years of clinical use. Emerg Infect Dis 2017;23 (5);849-53.

National Academies of Science, Engineering, and Medicine (NASEM). Committee on Understanding the Global Public Health Implications of Substandard, Falsified and Counterfeit Medical Products. Buckley GJ, Gostin LO, eds. Countering the problems of falsified and substandard drugs. Institute of Medicine. Washington, DC; National Academies Press, 2013.

Ozawa S, et al. Prevalence and estimated economic burden of substandard and falsified medicines in low-and middle-income countries. A systematic review and meta-analysis. JAMA Network Open 2018;1(4);e181662.

Waksman SA, Woodruff HB. The soil as a source of microorganisms antagonistic to disease-producing bacteria.

J Bacteriol 1940;40:581-600.

World Health Organization ( WHO ). Substandard and falsified ( SF ) medical products. 2017. http://www. who. int/medicines/ regulation /ssffc /en / ( accessed June 22, 2017 ).

## 2　抗生素的临床应用

Auta A, Hadi A, Oga E. Global access to antibiotics without prescription in community pharmacies: a systematic review and meta-analysis. J Infect 2018. https://doi. org /10. 1016 / j. jinf. 2018. 07. 001

Baggs J, Fridkin SK, Pollack LA, et al. Estimating national trends in inpatient antibiotic use among US hospitals from 2006 to 2012. JAMA Intern Med 2016;176:1639-48.

Bcheraoui EC, Mokdad AH, Dwyer-Lindgren L, et al. Trends and patterns of differences in infectious diseases mortality among US counties, 1980-2014. JAMA 2018; 319(12):1248-60.

Berrios-Torres SI, Umscheid CA, Bratzler DW, et al. Centers for Disease Control and Prevention guideline for the prevention of surgical site infection, 2017. JAMA 2017;152(8):784-91.

Chow AW, Benninger MS, Brook I, et al. Infectious Diseases Society of America. IDSA clinical practice guideline for acute bacterial rhinosinusitis in children and adults. Clin Infect Dis 2012;54(8):e72-e112.

Diven DG, Barenetein DW, Carroll DR. Extending shelf life just makes sense. Mayo Clin Proc 2015;90(11):1471-74.

Doan T, Hinterwirth A, Arzika AM, et al. Mass azithromycin distribution and community microbiome: a cluster-randomized trial. Open Forum Infect Dis 2018. doi:10.1093/ofid/ofy182

Durkin MJ, Jafarzadah SR, Hsueh K, et al. Outpatient antibiotic prescription trends in the United States: a national cohort study. Infect Control Hosp Epidemiol 2018;39:584-89.

Fleming-Dutra KE, Hersh AL, Shairo DJ, et al. Prevalence of inappropriate antibiotic prescriptions among US ambulatory care visits, 2010-2011. JAMA 2016; 315 (17):1864-73.

Hicks LA, Bartoces MG, Roberts RM, et al. US outpatient prescribing variation according to geography, patient population, and provider specialty in 2011. Clin Infect Dis 2015;60(9):1308-16.

Hoberman A, Paradise JL, Rockette HE, et al. Shortened antimicrobial treatment for acute otitis media in young children. N Engl J Med 2016;375:2446-56.

Keenan JD, Bailey RL, West SK, et al. Azithromycin to reduce childhood mortality in sub-Saharan Africa. N Engl J Med 2018;378(17):1583-92.

Keenan JD, Chin SA, Amza A, et al. The effect of antibiotic

selection pressure on the nasopharyngeal macrolide resistome: a cluster-randomized trial. Clin Infect Dis 2018;67(11): 1736-42.

Klein EY, Van Boeckel TP, Martinez EM, et al. Global increase and geographic convergence in antibiotic consumption between 2000 and 2015. Proc Natl Acad Sci USA 2018; 15:E3463-E3470.

LaPara TM, Burch TR, McNamara PJ, et al. Tertiary-treated municipal wastewater is a significant point source of antibiotic resistance genes into Duluth-Superior Harbor. Environ Sci & Tech 2011;45(22):9543-49.

Laxminarayan R, Matsoso P, Pant S, et al. Access to effective antimicrobials: a worldwide challenge. Lancet 2016;387:168-75.

Leach AJ, Shelby-James TM, Mayo M, et al. A prospective study of the impact of community-based azithromycin treatment of trachoma on carriage and resistance of Streptococcus pneumoniae. Clin Infect Dis 1997; 24: 356-62.

Lyon RC, Taylor JS, Porter DA, et al. Stability profiles of drug products extended beyond labeled expiration dates. J Pharm Sci 2006;95(7):1549-60.

Martinez KA, Rood M, Jhangiani, et al. Association between antibiotic prescribing for respiratory tract infections and patient satisfaction in direct-to-consumer telemedicine. JAMA Intern Med 2018;178:1558-60.

Mendelson M, Rottingen JA, Goinathan U, et al. Antimicrobials: access and sustainable effectiveness 3. Maximising access to achieve appropriate human antimicrobial use in low-income and middle-income countries. Lancet 2016;387:188-98.

Mitja O, Godornes C, Houinei W, et al. Re-emergence of yaws after single mass azithromycin treatment followed by targeted treatment: a longitudinal study. Lancet 2018;391:1599-1607.

Mosites E, Frick A, Gounder P, et al. Outbreak of invasive infections from subtype emm26.3 Group A Streptococcus among homeless adults—Anchorage, Alaska, 2017-2017. Clin Infect Dis 2018;66(7):1068-74.

Palms DL, Hicks LA, Bortoces M, et al. Comparison of antibiotic prescribing in retail clinics, urgent care centers, emergency departments, and traditional ambulatory care settings in the United States. JAMA Intern Med 2018; 178(9):1267-69.

Peal A, Evans B, Blackett I, et al. A review of fecal sludge management in 12 cities. World Bank-Water and Sanitation Program. 2015.

Skalet AH, Cevallos V, Ayele B, et al. Antibiotic selection pressure and macrolide resistance in nasopharyngeal Streptococcus pneumoniae: a cluster-randomized clinical trial. PLoS Med 2010;7(12):e1000377.

Steffen R, Jiang Z-D, Garcia MLG, et al. Rifamycin SV-

MMX for treatment of travellers' diarrhea: equally effective as ciprofloxacin and not associated with the acquisition of multi-drug-resistant bacteria. J Travel Med 2018; doi:10. 1093/jtm/tay116.

Suda KJ, Hicks LA, Roberts RM, et al. Antibiotic expenditures by medication, class, and healthcare setting in the United States, 2010-2015. Clin Infect Dis 2018;66:185-90.

Tita ATN, Szychewski JM, Boggess K, et al. Adjunctive azithromycin prophylaxis for cesarean delivery. N Engl J Med 2016;375:1231-34.

US Burden of Disease Collaborators. The state of US health, 1990-2016. Burden of diseases, injuries, and risk factors among US states. JAMA 2018;319(14):1444-72.

Wiese AD, Griffin MR, Schaffner W, et al. Opioid analgesic use and risk for invasive pneumococcal diseases. Ann Intern Med 2018;169(5):355.

Zhu Y-G, Zhao Y, Li B, et al. Continental-scale pollution of estuaries with antibiotic resistance genes. Nature Microbiol 2017;Jan 30. doi: 10. 1038/nmicrobiol. 2016. 270

## 3 抗生素使用后果：人用抗生素不良反应

Andremont A. Too early to recommend early fecal microbiota transplantation in patients with severe Clostridium difficile, or not too early? Clin Infect Dis 2018;66:651-52.

Bartlett JG. Bezlotoxumab-a new agent for Clostridium

difficile infection. N Engl J Med 2017；376：381-82.

Bartlett JG, Chang T-W, Gurwith M, et al. Antibiotic-associated pseudomembranous colitis due to toxin-producing clostridia. N Engl J Med 1978；298：531-34.

Bilinski J, Grzesiowski P, Sorensen N, et al. Fecal microbiota transplantation in patients with blood disorders inhibits gut colonization with antibiotic-resistant bacteria：results of a prospective single-center study. Clin Infect Dis 2017；65(3)：364-70.

Blaser MJ. Missing microbes：how the overuse of antibiotics is fueling our modern plagues. Henry Holt &. Co. , 2014.

Blaser MJ, Falkow S. What are the consequences of the disappearing human microbiota? Nat Rev Microbiol 2009；7：887-94.

Blumenthal KG, Ryan EE, Li Y, et al. The impact of reported penicillin allergy on surgical site infection risk. Clin Infect Dis 2018；66：329-36.

Brown KA, Jones M, Daneman N, et al. Importation, antibiotics, and Clostridium difficile infection in veteran long-term care. Ann Intern Med 2016；164：787-94.

Clemente JC, et al. The microbiome of uncontacted Amerindians. Sci Adv 2015；1. Pii：e1500183.

Collins J, Robinson C, Hanhof H, et al. Dietary trehalose enhances virulence of epidemic Clostridium difficile. Nature 2018；553：292-94.

de Gunzburg J, Ghozlane A, Ducher A, et al. Protection of

the human gut microbiome from antibiotics. J Infect Dis 2018;217:628-36.

Dethlefsen L, Huse S, Sogin ML, et al. The pervasive effects of an antibiotic on the human gut microbiota, as revealed by deep 16S rRNA sequencing. PLoS Biol 2008; 6(11):e280.

Doan T, Arzika AM, Ray KJ, et al. Gut microbial diversity in antibiotic-naive children after systemic antibiotic exposure: a randomized controlled trial. Clin Infect Dis 2017;64:1147-53.

Dominguez-Bello MG, Knight R, Gilbert JA, Blaser MJ. Preserving microbial diversity. Science 2018;362:33-34.

Dubberke ER, Mullane KM, Gerding DN, et al. Clearance of vancomycin-resistant enterococcus concomitant with administration of a microbiota-based drug targeted at recurrent Clostridium difficile infection. Open Forum Infect Dis 2016;3(3):ofw133.

Eyre DW, Fawley WN, Rajgopal A, et al. Comparison of control of Clostridium difficile infection in six English hospitals using whole-genome sequencing. Clin Infect Dis 2017;65:433-41.

Faith JJ, Guruge JL, Charbonneau M et al. The long-term stability of the human gut microbiota. Science 2013;341: 1237439.

Goldenberg JZ, et al. Probiotics for the prevention of Clostridium difficile-associated diarrhea in adults and children. Cochrane Database Syst Rev 2017;12:CD006095.

Hocquart M, Lagier M-D, Cassir N, et al. Early fecal microbiota transplantation improves survival in severe Clostridium difficile infections. Clin Infect Dis 2018;66: 645-50.

Hoffmann D, Palumbo F, Ravel J, et al. Improving regulation of microbiota transplants. Science 2017;358: 1390-91.

Juul FE, Garborg K, Bretthauer M, et al. Fecal microbiota transplantation for primary Clostridium difficile infection. N Engl J Med 2018;378:2535-36.

Kao D, Roach B, Silva M, et al. Effect of oral capsule vs colonoscopy-delivered fecal microbiota transplantation on recurrent Clostridium difficile infection: a randomized clinical trial. JAMA 2017;318(20):1985-93.

Lessa FC, Mu Y, Bamberg WM, et al. Burden of Clostridium difficile infection in the United States. N Engl J Med 2015;372:825-34.

Lynch SV, Pedersen O. The human intestinal microbiome in health and disease. N Engl J Med 2016;375:2369-79.

Ma GK, Brensinger CM, Wu Q, et al. Increasing incidence of multiply recurrent Clostridium difficile infection in the United States. Ann Intern Med 2017;167:152-58.

Magill SS, O'Leary SJ, Janelle DL, et al. Changes in prevalence of health care-associated infections in U. S. hospitals. N Engl J Med 2018;379:1732-44.

Maier L, et al. Extensive impact of non-antibiotic drugs on human gut bacteria. Nature 2018; 555: 623-28. doi: 10. 1038/nature25979

Moeller AH, Suzuki TA, Pifer-Rixey M, et al. Transmission modes of the mammalian gut microbiota. Science 2018; 262:453-57.

Motta EVS, Raymann K, Moran NA. Glyphosate perturbs the gut microbiota of honey bees. Proc Natl Acad Sci USA 2018;115:10305-10.

Pasternak B, Inghammar M, Svanstrom H. Fluoroquinolone use and risk of aortic aneurysm and dissection: nationwide cohort study. BMJ 2018;360:678.

Prabhu VS, Dubberke ER, Dorr MB, et al. Cost-effectiveness of bezlotoxumab compared with placebo for the prevention of recurrent Clostridium difficile infection. Clin Infect Dis 2018;66(3):355-62.

Raguideau R, Lamaitre M Day-Spira R, et al. Association between fluoroquinolone use and retinal detachment. JAMA Ophthalmol 2016;134:415-21.

Rothschild D, Weissbrod, Barkan E, et al. Environment dominates over host genetics in shaping human gut microbiota. Nature 2018;555:210-15.

Smits SA, Leach J, Sonnenburg ED, et al. Seasonal cycling in the gut microbiome of the Hadza hunter-gatherers of Tanzania. Science 2017;357:802-6.

Tamma PD, Avdic E, Li DX, et al. Association of adverse

events with antibiotic use in hospitalized patients. JAMA Intern Med 2017；177：1308-15.

Tariq R, Pardi DS, Tosh PK, et al. Fecal microbiota transplantation for recurrent Clostridium difficile infection reduces recurrent urinary tract infection frequency. Clin Infect Dis 2017；65(10)：1745-47.

Vangay P, Johnson AJ, Ward TL, et al. US immigration westernizes the human gut microbiome. Cell 2018；175：962-72.

Winkel P, Hilden J, Hansen JF, et al. Clarithromycin for stable coronary heart disease increases all-cause and cardiovascular mortality and cerebrovascular morbidity over 10 years in the CLARICOR randomized, blinded clinical trial. Int J Cardiol 2015；182：459-65.

Zeidler S, Hubloher J, Schabacker K, et al. Trehalose, a temperature-and salt-induced solute with implications in pathobiology of Acinetobacter baumannii. Environ Microbiol 2017；19(12)：5088-99.

Zhang D, Prabhu VS, Marcella SW. Attributable healthcare resource utilization and costs for patients with primary and recurrent Clostridium difficile infection in the United States. Clin Infect Dis 2018；66：1326-32.

Zitvogel L, Ma Y, Raoult D, et al. The microbiome in cancer immunotherapy： diagnostic tools and therapeutic strategies. Science 2018；359：1366-70.

## 4 抗生素的其他用途(非人类用途)

Bar-On YM, Phillips R, Milo R. The biomass distribution on Earth. Proc Natl Acad Sci USA 2018;115(25):6506-11.

Berendes DM, Yang PJ, Lai A, et al. Estimation of global recoverable human and animal faecal biomass. Nature Sustainability 2018;1:679-85.

Cabello FC, Godfrey HP, Buschmann AH, et al. Aquaculture as yet another environmental gateway to development and globalisation of antimicrobial resistance. Lancet Infect Dis 2016;16(7):e127-e133.

Collignon PC, Conly JM, Andremont A, et al. World Health Organization ranking of antimicrobials according to their importance in human medicine: a critical step for developing risk management strategies to control antimicrobial resistance from food animal production. Clin Infect Dis 2016;63:1087-93.

Federal Register. Environmental Protection Agency. Aureobasidium pullulans strains DSM 14940 and DSM 14941: exemption from the requirement of a tolerance. 2015;80(227):73661-62.

Food and Agriculture Organization of the United Nations (FAO). The state of the world fisheries and aquaculture (FAO). 2016.

Graham DW, Knapp CW, Christensen BT, et al. Appearance of

β -lactamase resistance genes in agricultural soils and clinical isolates over the 20th century. Sci Rep 2016; 6：21550.

Islam MA, Hasan R, Hossain MI, et al. Environmental spread of New Delhi metallo-β-lactamase-1-producing bacteria in Dhaka, Bangladesh. Appl Environ Microbiol 2017；83：e00793-17.

Jukes TH, Stokstad ELR, Taylor RR, et al. Growth promoting effect of aureomycin on pigs. Arch Biochem 1950；26(2)： 324-25.

Klein EY, Van Boeckel TP, Marinez EM, et al. Global increase and geographic convergence in antibiotic consumption between 2000 and 2015. Proc Natl Acad Sci USA 2018； 15：E3463-70.

Kosgey A, Shitandi A, Marion JW. Antibiotic residues in milk from three popular Kenyan milk vending machines. Am J Trop Med Hyg 2018；98：1520-22.

Lubbert C, Baars C, Lippmann N, et al. Environmental pollution with antimicrobial agents from bulk drug manufacturing industries in Hyderabad, South India, is associated with dissemination of extended-spectrum beta lactamase and carbapenemase producing pathogens. Infection 2017；45：479-91.

Marshall BM, Levy SB. Food animals and antimicrobials： impacts on human health. Clin Microbiol Rev 2011；24 (4)：718-33.

McGhee GC, Sundin GW. Evaluation of kasugamycin for fire blight management, effect on nontarget bacteria, and assessment of kasugamycin resistance potential in Erwinia amylovora. Phytopathology 2011;101(2):192-204.

McKenna M. Big chicken: the incredible story of how antibiotics created modern agriculture and changed the way the world eats. National Geographic; 2017.

Nguyen Dang Giang C, Sebesvari Z, Renaud F, et al. Occurrence and dissipation of the antibiotics sulfamethoxazole, sulfadiazine, trimethoprim, and enrofloxacin in the Mekong Delta, Vietnam. PLoS One 2015;10(7);e0131855.

Nigra AE, Nachman KE, Love DC, et al. Poultry consumption and arsenic exposure in the U. S. population. Environ Health Perspect 2017;125(3):370-77.

Osterholm M. Preparing for the next pandemic. N Engl J Med 2005;352(18):1839-42.

Speedy AW. Global production and consumption of animal source foods. J Nutr 2003;133:4048S-53S.

Stockwell VO, Duffy B. Use of antibiotics in plant agriculture. Rev Sci Tech 2012;31(1):199-210.

Teillant A, Laxminarayan R. Economics of antibiotic use in U. S. swine and poultry production. Choices, Publication of the Agricultural & Applied Economics Association 2015;30(1).

Van Boeckel TP, Brower C, Gilbert M, et al. Global trends in antimicrobial use in food animals. Proc Natl Acad Sci

2015;112;5649-54.

Van Boeckel TP, Glennon EE, Chen D, et al. Reducing antimicrobial use in food animals. Science 2017; 357: 1350-52.

Zhang T, Li B. Occurrence, transformation, and fate of antibiotics in municipal wastewater treatment plants. Crit Rev Environ Sci Techol 2011;41(11):951-98.

Zhang M, Powell CA, Zhou L, et al. Chemical compounds effective against the citrus Huanglongbing bacterium "Candidatus Liberibacter asiaticus" in plants. Phytopathology 2011;101:1097-103.

## 5 抗生素耐药性

Arcilla MS, van Hattem JM, Haverkate MR, et al. Import and spread of extended-spectrum β-lactamase-producing Enterobacteriaceae by international travelers (COMBAT study): a prospective, multicenter cohort study. Lancet Infect Dis 2017;17:78-85.

Bar-On YM, Phillips R, Milo R. The biomass distribution on Earth. Proc Natl Acad Sci USA 2018;115(25):6506-11.

Chen L, Todd R, Kiehlbauch J, et al. Pan-resistant New Delhi metallo-beta-lactamase-producing Klebsiella pneumonia-Washoe County, Nevada, 2016. MMWR Morb Mortal Wkly Rep 2017;66:33.

Chen LH, Wilson ME. The globalization of healthcare:

implications of medical tourism for the infectious disease clinician. Clin Infect Dis 2013;57:1752-59.

Collaborative Group for the Meta-Analysis of Individual Patient Data in MDR-TB treatment 2017. Lancet 2018; 392:821-34.

Fifer H, Cole M, Hughes G, et al. Sustained transmission of high-level azithromycin-resistant Neisseria gonorrhoeae in England: an observational study. Lancet Infect Dis 2018; 18(5):573-81.

Gillespie SH. Evolution of drug resistance in Mycobacterium tuberculosis: clinical and molecular perspective. Antimicrobiol Agents Chemother 2002;46(2):267-74.

Holt M, Lea T, Mao L, et al. Community-level changes in condom use and uptake of HIV pre-exposure prophylaxis by gay and bisexual men in Melbourne and Sydney, Australia: results of repeated behavioural surveillance in 2013-2017. Lancet HIV 2018;5:e448-56.

Houk VN. Spread of tuberculosis via recirculated air in a naval vessel. Ann N Y Acad Sci 1980;353:10-24.

Houk V, Kent D, Baker J, et al. The epidemiology of tuberculosis transmission in a closed environment. Arch Environ Health 1968;16:26-35.

Kantele A, Laaveri T, Mero S, et al. Antimicrobials increase travelers risk of colonization by extended-spectrum betalactamase-producing Enterobacteriaceae. Clin Infect Dis 2015;60:837-46.

Kantele A, Mero S, Kirveskari J, et al. Increased risk for ESBL-producing bacteria from co-administration of loperamide and antimicrobial drugs for travelers' diarrhea. Emerg Infect Dis 2016;22(1):117-20.

Kumarasamy KK, Tolman MA, Walsh TR, et al. Emergence of a new antibiotic resistance mechanism in India, Pakistan, and the UK: a molecular, biological, and epidemiological study. Lancet Infect Dis 2010;10:597-602.

Leder K, Torresi J, Libman MD, et al. for the GeoSentinel Surveillance Network. GeoSentinel surveillance of illness in returned travelers, 2007-2011. Ann Intern Med 2013; 158(6):456-68.

Luo Y, Yang F, Mathieu J, et al. Proliferation and multidrug-resistant New Delhi metallo-β-lactamase genes in municipal wastewater treatment plants in northern China. Environ Sci Technol Lett 2014;1(1):26-30.

MacFadden DR, McGough SF, Fisman D, et al. Antibiotic resistance increases with local temperature. Nature Climate Change 2018;8:510-14.

Mantilla-Calderon D, Jumat MR, Wang T, et al. Isolation and characterization of NDM-positive Escherichia coli from municipal wastewater in Jeddah, Saudi Arabia. Antimicrob Agents Chemother 2016;60(9):5223-31.

Montgomery MP, Robertson S, Koski L, et al. Multidrug-resistant Campylobacter jejuni outbreak linked to puppy exposure-United States, 2016-2018. MMWR Morb

Mortal Wkly Rep 2018;67(37):1032-35.

Pawlowski AC, Wang W, Koteva K, et al. A diverse intrinsic antibiotic resistome from a cave bacterium. Nature Commun 2016;7:13803.

Petersen TN, Rasmussen S, Hasman H, et al. Meta-genomic analysis of toilet waste from long distance flights: a step towards global surveillance of infectious diseases and antimicrobial resistance. Sci Rep 2015;5:11444. doi:10.1038/strp11444

Pieterman ED, te Brake LHM, de Knegt GJ, et al. Assessment of the additional value of verapamil to a moxifloxacin and linezolid combination regimen in a murine tuberculosis model. Antimicrob Agents Chemother 2018;62:9.

Ray MJ, Lin MY, Weinstein RA, et al. Spread of carbapenem-resistant Enterobacteriaceae among Illinois healthcare facilities: the role of patient sharing. Clin Infect Dis 2016;63(7):889-93.

Riley R. Ariel dissemination of pulmonary tuberculosis-the Burns Amberson Lecture. Am Rev Tuber Pulmon Dis 1957;76:931-41. Stewart RJ, Tsang CA, Pratt RH, et al. Tuberculosis-United States, 2017. MMWR Morb Mortal Wkly Rep 2018;67(11):319-23.

Taylor SN, Marrazzo J, Batteiger BE, et al. Single-dose zoliflodacin (ETX0914) for treatment of urogenital gonorrhea. N Engl J Med 2018;379:1835-45.

Toth DJA, Khader K, Slayton RB, et al. The potential for

interventions in a long-term acute care hospital to reduce transmission of carbapenem-resistant Enterobacteriaceae in affiliated healthcare facilities. Clin Infect Dis 2017；65 (4)：581-87.

Unemo M, Shafer WM. Antimicrobial resistance in Neisseria gonorrhoeae in the 21st century：past, evolution, future. Clin Microbiol Rev 2014；27(3)：587-613.

Walsh TR, Weeks J, Livermore DM, et al. Dissemination of NDM-1-positive bacteria in the New Delhi environment and its implications for human health：an environmental point prevalence study. Lancet Infect Dis 2011；11：355-62.

Wilson ME. Travel and the emergence of infectious diseases. Emerg Infect Dis 1995；1：39-46.

Wilson ME. The traveler and emerging infections：sentinel, courier, transmitter. J Appl Microbiol 2003；94：1S-11S.

World Health Organization. Global TB report. Geneva： World Health Organization, 2017.

Zhu Y-G, Zhao Y, Li B, et al. Continental-scale pollution of estuaries with antibiotic resistance genes. Nature Microbiol 2017；doi：10.1038/nmicrobiol.2016.270

## 6　抗生素耐药性的影响

Alexander S, Fisher BT, Gaur AH, et al. Effect of levofloxacin prophylaxis on bacteremia in children with acute leukemia or undergoing hematopoietic stem cell transplantation. A randomized clinical trial. JAMA 2018; 320(10):995-1004.

Andrews JR, Qamar FN, Charles RC, et al. Extensively drug-resistant typhoid-are conjugate vaccines arriving just in time? N Engl J Med 2018;379:1493-95.

Cassini A, Hogberg LD, Plachouras D, et al. Attributable deaths and disability-adjusted life-years caused by infections with antibiotic-resistant bacteria in the EU and the European Economic Area in 2015: a population-level modelling analysis. Lancet Infect Dis 2019;19:56-66.

Chatham-Stephens K, Medalla F, Hughes M, et al. Emergence of extensively drug-resistant Salmonella Typhi infections among travelers to or from Pakistan-United States, 2016-2018. MMWR Morb Mortal Wkly Report 2019;68(1):11-13. doi:10.15585/mmwr.mm6801a3

D'Agata EMC, Varu A, et al. Acquisition of multidrug-resistant organisms in the absence of antimicrobials. Clin Infect Dis 2018;67(9):1437-40.

Dubinsky-Pertzov B, Temkin E, Harbarth S, et al. Carriage of extended- spectrum beta-lactamase-producing Enterobacteriaceae and the risk of surgical site infection after colorectal surgery: a prospective cohort study. Clin Infect Dis 2018. Published online September 10, 2018. https://doi.org/10.1093/cid/ciy768

Gandra S, Tseng KK, Arora A, et al. The mortality burden of multidrug-resistant pathogens in India: a retrospective observational study. Clin Infect Dis 2018. Published Nov 2018. doi: 10. 1093 / cid /ciy955

Hall W, McDonnell A, O'Neill J. Superbugs. An arms race against bacteria. Harvard University Press, 2018.

Kaliberg C, Ardal C, Bliix HS, et al. Introduction and geographic availability of new antibiotics approved between 1999 and 2014. PLoS One 2018; Oct 16.

Klemm EJ, Shakoor S, Page AJ, et al. Emergence of an extensively drug-resistant Salmonella enterica serovar Typhi clone harboring a promiscuous plasmid encoding resistance to fluoroquinolones and third-generation cephalosporins. mBio 2018; 9 ( 1 ) : e00105-18.

O'Neill J. Tackling drug-resistant infections globally: final report and recommendations. The review on antimicrobial resistance. May 2016 ( Independent review on antimicrobial resistance, UK ). https: //amr-review. org /sites /default / files /160518_Final％20paper_with％20cover. pdf

Tamma PD, Goodman KE, Harris AD, et al. Comparing the outcomes of patients with carbapenemase-producing and non-carbapenemase-producing carbapenem-resistant Enterobacteriaceae bacteremia. Clin Infect Dis 2017; 64 ( 3 ) : 257-64.

Teillant A, Gandra S, Barter D, et al. Potential burden of antibiotic resistance on surgery and cancer chemotherapy antibiotic chemoprophylaxis in the USA: a literature review and modelling study. Lancet Infect Dis 2015; 15

(12);1429-37.

Theuretzbacher U, Gottwalt S, Beyer P, et al. Analysis of the clinical and antituberculosis pipeline. Lancet Infect Dis 2019;19;e40-50.

## 7　减少抗生素需求的干预措施和抗生素替代疗法

Boston Consulting Group. Vaccines to tackle drug resistant infections; an evaluation of R and D opportunities. Supported by the Wellcome Trust, 2018. http;//www. vaccinesforamr. org

Cassini A, Hogberg LD, Plachouras D, et al. Attributable deaths and disability-adjusted life-years caused by infections with antibiotic-resistant bacteria in the EU and the European Economic Area in 2015; a population-level modelling analysis. Lancet Infect Dis 2019;19;56-66.

De Muri G, Gern JE, Eickhoff JC, et al. Dynamics of bacterial colonization with Streptococcus pneumoniae, Haemophilus influenzae, and Moraxella catarrhalis during symptomatic and asymptomatic viral upper respiratory tract infection. Clin Infect Dis 2018;66(7);1045-53.

GlobalSurg Collaborative. Surgical site infection after gastrointestinal surgery in high-income, middle-income, and low-income countries; a prospective, international, multicenter cohort study. Lancet Infect Dis 2018;18(5); 516-25.

Grass G, Rensing C, Solioz M. Metallic copper as an antimicrobial surface. Appl Environ Microbiol 2011; 77 (5): 1541-47.

Grayson ML, et al. Effects of the Australian National Hand Hygiene Initiative after 8 years on infection control practices, health worker education, and clinical outcomes: a longitudinal study. Lancet Infect Dis 2018; 18: 1269-77.

Hooton TM, Vecchio M, Oroz A, et al. Effect of increased daily water intake in premenopausal women with recurrent urinary tract infections. A randomized clinical trial. JAMA Intern Med 2018; 178(11): 1509-15.

Iuliano AD, Roguski KM, Change HH, et al. Estimates of global seasonal influenza-associated respiratory mortality: a modelling study. Lancet 2017; 391: 1285-1300.

Little P, et al. An internet-delivered handwashing intervention to modify influenza-like illness and respiratory infection transmission (PRMIT): a primary care randomized trial. Lancet 2015; 386: 1631-39.

Liu W-C, Lin C-S, Yeh C-C, et al. Effect of influenza vaccination against postoperative pneumonia and mortality for geriatric patients receiving major surgery: a nationwide matched study. J Infect Dis 2018; 217: 816-26.

Magill SS, Edwards JR, Bamberg W, et al. Multistate point-prevalence survey of health care-associated infections. N Engl J Med 2014; 370(13): 1198-208.

Magill SS, Edwards JR, Beldavs ZG, et al. Emerging
Infections Program Healthcare-Associated Infections and
Antimicrobial Use Survey Team. Prevalence of antimicrobial
use in US acute care hospitals, May-September 2011.
JAMA 2014;312(14):1438-1446.

Magill SS, O'Leary SJ, Janelle DL, et al. Changes in
prevalence of health care-associated infections in U. S.
hospitals. N Engl J Med 2018;379:1732-44.

Mikolay A, Huggett S, Takana L, et al. Survival of bacteria
on metallic copper surfaces in a hospital trial. Appl
Environ Biotechnol 2010;87:1875-79.

Mody L, Greene MT, Meddings J, et al. A national
implementation project to prevent catheter-associated
urinary tract infection in nursing home residents. JAMA
Intern Med 2017; 177 (8): 1154-62. doi: 10. 1001/
jamainternmed. 2017. 1689

Pineda I, Hubbard R, Rodriguez F. The role of copper
surfaces in reducing the incidence of healthcare-associated
infections: a systematic review and meta-analysis. Can J
Infect Dis 2017;32:13-24.

Pronovost P, Needham D, Berenholtz S, et al. An
intervention to decrease catheter-related bloodstream
infections in the ICU. N Engl J Med 2006;355:2725-32.

Sigurdsson S, Eythersson E, Hrafnkelsson B, et al.
Reduction in all-cause acute otitis media in children <3
years of age in primary care following vaccination with

10-valent pneumococcal Haemophilus influenzae protein-D conjugate vaccine: a whole-population study. Clin Infect Dis 2018;67(8):1213-19.

Souli M, Antoniadou A, Kaatsarois I, et al. Reduction of environmental contamination with multidrug-resistant bacteria by copper-alloy coating of surfaces in a highly endemic setting. Infect Control Hosp Epidemiol 2017;38 (7):765-71.

Sudha VBP, Singh KO, Prasad SR, et al. Killing of enteric bacteria in drinking water by a copper device for use in the home: laboratory evidence. Trans R Soc Trop Med Hyg 2009;103:819-22.

Taksler GB, Rothberg MB, Cutler DM. Association of influenza vaccination coverage in younger adults with influenza-related illness in the elderly. Clin Infect Dis 2015;61(10):1495-503.

Troeger C, Colombara DV, Rao PC, et al. Global disability-adjusted life-year estimates of long-term health burden and undernutrition attributable to diarrhoeal diseases in children younger than five years. Lancet Glob Health 2018;6:e255-69.

Turnipseed EG, Landefield CS. A triumph for the Agency for Healthcare Research and Quality Safety Program for Long-term Care. JAMA Intern Med 2017; 177 (6): 1163-64.

van Weel C. Handwashing and community management of

infections. Lancet. 2015;386:1603-4.

Wierzba TF, Muhib F. Exploring the broader consequences of diarrhoeal diseases on child health. Lancet Global Health 2018;6:e230-32.

## 8 抗生素有效性的维持与新型抗菌疗法的研发

Balinskaite V, Johnson AP, Holmes A, et al. The impact of a national antimicrobial stewardship programme on antibiotic prescribing in primary care. An interrupted time series analysis. Clin Infect Dis 2018. Published online October 2018. doi: https://doi.org/10.1093/cid/ciy902

Baur D, Gladstone BP, Burkert F, et al. Effect of antibiotic stewardship on the incidence of infection and colonisation with antibiotic-resistant bacteria and Clostridium difficile infection: a systematic review and meta-analysis. Lancet Infect Dis 2017;17:990-1001.

Blumenthal KG, Wickner PG, Hurwitz S, et al. Tackling inpatient penicillin allergies: tools for antimicrobial stewardship. J Allerg Clin Immunol 2017;140(1):154-61. doi:10.1016/j.jaci.2017.02.005

Brink AJ, Messina AP, Feldman C, et al. Antibiotic stewardship across 47 South African hospitals: an implementation study. Lancet Infect Dis 2016;16:1017-25.

Cai T, Nesi G, Mazzoli S, et al. Asymptomatic bacteriuria treatment is associated with a higher prevalence of antibiotic resistant strains in women with urinary tract infections. Clin Infect Dis 2015;61(11):1655-61.

Czaplewski L, Bax R, Clokie M, et al. Alternatives to antibiotics—a pipeline portfolio review. Lancet Infect Dis 2016;16(2):239-51.

Daniels S, Unlu C, de Korte N, et al. Dutch diverticular disease (3D) collaborative study group. Randomized clinical trial of observation versus antibiotic treatment for a first episode of CT-proven uncomplicated acute diverticulitis. Br J Surg 2017;104:52-61.

de la Poza M, Dalmau GM, Bakedano MM, et al. Prescription strategies in acute uncomplicated respiratory infections. A randomized clinical trial. JAMA Intern Med 2016;176(1):21-29.

Doernberg SB, Abbo LM, Burdette SD, et al. Essential resources and strategies for antibiotic stewardship programs in the acute care setting. Clin Infect Dis 2018;67(8):1168-74.

Fidock D. A breathprint for malaria: new opportunities for noninterventional diagnostics and malaria traps? J Infect Dis 2018;217:1512-13.

Fishman N. Policy statement on antimicrobial stewardship by the Society of Healthcare Epidemiology of America (SHEA), the Infectious Diseases Society of America

(IDSA), and the Pediatric Infectious Diseases Society
(PIDS). Infect Control Hosp Epidemiol 2012;33:322-27.

Fleming-Dutra KE, Hersh AL, Shapiro DJ, et al. Prevalence
of inappropriate antibiotic prescriptions among US
ambulatory care visits, 2010-2011. JAMA 2016; 315
(17):1864-73.

Gerber JS, Newland JG, Coffin SE, et al. Variability in
antibiotic use at children's hospitals. Pediatrics 2010;126
(6):1067-73.

Gould IM, Lawes T. Editorial. Antibiotic stewardship:
prescribing social norms. Lancet 2016;387:1699-701.

Hallsworth M, Chadborn T, Sallis A, et al. Provision of
social norm feedback to high prescribers of antibiotics in
general practice: a pragmatic national randomised controlled
trial. Lancet 2016;387:1743-51.

Harris AM, Hicks LA, Qaseem A, et al. Appropriate
antibiotic use for acute respiratory tract infection in
adults: advice for high-value care from the American
College of Physicians and the Centers for Disease Control
and Prevention. Ann Intern Med 2016;164:425-34.

Hicks LA, Bartoces MG, Roberts RM, et al. US outpatient
antibiotic prescribing variation according to geography,
patient population, and provider specialty in 2011. Clin
Infect Dis 2015;60:1308-16.

Hoberman A, Paradise JL, Rockette HE, et al. Shortened
antimicrobial treatment for acute otitis media in young

children. N Engl J Med 2016;375:2446-56.

Huang DT, Yealy DM, Filbin MR, et al. Procalcitonin-guided use of antibiotics for lower respiratory tract infection. N Engl J Med 2018;379:236-49.

IACG (Interagency Coordination Group). Ad hoc interagency coordination group on antimicrobial resistance (IACG). New York: United Nations.

Kabbani S, Hirsh AL, Shapiro DJ, et al. Opportunities to improve fluoroquinolone prescribing in the US for adult ambulatory care visits. Clin Infect Dis 2018;67:134-36.

King LM, Sanchez G, Bartoces M, et al. Antibiotic therapy duration in US adults with sinusitis. JAMA Intern Med 2018;178(7):992-94.

Langford BJ, et al. Antimicrobial stewardship in the microbiology laboratory: impact of selective susceptibility reporting on ciprofloxacin utilization and susceptibility of gram-negative isolates to ciprofloxacin in a hospital setting. J Clin Microbiol 2016;54:2343.

MacFadden DR, LaDelfa A, Leen J, et al. Impact of reported beta-lactam allergy on inpatient outcomes: a multicenter prospective cohort study. Clin Infect Dis 2016;63(7):904-10.

Martinez KA, Rood M, Jhangiani N, et al. Association between antibiotic prescribing for respiratory tract infections and patient satisfaction in direct-to-consumer telemedicine. JAMA Intern Med 2018;178(11):1558-60.

Meeker D, et al. Effect of behavioral interventions on in appropriate antibiotic prescribing among primary care practices: a randomized clinical trial. JAMA 2016; 315 (6):562-70.

Meier MA, Branche A, Neeser OL, et al. Procalcitonin-guided treatment in patients with positive blood cultures: a patient-level meta-analysis of randomized trials. Clin Infect Dis 2018. https://doi.org/10.1093/cid/ciy917

Mercuro NJ, Kenney RM, Lanfranco O-A, et al. Ambulatory quinolone prescribing: moving from opportunity to implementation. Clin Infect Dis 2018;67(8):1306-7.

PACCARB (Presidents's Advisory Council on Combating Antibiotic Resistant Bacteria). Key strategies to enhance infection prevention and antibiotic stewardship. Report with recommendations for human and animal health. September 2018. Washington, DC: U.S. Department of Health and Human Services.

Pulcini C, Binda F, Lamkang AS, et al. Developing core elements and checklist items for global hospital antimicrobial stewardship programmes: a consensus approach, Clin Microbiol Infect 2018. doi:10.1016/j.cmi.2018.03.033

Pulia MS, Schulz L, Fox BC. Procalcitonin-guided antibiotic use. N Engl J Med 2018;379(20):1971-72.

Schaber CLL, Katta N, Bollinger LB, et al. Breathprinting reveals malaria-associated biomarkers and mosquito attractants. J Infect Dis 2018;217:1553-60.

Schuetz P, Wirz Y, Sager R, et al. Procalcitonin to initiate or discontinue antibiotics in acute respiratory tract infections. Cochrane Database Syst Rev 2017;10:CD007498.

Schuetz P, Wirtz Y, Mueller B. Procalcitonin testing to guide antibiotic therapy in acute upper and lower respiratory tract infections. JAMA 2018;319:925-26.

Schulman J, Dimand RJ, Lee HC, et al. Neonatal intensive care unit antibiotic use. Pediatrics 2015;135:826-33.

Stocker M, van Herk W, el Helou S, et al. Procalcitonin-guided decision making for duration of antibiotic therapy in neonates with suspected early-onset sepsis: a multicentre, randomised controlled trial (NeoPIns). Lancet 2017; 390:871-81.

Theuretzbacher U, Gottwalt S, Beyer P, et al. Analysis of the clinical antibacterial and antituberculosis pipeline. Lancet Infect Dis 2019;19:e40-50.

Tonkin-Crine SKG, Tan PS, van Hecke O, et al. Clinician-targeted interventions to influence antibiotic prescribing behavior for acute respiratory infections in primary care: an overview of systematic reviews (Review). Cochrane Database of Systematic Reviews 2017; 9: DC012252. http://www.cochranelibrary.com

Trubiano JA, Adkinson NF, Phillips EJ. Penicillin allergy is not necessarily forever. JAMA 2017;318:82-83.

United Nations. Draft political declaration of the high-level meeting of the General Assembly on antimicrobial resistance.

New York: United Nations, 2016.

Woolhouse M, Farrar J. An intergovernmental panel on antimicrobial resistance. Nature 2014;509:555-57.

World Bank. Drug-resistant infections: a threat to our economic future. Washington, DC: World Bank, 2017. License: creative commons Attribution CC BY 3.0 IGO.

World Health Organization (WHO). WHO model list of essential medicines. 20th list (March 2017). Geneva: World Health Organization, 2017.

World Health Organization (WHO). Prioritization of pathogens to guide discovery, research and development of new antibiotics for drug-resistant bacterial infections including tuberculosis. Geneva: World Health Organization, 2017.

Wunderink RG, et al. Pneumococcal community-acquired pneumonia detected by serotype-specific urinary antigen detection assays. Clin Infect Dis 2018;66:1504-10.